全国高职高专药学类专业规划教材

静脉用药集中调配实用技术

（供药学类、中药学类专业使用）

主　审　宋燕青（吉林大学第一医院）

主　编　王秋香

副主编　赵　珉　路　芳　林大专

编　者（以姓氏笔画为序）

王　斌（广州医科大学附属深圳沙井医院）

王丽梅（山东淄博职业学院）

王秋香（长春医学高等专科学校）

江尚飞（重庆医药高等专科学校）

武　佳（首都医科大学燕京医学院）

林大专（长春医学高等专科学校）

赵　珉（吉林大学第一医院）

章　斌（雅安职业技术学院）

路　芳（长春医学高等专科学校）

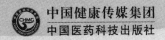

中国健康传媒集团

中国医药科技出版社

内 容 提 要

本书是全国高职高专药学类专业规划教材之一，以《静脉用药集中调配质量管理规范（2010 年）》为指导、《静脉用药集中调配操作规程（2010 年）》为标准，从静脉药物调配工作的实际出发，设计了静脉用药集中调配技术基础、医嘱接受与审方训练、静脉用药集中调配基本技术、危害药品与抗生素调配技术、肠外营养药物调配技术、静脉用药集中调配中心设备维护与保养技术、静脉用药集中调配综合实训与考核七部分，并通过这 7 个项目掌握静脉用药集中调配技术在静脉调配各个岗位的知识目标、技能目标与职业素质要求，每个项目以相关知识形式给出相应的法律法规与理论知识；以任务形式给出实施任务的导入、分析、准备和实施的实训要求，阐述完成任务的准备工作和工作过程；以问题及总结与防治形式讨论完成任务的关键问题；以任务拓展或知识拓展形式介绍静脉用药集中调配的新进展与新技术。

本书供高职高专药学、药物制剂技术等药学相关专业教学使用，也可供从事静脉药物调配工作的人员参考。

图书在版编目（CIP）数据

静脉用药集中调配实用技术/王秋香主编 . —北京：中国医药科技出版社，2015.8
全国高职高专药学类专业规划教材
ISBN 978-7-5067-7509-0

Ⅰ. ①静… Ⅱ. ①王… Ⅲ. ①静脉注射-注射剂-卫生管理-高等职业教育-教材
Ⅳ. ①R944.1

中国版本图书馆 CIP 数据核字（2015）第 140860 号

美术编辑	陈君杞
版式设计	郭小平

出版 **中国健康传媒集团** | 中国医药科技出版社

地址 北京市海淀区文慧园北路甲 22 号

邮编 100082

电话 发行：010-62227427 邮购：010-62236938

网址 www.cmstp.com

规格 787×1092mm ¹⁄₁₆

印张 17 ¼

字数 368 千字

版次 2015 年 8 月第 1 版

印次 2020 年 8 月第 3 次印刷

印刷 三河市航远印刷有限公司

经销 全国各地新华书店

书号 ISBN 978-7-5067-7509-0

定价 **40.00 元**

获取新书信息、投稿、为图书纠错，请扫码联系我们。

张　虹（长春医学高等专科学校）

张琳琳（山东中医药高等专科学校）

张　瑜（山东医药技师学院）

李广元（山东中医药高等专科学校）

李本俊（辽宁卫生职业技术学院）

李　淼（漳州卫生职业学院）

杜金蕊（天津医学高等专科学校）

杨元娟（重庆医药高等专科学校）

杨文章（山东医药技师学院）

杨守娟（山东中医药高等专科学校）

杨丽珠（漳州卫生职业学院）

沈　力（重庆三峡医药高等专科学校）

沈小美（漳州卫生职业学院）

陈　文（惠州卫生职业学院）

陈兰云（廊坊卫生职业学院）

陈育青（漳州卫生职业学院）

陈美燕（漳州卫生职业学院）

庞　津（天津医学高等专科学校）

易东阳（重庆三峡医药高等专科学校）

林美珍（漳州卫生职业学院）

林莉莉（山东中医药高等专科学校）

郑开梅（天津医学高等专科学校）

金秀英（四川中医药高等专科学校）

金　艳（长春医学高等专科学校）

贺　伟（长春医学高等专科学校）

徐传庚（山东中医药高等专科学校）

高立霞（山东医药技师学院）

黄金敏（荆州职业技术学院）

靳丹虹（长春医学高等专科学校）

谭　宏（雅安职业技术学院）

魏启玉（四川中医药高等专科学校）

秘　书　长　匡罗均（中国医药科技出版社）

办　公　室　赵燕宜（中国医药科技出版社）

　　　　　　黄艳梅（中国医药科技出版社）

　　　　　　王宇润（中国医药科技出版社）

出版说明

全国高职高专药学类专业规划教材，是在深入贯彻《国务院关于加快发展现代职业教育的决定》及《现代职业教育体系建设规划（2014～2020年）》等文件精神的新形势下，在教育部、国家卫生和计划生育委员会、国家食品药品监督管理总局的领导和指导下，在全国食品药品职业教育教学指导委员会相关专家指导下，中国医药科技出版社在广泛调研和充分论证的基础上，于2014年底组织全国30余所高职高专院校300余名教学经验丰富的专家教师以及企业人员历时半年余不辞辛劳、精心编撰而成。

教材编写，坚持以药学类专业人才培养目标为依据，以岗位需求为导向，以技能培养为核心，以职业能力培养为根本，体现高职高专教育特色，力求满足专业岗位需要、教学需要和社会需要，着力提高药学类专业学生的实践操作能力。在坚持"三基、五性"原则基础上，强调教材的针对性、实用性、先进性和条理性。坚持理论知识"必需、够用"为度，强调基本技能的培养；体现教考结合，密切联系药学卫生专业技术资格考试（药士、药师、主管药师）和执业药师资格考试的要求；重视吸收行业发展的新知识、新技术、新方法，体现学科发展前沿，并适当拓展知识面，为学生后续发展奠定必要的基础。

本套教材的主要特色如下：

1. 理论适度，强化技能　教材体现高等教育的属性，使学生需要有一定的理论基础和可持续发展能力。教材内容做到理论知识"必需、够用"，强化技能培养。给学生学习和掌握技能奠定必要的、足够的理论基础，不过分强调理论知识的系统性和完整性。教材中融入足够的实训内容，将实验实训类内容与主干教材贯穿一起，体现"理实"一体。

2. 对接岗位，教考融合　本套教材体现专业培养目标，同时吸取高职教育改革成果，满足岗位需求，内容对接岗位，注重实践技能的培养。充分结合学生考取相关职业（药士、药师）资格证书和参加国家执业药师资格考试的需要，教材内容和实训项目的选取涵盖了相关的考试内容，满足考试的要求，做到教考、课证融合。

3. 工学结合，突出案例　每门教材尤其是专业技能课教材，在由教学一线经验丰富的老师组成编写团队的基础上，吸纳了部分具有丰富实践经验的企业人员参与编写，确保工作岗位上先进技术和实际案例操作内容写入教材，更加体现职业教育的职业性、实践性和开放性。本套教材通过从药品生产到药品流通、使用等各环节引入的实际案例，使其内容更加贴近岗位，让学生了解实际岗位的知识和技能需求，做到学以致用。

4. 优化模块，易教易学 教材编写模块生动、活泼，在保持教材主体框架的基础上，通过模块设计增加教材的信息量和可读性、趣味性。其中，既包含有利于教学的互动内容，也有便于学生了解相关知识背景和应用的知识链接。适当介绍新技术、新设备以及科技发展新趋势，为学生后续发展奠定必要的基础。将现代职业发展相关知识，作为知识拓展内容。

5. 多媒融合，增值服务 为适应当前教育信息化发展的需要，加快推进"互联网+医药教育"，提升教学效率，在出版纸质教材的同时，免费为师生搭建与纸质教材配套的"中国医药科技出版社在线学习平台"（含数字教材、教学课件、图片、视频、动画及练习题等），从而使教学资源更加丰富和多样化、立体化，更好地实现教学信息发布、师生答疑交流、学生在线测试、教学资源拓展等功能，促进学生自主学习。

本套规划教材（27 种）及公共课程规划教材（6 种），适合全国高职高专药学类、中药学类及其相关专业使用（公共课程教材适合高职高专医药类所有专业教学使用），也可供医药行业从业人员继续教育和培训使用。

编写出版本套高质量的全国高职高专药学类专业规划教材，得到了药学专家的精心指导，以及全国各有关院校领导和编者的大力支持，在此一并表示衷心感谢。希望本套教材的出版，将会受到全国高职高专院校药学类专业广大师生的欢迎，对促进我国高职高专药学类专业教育教学改革和药学类专业人才培养做出积极贡献。希望广大师生在教学中积极使用本套教材，并提出宝贵意见，以便修订完善，共同打造精品教材。

全国高职高专药学类专业规划教材建设指导委员会

中国医药科技出版社

2015 年 7 月

全国高职高专公共课程规划教材目录

（供医药类各专业使用）

序号	名　称	主　编	书　号
1	大学生心理健康教育*	郑开梅	978-7-5067-7531-1
2	应用文写作	金秀英	978-7-5067-7529-8
3	医药信息技术基础*	金　艳　庞　津	978-7-5067-7534-2
4	体育与健康	杜金蕊　尹　航	978-7-5067-7533-5
5	大学生就业指导	陈兰云　王　凯	978-7-5067-7530-4
6	公共关系基础	沈小美　谭　宏	978-7-5067-7532-8

"＊"表示该教材配套有"中国医药科技出版社在线学习平台"。

全国高职高专药学类专业规划教材目录

（供药学类、中药学类专业使用）

序号	名　称	主　编	书　号
1	无机化学	刘洪波	978-7-5067-7511-3
2	有机化学*	王志江　刘建升	978-7-5067-7520-5
3	分析化学	靳丹虹	978-7-5067-7505-2
4	生物化学	付达华　张淑芳	978-7-5067-7508-3
5	药理学	杨丽珠	978-7-5067-7512-0
6	药物制剂技术*	张炳盛　王　峰	978-7-5067-7517-5
7	药物分析技术	金　虹　杨元娟	978-7-5067-7515-1
8	药物化学	黄金敏　方应权	978-7-5067-7516-8
9	GMP实务*	马丽虹　许一平	978-7-5067-7503-8
10	人体解剖生理学	贺　伟　魏启玉	978-7-5067-7507-6
11	静脉用药集中调配实用技术	王秋香	978-7-5067-7509-0
12	中药储存与养护	陈　文　刘　岩	978-7-5067-7521-2
13	天然药物化学*	冯彬彬	978-7-5067-7510-6
14	中药炮制技术*	李松涛　陈美燕	978-7-5067-7525-0
15	中药制剂技术	张利华　易东阳	978-7-5067-7527-4
16	中医药学概论*	张　虹　李本俊	978-7-5067-7502-1
17	中医学基础*	白正勇	978-7-5067-7528-1
18	中药学*	李　森	978-7-5067-7526-7
19	中药鉴定技术	陈育青　李建民	978-7-5067-7524-3
20	药用植物学*	林美珍　张建海	978-7-5067-7518-2
21	中药调剂*	杨守娟	978-7-5067-7522-9
22	中药化学实用技术	高立霞	978-7-5067-7523-6
23	药事管理与法规*	张琳琳　沈　力	978-7-5067-7514-4
24	临床医学概要*	李广元	978-7-5067-7506-9
25	药品营销心理学	徐传庚　刘　婕	978-7-5067-7519-9
26	GSP实务*	张　瑜	978-7-5067-7504-5
27	药品市场营销学*	杨文章　林莉莉	978-7-5067-7513-7

"＊"表示该教材配套有"中国医药科技出版社在线学习平台"。

前言 preface

　　《静脉用药集中调配实用技术》教材的编写是针对高等职业教育培养高素质、高技能、应用型人才的定位及培养目标，将"以就业为导向，重视教学过程的实践性、开放性和职业性，走工学结合道路"，与行业发展动向紧密结合，作为本教材编写的指导思想，以行业质量管理规范为指导、以行业操作规程为标准，通过创设真实的职业化氛围，重现与实际工作一线一致的"情景"，而建立"教学工场"，即采用学习内容与工作内容一致、学习过程与工作过程一致、学习情境与工作情景一致的编写模式，按照工作过程的岗位群建构教材体系。

　　本教材是基于校企（院）合作开发的成果。其编写框架是编写组在前期大量的调研基础上，确定市场需求、岗位特点与技能需求，确立以培养能够适应医院静脉用药集中调配中心一线应用型高技术技能人才为根本任务的编写目标，并以相关知识点、岗位群需要的能力点为核心，形成教材的知识与能力体系，构建编写模块，从而提炼出教材编写内容。

　　本书以行业需求为依托，具备适度理论深度和适度拓宽岗位群技能的特点，体现在知识适度、技术应用能力强、知识面宽，注重综合素质的养成过程。教材按静脉用药集中调配的实际工作流程进行编写，突出岗位单元操作的系统化。其综合的职业能力结构体系，在于注重职业能力、可持续发展能力和创新能力的培养，基本涵盖学生适应未来第一岗位所需的专业技能和将来转岗位、跨岗位的能力，以期提升学生的岗位胜任力与实践工作能力，满足用人单位需求。

　　本教材填补了国内高职高专教材中，静脉用药集中调配方面的空白，编写过程注重"三基、五性"，采用项目编写模式，以工作任务为主线，穿插案例法等先进方法编写，突出理实一体、学做考一体的基本原则，把握教材的思想性、科学性、先进性、启发性和适用性，使教材真正成为教师易用的教材，学生易学的学材。

　　本书按照实际工作岗位群设置工作项目，包括：静脉用药集中调配技术基础、医嘱接受与审方、静脉用药集中调配基本技术、危害药品及抗生素药物调配技术、肠外营养药物调配技术、静脉用药集中调配中心设备维护与保养技术、静脉用药集中调配综合实训与考核七部分。以核心工作岗位内容为学习内容。每个项目以任务形式给出实施任务的导入、分析、准备和实施的实训要求，以及完成任务的准备工作和工作过程；以相关知识形式给出项目所涉及的知识点、技能点和素养要求；问题总结及问题与防治是以巩固学生学习成果为宗旨，讨论完成工作任务的常见问题与关键问题；任务拓展主要介绍相关常识性、前沿性内容，以及行业知识和技术的最新进展，以开阔学生视野；同时，本教材充分考虑到综合实训对学生综合素质培养的重要性，在完成相应岗位群的训练后，进行综合实训。综合实训部分就其原则、要求、方式等提出了相关要求，并在教材中融入了综合素质教育内容；学习效果的评价以过程评价与终结性考核并重为原则，以考核表形式给出每一项目的考核标准，综合实训的考核以抽签或多站式考核形式进行。

本教材可供药学、药物制剂技术等药学类相关专业教学使用。

本书由王秋香担任主编并统稿，赵珉、路芳、林大专担任副主编。王秋香编写项目七，武佳编写项目一，林大专、王斌编写项目二、章斌编写项目三、路芳、赵珉编写项目四、江尚飞编写项目五、王丽梅编写项目六。全书由吉林大学第一医院药剂科主任宋燕青担任主审。

本书在调研与编写过程中得到了复旦大学药学院蔡为民教授、复旦大学附属中山医院静脉输液配置中心张建中主任、吉林大学第一医院静脉输液配置中心、长春医学高等专科学校，以及所有编者所在单位的大力支持与帮助。在此特向他们致以衷心的谢意。

本教材所编写内容及编写方式是一种尝试，尽管我们做了很大努力，力求做到创新、实用，但限于编者水平，不当和疏漏之处在所难免，恳请广大读者和有关院校在使用过程中提出宝贵意见。

编者

2015 年 3 月

目录 contents

项目一　静脉用药集中调配技术基础

学习目标

知识目标

1. 掌握静脉用药集中调配的常用术语；
2. 掌握层流洁净技术的特点，洁净区（室）的洁净标准；
3. 掌握静脉用药集中调配中心工作内容及工作流程，包括：对调配人员的基本要求，洁净区域和控制区域的划分与控制，进出静脉用药集中调配中心人流和物流要求，清洁消毒管理制度及消毒剂的选择与制备；
4. 掌握《静脉用药集中调配质量管理规范》要点；
5. 熟悉传递窗的作用、功能、分类；
6. 了解建立静脉用药集中调配中心的意义，水平层流洁净台、生物安全柜的基础知识；
7. 了解静脉药物调配的几种模式，在 PIVAS 中药品摆放与布局、人员健康档案。

技能目标

1. 学会人员进出不同洁净区域的更衣程序及物料进出程序，并能正确穿戴相应的工作服、鞋、帽、口罩与手套等；
2. 初步具有无菌操作技术，并为在后续的工作任务学习中熟练应用打下基础；
3. 熟练使用传递窗，并能正确进行清洁与维护工作；
4. 具有良好的团队合作能力，利用信息能力，以及一定的写作能力和完成某一工作的综合能力；
5. 明确职业道德的要求与约束，并逐步养成一定的科学素养和职业道德。

　　药品生产质量管理规范（GMP）保证了药品在生产过程中的质量安全，而药品经营质量管理规范（GSP）则保证了药品在采购、储存、配送等流通环节中的质量安全。但是在药品使用过程中，尤其是静脉药物在输注过程中采用开放式或半开放式的环境，药物极有可能受到污染，药物的安全性、稳定性受到极大影响，从而引发药物稳定性差、不良反应增加、交叉感染、耐药性增加等一系列用药安全问题。静脉用药集中调配中心（PIVAS）的建立和使用，既可以保证静脉药物的调配质量和静脉用药安全，

1

又可以保护医务人员免受危害药品伤害，有利于保护环境、防止危害药品的污染。而且，药师与护理人员专业分工与合作得以明确，推动和促进了药学服务质量达到更高水平。

基于上述原因，2002年1月21日，卫生部颁布实施的《医疗机构药事管理暂行规定》中第二十八条规定："医疗机构要根据临床需要逐步建立静脉液体调配中心（室），实行集中配制和供应"，经过十几年的飞速发展，静脉用药集中调配中心（PIVAS）在我国医院药学服务中取得了长足的进步。我国住院病人静脉输注给药方式的使用率比较高，静脉药物集中调配和管理是目前医院药品管理的一种新常态，是医院药学服务向临床转变的切入点。近年来，上海、北京、江苏、广东、长春等多地、多家医院已陆续建立了静脉用药集中调配中心，需要大量的药学专业及相关专业人员从事该项工作。我们首先来了解一下静脉用药集中调配中心的相关基础知识，为后续学习和将来的工作夯实基础。

工作任务一　PIVAS 的布局及区域划分实训

任务导入

参观静脉用药集中调配中心实训基地。清晰静脉用药集中调配中心的布局和场地区域划分，初步具备正确识别静脉用药集中调配中心工作流程图示的能力，掌握与之相关的基础知识。

任务分析

静脉用药集中调配中心的建立是基于保证药品使用质量的目的，药品的质量与法律法规、制度管理、环境操作、人员素质、工作流程密切相关。这部分内容的学习是使学习者对静脉用药集中调配中心有一个宏观的、总体的认识，通过课前的辅助学习，如利用图书馆、网络等资源，查阅相关资料，使学习者初步了解静脉用药集中调配中心（PIVAS）的布局与场地区域划分，明确对洁净区域管理的要求，从而了解洁净区域的建立对保障药品使用质量的意义，并就选址方式、原则与要求，比较不同区域的异同点；熟悉与静脉用药集中调配相关的法律法规及规章制度，进而清楚建立静脉用药集中调配中心的意义。通过 PBL 的教学方式参观静脉用药集中调配中心实训基地，学习静脉用药集中调配中心工作内容与工作流程的衔接，及各部分名称等内容。

相关知识

一、常用术语

1. 静脉用药集中调配　是指医疗机构药学部门根据医师处方或用药医嘱，经药师进行适宜性审核，由药学专业技术人员按照无菌操作要求，在洁净环境下对静脉用药物进行加药混合调配，使其成为可供临床直接静脉输注使用的成品输液操作过程。静脉用药集中调配是药品调剂的一部分。

2. 静脉用药集中调配中心（也称静脉药物配置中心，简称静配中心）（pharmacy intravenous admixture services，PIVAS 为其缩写） 是指在符合国家标准、依据药物特性设计的操作环境下，经过药师审核的处方由受过专门培训的药学技术人员，严格按照标准操作程序对静脉用药物进行加药混合调配，使其成为可供临床直接静脉输注使用的成品输液，为临床提供优质的产品和药学服务的机构。

3. 静脉药物治疗 是将有治疗和营养支持作用的药物，如电解质、抗菌药物、细胞毒药物、血液、血液制品、代血浆制剂、中药注射剂、营养物质等通过静脉注射或静脉滴注方式，使疾病得以治疗，达到缓解、好转或治愈，是临床药物治疗的重要方式之一。

4. 输液治疗 通常把静脉药物滴注的治疗方法称为输液治疗。

5. 静脉用药调配中心（室）工作流程 临床医师开具静脉输液治疗处方或用药医嘱→用药医嘱信息传递→药师审核→打印标签→贴签、摆药→核对→混合调配→输液成品核对→输液成品包装→分病区放置于密闭容器中、加锁或封条→由工人送至病区→病区药疗护士开锁（或开封）核对签收→给患者用药前护士应当再次与病历用药医嘱核对→给患者静脉输注用药。

【全国卫生专业技术资格考试考点提示】静脉药物调配中心工作流程。

6. 静脉用药集中调配的信息流 是指静脉用药集中调配中心与医院各科室之间通过电脑或其他方式进行的信息交流。通过信息的收集、传递、处理、储存、检索与分析等渠道和过程，以实现信息通道顺畅、信息传递准确，主要包括接收医嘱、审核处方、反馈审方意见、接受咨询、调整医嘱、药品使用等。

7. 静脉用药集中调配的物流 是指医院临床科室所需要的与静脉用药调配相关的药品及相关物品，从中心药库向接受地静脉用药集中调配中心的实体流动过程中，根据实际需要将搬运、装卸、储存、调配、包装、配送等功能有机结合起来，以专门的通道实现或满足临床科室静脉用药的过程，主要包括药品管理（药品进出库、储藏、拆外包装）、药品调剂（打签、分签、贴签、摆药）、药品调配、成品输液包装、成品输液送配以及上述各环节的复核等。

8. 静脉用药集中调配的人流 通过专用通道和穿戴相应工作服装，进出静脉用药集中调配中心不同洁净区域或功能工作间的人员流动过程。如由卫生通道进入外更衣室，更换工作服、工作帽和工作鞋，进而通过一更、二更进入各规定工作岗位的过程。

二、建立静脉用药集中调配中心的意义

1. 保障输液质量 药品生产与经营要执行相应的标准，即要执行 GMP、GSP 标准，然而以前的输液调配环节却没有相应的参照标准，完全在开放的环境中徒手操作，由此所造成的药物污染、药物不良反应等问题无可避免，这种"先洁净后污染"的情况使得优质药品在临床使用过程中不能保证其质量，无法发挥应有的疗效。《静脉用药集中调配质量管理规范（2010）》中明确静脉用药须采取集中调配方式，要在封闭的洁净环境下进行无菌调配，这就避免了空气、环境、操作者带来的输液污染，保证了临床应用环节的药品质量。

2. 保护医务人员健康，避免环境污染　临床常用的一些抗肿瘤、抗病毒药物具有细胞毒性，能改变 DNA 的结构，抑制细胞有丝分裂，抑制抗原敏感细胞的活动，妨碍 RNA 合成。配液时无防护地经常接触此类药物，可能引起医务人员脏器的损伤，如肝功能、淋巴细胞计数改变等。静脉用药集中调配中心把细胞毒性药物的调配放在生物安全柜中，操作均在负压条件下进行，调配人员穿防护衣、戴手套、口罩、防护镜，保障了工作人员的健康。与此同时，也避免了此类药物对环境的污染。

3. 提高药品管理水平　以往各科护士取药后回到病房分别调配输液，由于护士对药品知识相对不足，不注意保证药品保存在有效温度、湿度、有效期内等安全的条件下，对药品的稳定性和相互作用更是缺乏了解，往往调配的药液已经出现了变色或沉淀才发现问题，无法提供安全、有效的药物，使安全用药存在隐患。另外，各科室分头备药，也会给药品带来积压和浪费，难于管理。集中调配、集中管理药品，无疑有利于药品质量管理，杜绝浪费，使医院的药品管理水平得到提高。

4. 提高工作效率　由于明确了药师与护理人员的专业分工与合作，一方面可以把护士从日常繁杂的配液、输液工作中解脱出来，护士有更多的时间用于临床护理，提高了护理质量；另一方面药师的专业技术特长得以发挥，提高了输液质量。PIVAS 集中使用人力、工作场地、医疗耗材，显著提高了工作效率。

5. 促进合理用药　药师在调配药物前对医嘱进行审核，审查其合理性。审核内容包括：药物选择、溶媒选择及溶媒容量、药物浓度的合理性、给药方法的合理性、给药时间、给药途径、药物配伍、药物使用的合理环境（包括是否需要避光）等。通过审核临床医嘱，指出不合理处方，避免和减少了不良反应的发生，提高了临床合理用药水平，保障患者用药安全、有效、经济。

三、静脉用药集中调配中心（PIVAS）对医院药学发展的积极作用

1. 开拓新的药学服务空间　以往医疗机构重医轻药，但是随着现代化医院发展进程的推进，药剂科的工作被重新定位，开展药学服务就是新形势下对医院药师的新要求。PIVAS 是一种全新的静脉输液调配技术和全新的管理模式。通过药师审核临床处方，不但保障了用药安全，而且体现了药师对患者的关怀和责任，这种主动服务，表明药师在整个医疗体系中对药物使用控制方面的能力。

2. 增强药学人员的责任意识　PIVAS 的药学服务对许多药学人员是一项新课题，要求药师必须具有扎实的专业知识和相关医学知识及技能，并且能够在实践中不断认识，不断积累，发挥药师的职业潜能，在药物合理使用方面控制应用环节。临床医生在使用药物时较多考虑疗效，而忽视药物的配伍、药物使用合理性方面的问题，使处方中出现不合理现象，药师应发挥职业专长，协助医师合理用药，提供技术服务，体现药师价值。

3. 深入开展临床药学的契机　由于药师在调配药物前要对医嘱进行审核，这就建立了药师与临床医师密切联系的机制，创设了探讨合理用药的环境，为深入开展临床药学服务开辟了新途径。

4. 促进科研和教学工作开展　PIVAS 的建立为科研工作开辟了新的课题，如：监测药物安全性，分析药物相溶性与稳定性，肠外静脉营养液处方的合理性等。为学生

提供了教学场所，学生可对处方进行分析，做合理用药的探讨，讨论配伍禁忌及原因，药物间相互作用等常见问题。

四、与静脉用药集中调配相关的法律法规

建立 PIVAS 的目的是加强对药品使用环节的质量控制，保证药品质量体系的连续性，提高用药的安全性和有效性，实现医院药学由单纯供应保障型向技术服务型的转变，体现以病人为中心的药学服务理念，提高现代化医院的医疗质量和管理水平。

PIVAS 的基本功能定位属于静脉药物临床使用前的调配，是合格药品的混合配制过程，其特点是要严格无菌操作，防止交叉污染、加强处方审核、促进合理用药，这是 PIVAS 实施其技术与管理的基础，它既不同于《药品生产质量管理规范》（GMP）要求的药品生产过程，也不同于《医疗机构制剂配制质量管理规范》（GPP）要求的制剂生产过程，但它同样是采用预防为主的全过程质量控制管理方法，可确保有效实现推行 PIVAS 的目的。

（一）国外静脉用药集中调配的发展历程

目前国外静脉用药集中调配服务已经从部分调配，发展到全面调配，有严格的制度和管理措施。早在 20 世纪 30 年代，约 50% 药物是在药房配置的，到了 20 世纪 50 ~ 60 年代，随着制药工业的发展，药物在药房中的配置工作已经大大减少。虽然药厂生产的药物在大多数情况下可直接用于临床，但仍有一些患者需要个体化给药，这就需要单独配置药物。1969 年，世界上第一个 PIVAS 创建于美国俄亥俄州州立大学医院，随后美国及欧洲各国医院的 PIVAS 纷纷建立。1992 年，美国药典委员（US pharmacopeia，USP）提出了静脉无菌配置的指南草案，被批准并命名为 USP〈1206〉。1993 年，ASHP（美国卫生系统药师协会）发表了"药房无菌配置产品的质量保证"技术公告（TAP），规定了无菌配置的质量等级和限度。2004 年 1 月实行了 USP 颁布的 UAP〈797〉，这是第一个政府强制性的无菌配置规定。所以在国外由于静脉调配污染所造成对患者的危害不断下降。

（二）国内静脉用药集中调配的发展历程

近年来，我国在静脉用药集中调配方面的相关质量规范不断完善。2002 年 1 月 21 日由我国卫生部和国家中医药管理局颁布的卫医发〔2002〕24 号文件《医疗机构药事管理暂行规定》和 2011 年 1 月 30 日由卫生部、国家中医药管理局、总后勤部卫生部联合印发的卫医政发〔2011〕11 号文件《医疗机构药事管理规定》中，均明确规定"医疗机构要根据临床需要逐步建立全肠道外营养和肿瘤化疗药物等静脉液体配制中心（室），实行集中配制和供应，明确鼓励医院发展静脉药物集中配制服务"。2007 年 8 月颁布的《静脉用药调配质量管理规范》（试行）和 2010 年的 4 月我国卫生部组织制订并下发《静脉用药集中调配质量管理规范》的通知中提出"加强和规范医疗机构临床静脉用药调配中心（室）的建设和管理"，明确了静脉用药调配中心的管理规范。

（三）我国《静脉用药集中调配质量管理规范（2010）》要点

以预防为主的全面质量管理原则指导医院 PIVAS 工作的具体方法，应根据各自 PIVAS 的具体情况分析工作流程中的每一个环节，发现可能会出现问题的步骤，提出解决措施，制定标准，并严格依照标准进行操作，操作过程应有记录。对于任何一家

PIVAS，其广义的工作流程可分为硬件的设计、建造；工作人员的培训、考核；技术标准、工作标准、管理标准的制定、审核、批准；投产后的日常运转（相对的日常工作流程又可分为药品的请领、储存；临床使用前药物的调配；配制好药物的运输；配制完成后工作区的清场、消毒、净化空调系统的管理）四大部分。

静脉用药集中调配质量管理规范要点具体如下：

1. 制定本规范的依据、目的、性质、归属及人员职责 性质（定位）属"药品调剂"工作，不是"药物制剂"；业务归属医疗机构的药学部门主管；规定了药学部门负责人职责；其他形式静脉用药调配参照本规范执行。

2. 对静脉用药集中调配的规定 对肠外全静脉营养液（TPN）和危害药品的规定：必须由药学部门负责集中调配；其他静脉用药是否集中调配由各医院依据实际情况自行决定，若决定集中调配，必须执行《静脉用药集中调配质量管理规范》和相应的"操作规程"。

3. 对静脉用药调配人员的基本要求 PIVAS 负责人和审方药师应具有药学本科以上学历；药师以上职称；5 年以上实践经验；有事业心和责任心；参与临床医疗，促进合理用药；重视思想和技术建设，防止不重视技术的低水平操作。

4. 对"房屋、设施和布局基本要求"规定 PIVAS 设计应以布局、面积、功能室设置与其承担任务相适应；洁净区、辅助工作区、生活区相对独立；人流、物流走向合理，各功能室设计符合要求；卫生与消毒以及不同级别洁净区应有防止交叉污染的相应设施和措施。

设置 PIVAS 区域的基本条件应满足人流少的安静地区，且便于成品的运送；应当远离各种污染源，周围环境、路面、植被好；温湿度、内装饰有要求，不宜设地漏、不准在 PIVAS 设淋浴室和卫生间（可外置）；禁止设在地下室或半地下室（已设在地下或半地下室、限期改造）。

5. 对"仪器、设备和物料与易耗品基本要求"规定 PIVAS 应当有相应的仪器和设备，保证静脉用药集中调配操作、成品质量和供应服务管理。仪器和设备须经国家法定部门认证合格。静脉用药调配所用药品、医用耗材和物料应当按规定由医疗机构药学及有关部门统一采购，应当符合有关规定。

6. 对"建立用药医嘱电子信息系统"规定 电子处方或用药医嘱电子信息系统，应符合《电子病历基本规范（试行）》有关规定；设置有各道工序操作人员身份标识和识别手段，每人对身份标识使用负责；采用身份标识进入电子处方系统，完成操作确认后，系统应显示药学人员签名（身份标识）；建立有信息保密手段，电子处方或用药医嘱和调剂流程完成、并确认后即为归档，拒绝再次登录系统进行修改（安全系统）；要求建立药学专业技术电子合理用药信息支持系统，如：审方技术支持系统，配伍支持系统。

7. 规定设置 PIVAS 要经检查验收、批准 设置 PIVAS 应符合本规范有关规定；建筑设计方面、如洁净室与洁净度的概念和规定；审核、验收、批准权限；按核发《医疗机构执业许可证》权限划分，设区的市级卫生行政部门和省级卫生行政部门审核验收、批准，组织专家审核验收、并核发《集中调配许可证》或同意集中调配批复件。图 1-1 为某省医疗机构申请 PIVAS 执业评审流程图。

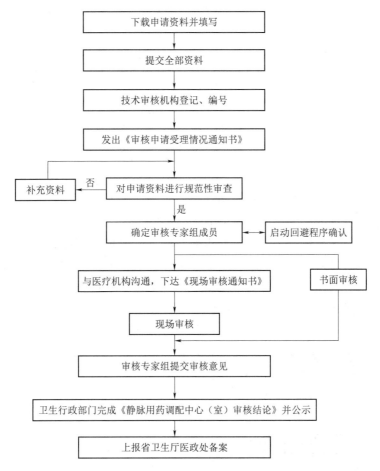

图1-1　××省医疗机构申请静脉用药集中调配中心（室）执业评审工作流程图

五、洁净调配间的分类

按照药物用途、对人体的影响以及洁净工作台的种类，洁净调配间可分为普通药物洁净调配间（也称营养调配间）、危害药品洁净调配间和抗生素药物洁净调配间。普通药物洁净调配间，主要用于调配普通输液和肠外全静脉营养输液，其洁净工作台主要是水平层流洁净台。危害药品洁净调配间，主要是用于调配化疗药物、对人体有细胞毒性药物，其洁净工作台是生物安全柜。抗生素药物洁净调配间，主要用于调配抗生素类药物，其洁净工作台是生物安全柜。

六、洁净室、洁净级别的划分

空气洁净技术是以创造洁净空气为目的而采用的综合性净化方法和技术，包括工业净化和生物净化，该技术不仅着重采用合理的空气净化方法，而且必须对建筑、设备、工艺等采用相应的措施和严格的维护管理。空气净化主要针对异物污染引起的各种不良影响，对药品质量的提高有着重要意义。目前，常用的空气洁净技术可分为非层流型和层流型。

非层流型空调系统的气流运动是乱流，或称紊流，气流方式如图 1-2 所示。

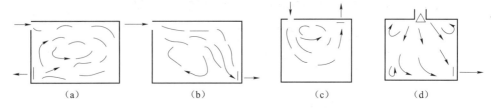

图 1-2　非层流空调系统气流方式

层流洁净空气技术是较为理想的洁净技术，包括水平层流和垂直层流，层流洁净技术的特点包括：①层流是一种粒子流体连续稳定的运动形式，使一切粒子保持在层流层中运动，一方面粒子不易聚结，同时空气流速相对提高，使粒子在空气中浮动，不会聚集和沉降，无死角；②层流区域内的空气不会出现停滞现象；③外界空气已经经过净化，无尘粒带入室内，可以达到无菌要求；④洁净室或洁净区域产生的新微粒、粉尘或气溶胶能被气流带走，有自行除尘（污）能力；⑤可避免不同药物粉末或气溶胶的交叉污染。见图 1-3 层流洁净室流向示意图。

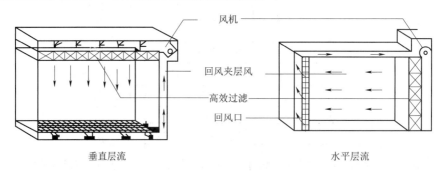

图 1-3　层流洁净室流向示意图

层流洁净空气技术其洁净度可达 100 级，目前已被广泛使用。为保证静脉配液环境的洁净度符合要求，必须采用空气净化系统或局部净化设备。

（一）洁净（室）区标准的设置（表 1-1）

表 1-1　洁净室（区）空气洁净度级别表

洁净级别	尘粒最大允许数/m³		微生物数量最大允许数	
	≥0.5μm	≥5μm	浮游菌/m³	沉降菌/m³
100 级	3500	0	5	1
10 000 级	350 000	2000	100	3
100 000 级	3 500 000	20 000	500	10
300 000 级	10 500 000	60 000	—	15

（二）洁净室（区）洁净级别划分

根据我国《静脉用药集中调配质量管理规范（2010）》第四条相关内容，医院静脉用药集中调配各功能室的洁净级别划分如下：

1. 一次更衣室、洗衣洁具间为十万级；

2. 二次更衣室、加药混合调配操作间为万级，图1-4分别为一、二更示意图；

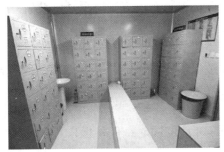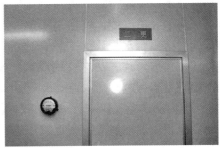

图1-4　分别为一、二更示意图

3. 层流操作台为百级，图1-5为在洁净调配间里的百级水平层流操作台。

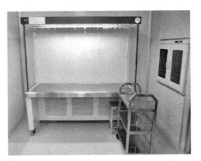

图1-5　为在洁净调配间里的
百级水平层流操作台

【全国卫生专业技术资格考试考点提示】洁净区的洁净标准

七、洁净室设备相关知识

我国《静脉用药集中调配质量管理规范(2010)》第五条规定静脉用药调配中心（室）应当配置百级生物安全柜，供抗生素类和危害药品静脉用药调配使用；设置营养药品调配间，配备百级水平层流洁净台，供肠外营养液和普通输液静脉用药调配使用。

【全国卫生专业技术资格考试考点提示】仪器和设备的要求

层流洁净操作台是静脉用药集中调配中心内使用的最重要的净化设备。因为所有的无菌静脉药物调配均需在层流洁净操作台内完成，无菌物品也需要放置在层流洁净工作台内。层流洁净操作台是通过加压风机将室内空气经高效过滤器过滤后送入净化工作区域，使局部达到百级的操作环境。它主要有三个基本作用：首先是为工作区域提供经过净化的空气；再者是通过提供稳定、净化的气流防止层流台外空气进入工作区域；第三是将人和物料（输液袋、注射器、药品等）带入的微粒清除出工作区域。

（一）水平层流洁净操作台（HLFC）

层流洁净工作台根据气流方向的不同可分为水平层流工作台和垂直层流工作台两种。我们应根据所调配药品特性的不同而选择不同的层流工作台。目前，在PIVAS常用水平层流洁净操作台。

理想的水平层流工作台应具有以下特点：①它必须有独立的风机、高效过滤器和适合的工作区域。不与其他的空气循环系统连接；②应采用光洁的、耐腐蚀、抗氧化的、容易清洁的材料制成，工作台面最好采用不锈钢材料；③水平层流台有不同的外形尺寸。根据国内医院输液用量、输液中加药量较大的特点，且节省净化面积的角度，较为适合医院静脉药品调配中心的工作台长度应为1.8m左右，较为适合双人同时进行操作；④新风补充应从工作台顶部进入，并经过一层过滤效率为20%、可清洗、更换的预过滤器过滤，以过滤空气中较大尘埃粒子并延长高效过滤器使用寿命；⑤工作台支撑架应为敞开式的，使室内空气流通不至于造成死角；⑥工作区照度应足够高，方便核对药品及调配；应带有紫外线灯用于消毒，控制面板应有启用显示装置；⑦应有连续可调风量的风机系统，保证送风风速始终保持理想状态；⑧由于静脉用药集中调配中心内同时有多台水平层流工作台，而一般的洁净室维护、吊顶材料不吸音，从建设、运行成本角度考虑，洁净室的高度、宽敞程度均有一定的限制，所以，层流工作台的噪声要求是越低越好。

（二）生物安全柜（BSC）

生物安全柜主要在创造一个百级层流洁净环境的同时，保护操作者和环境免于受到有害物质危害。

生物安全柜是用于微生物学，生物医学，生物安全实验室和其他实验室的生物安全防护隔离设备。它采用了先进的空气净化技术和负压箱体设计，实现了对环境，人员和样品的保护，可以防止有害悬浮微粒、气溶胶的扩散；对操作人员、样品及样品间交叉感染和环境提供安全保护，是实验室生物安全一级防护屏障中最基本的安全防护设备。

虽然生物安全柜不是专门为调配危害药品而设计的，但它被证明可以用于调配化疗药物、细胞毒性药物。

综合考虑经济、使用方便、使用空间等因素，常用的生物安全柜最低标准必须是Ⅱ级A型生物安全柜，可在该生物安全柜内进行有潜在危害的药物，至少是细胞毒性药物、致敏性抗生素、免疫抑制剂等药物的调配。

目前大多数静脉用药集中调配中心选用的生物安全柜为NSF49标准的生物安全柜Ⅱ级，其中A/B3型较为常见。美国标准（NSF49）不仅应用于美国，而且为全世界各个国家所承认。我们下面将介绍NSF 49标准的生物安全柜Ⅱ级A/B3型的主要特点。

1. 整个操作区内的三面墙体都为双层墙体，双层墙体间的夹层互相贯通且与台面下部的夹层也互为贯通，形成了四个面互相连通的立体的负压风道，该负压风道与前窗开口区的吸入口风幕相结合，把整个操作区完全包围在负压之中。此种设计既能有效降低设备的内部结构阻力，又使操作区与外环境具有双层隔墙，并使其始终处于负压，双重保证不产生泄漏。

2. 操作区与负压风道间正负压差范围大，操作时微生物或有害物质不外溢，能有效保护实验操作人员的安全。

任务准备

以4~6人的项目小组为单位，复习《药剂学》及《药事管理与法规》中关于洁净室、输液的相关内容，并根据查阅的资料把下列内容做成ppt形式，包括：PIVAS的布局和按功能的区域划分、洁净级别的标注（图示的形式）、PIVAS工作流程图示，并加以说明。

参阅相关的法律法规：现版《中华人民共和国药典》、《静脉用药集中调配质量管理规范（2010）》及《静脉用药集中调配操作规程（2010）》、《电子病历基本规范（试行）（2010）》、《处方管理办法（2007）》、现行版《医疗废物管理条例（2003）》、《中华人民共和国药品生产质量管理规范》GMP（2011）。

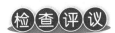

一、查阅文献，制作 ppt

查找与本任务相关的文献，尤其是该任务中所涉及到的 PIVAS 的布局和按功能的区域划分、工作流程等内容，将获取的信息进行整理与再创作，以小组为单位制作 ppt，并在 ppt 图示相应的位置标出人流、物流、信息流的走向。

二、以项目小组为单位进行 ppt 专题汇报

首先要清楚 PIVAS 对环境的选择，对房屋、设施和布局的基本要求及设计，制作 PIVAS 工作流程图。其次要阐述参观静脉用药集中调配中心进出程序，以及物流、信息流走向。

三、参观静脉用药集中调配中心

以项目小组为单位参观静脉用药集中调配中心实训基地，对照实物将书本的内容形成初步认识，熟悉静脉用药集中调配中心进出程序等相关内容，并讨论。

四、写出参观总结报告

检查评议

对于该任务的完成情况主要从同学们的资料准备情况、ppt 制作与汇报情况，参观时对相关实物指正的正确率、讲解过程，团队合作与纪律情况，以及参观报告书写质量四个方面进行评价，详细内容见表1-2。

表1-2　任务完成检查评议表

评价内容	分值	评定等级			得分
		A（权重1.0）	B（权重0.7）	C（权重0.4）	
学习与工作态度	10	态度端正，学习方法多样，上课认真，积极主动，责任心强	学习态度较好，学习主动性不强，上课认真，有责任心	学习态度较差，被动学习，上课不认真	
资料查阅情况	10	资料准备齐全、合理，整理有序，有查阅和整理资料的记录	资料准备一般，基本能满足完成该项任务	资料准备差，甚至没有查阅相关资料	
ppt制作与汇报情况	35	ppt制作精美，有PIVAS布局与设施的示意图或者彩图，有洁净区域标识，工作流程图或者表，进出程序完整，准确，汇报人思路清晰，用词准确，并能给出合理理由和建设性意见	ppt制作一般，有简单的PIVAS布局与设施的示意图，有工作流程图或者表，进出程序，汇报人思路较清晰	ppt制作较差，PIVAS布局与设施的图示不足，有工作流程图，进出程序，汇报人思路不清晰、语言表达不准确	

评价内容	分值	评定等级			得分
		A（权重1.0）	B（权重0.7）	C（权重0.4）	
实地参观考察	35	实物指正正确率高、讲解过程精彩、团队合作与纪律情况非常好	实物指正正确率较高、讲解一般、团队合作与纪律较好	实物指正正确率低、讲解差、团队合作与纪律差	
报告撰写质量	10	报告格式规范、内容完整、字迹清晰	报告格式较规范、内容较完整、字迹较清晰	报告的格式、内容基本符合要求	

任务完成总计得分：

任务总结及问题与防治

一、PIVAS 布局及相关问题

（一）PIVAS 布局相关内容

1. 根据 PIVAS 的主要功能区域不同划分洁净区域；建立可控制的人流与物流进出入口及流通回路，人流、物流分离，使流程顺畅；

2. 布局应凸显人性化，根据房间的建筑结构合理安排工作区、缓冲区和休息区，洁净区应当含一次更衣、二次更衣及调配操作间；不同洁净区域由传递窗连接；辅助工作区应当含有与之相适应的药品与物料贮存、审方打印、摆药准备、成品核查、包装和普通更衣等功能室；

3. 静脉用药调配中心（室）内安装的水池位置应当适宜，不得对静脉用药调配造成污染，不设地漏；室内应当设置有防止尘埃和老鼠、昆虫等进入的设施；

4. 淋浴室及卫生间应当在中心（室）外单独设置，不得设置在静脉用药集中调配中心（室）内；

5. 药品、物料贮存库及周围的环境和设施应当能确保各类药品质量与安全储存，应当分设冷藏、阴凉和常温区域，库房相对湿度 40%～65%。二级药库应当干净、整齐，门与通道的宽度应当便于搬运药品和符合防火安全要求。有保证药品领入、验收、贮存、保养、拆外包装等作业相适宜的房屋空间和设备、设施。配有专用电梯供静配中心使用。

（二）洁净室相关要求

1. 净化空调系统设计合理，洁净区应当持续送入新风，并维持正压差；抗生素类、危害药品静脉用药集中调配的洁净区和二次更衣室之间应当呈 5～10Pa 负压差；静脉用药集中调配中心（室）洁净区应当设有温度、湿度、气压等监测设备和通风换气设施，保持静脉用药调配室温度 18℃～26℃，相对湿度 40%～65%，保持一定量新风的送入；

2. 洁净室内空气应定向流动，即从较高级洁净区流向较低级的洁净区域；

3. 静脉用药集中调配中心（室）室内应当有足够的照明度，墙壁颜色应当适合人的视觉；顶棚、墙壁、地面应当平整、光洁、防滑，便于清洁，不得有脱落物、积尘；

洁净区房间内顶棚、墙壁、地面不得有裂缝，能耐受清洗和消毒，交界处应当成弧形，接口严密；所使用的建筑材料应当符合环保要求；

4. 静脉用药集中调配中心（室）应当根据药物性质分别建立不同的送、排（回）风系统。排风口应当处于采风口下风方向，其距离不得小于 3 米或者设置于建筑物的不同侧面。

任务拓展或知识拓展

一、静脉药物调配模式

（一）病区药物自配模式

长期以来临床采用的静脉药物调配方式，其流程是医生开具处方或医嘱，护士核对后到药房领药，然后在病区治疗室内自行调配。此种模式已经存在多年，医护人员都已熟悉和习惯，且治疗室离护理站较近，可以确保用药的及时性。但其缺点明显：①治疗室环境达不到药品调配要求的洁净度，难以避免药液受到污染，从而对患者的输液安全造成威胁；②在治疗室开放的环境中调配药液，一些有致癌、致突变作用的药物，尤其是化疗药物等细胞毒性药物，可使药物粉末及液体颗粒悬浮在空气中，不但会污染环境，还可能由于护士在没有任何防护措施的情况下配药，而影响其身体健康；③由于临床护士缺乏必要的药物配伍知识和药理专业知识，仅凭经验和药品说明书调配药液，增加了患者用药的危险性；④静脉药物的调配由病房护士完成，增加了护士的工作负担，护士每天要花大量时间到药房领药、配药、对病房基数药物进行管理，导致直接护理患者的时间缩短，降低了患者满意度；⑤为了满足病房配药的需求，科室通常需要贮存一部分备用针剂和大容量注射液，由护士对病房药品进行管理。然而，大多数医院却缺乏相应的病房药品管理制度，这就造成了药品管理的混乱现象。不仅对临床用药的安全性造成威胁，也造成了药品的浪费。

（二）静脉药物集中调配模式

PIVAS 是依据药物特性设计在洁净的环境下，由受过培训的药护人员严格按照无菌操作程序进行全静脉营养液、细胞毒性药物和抗生素等药物调配，为临床医疗提供优质服务，是集临床与科研为一体的机构。可辅以卫星型调配室以弥补医院建筑楼群大小不一的情况。

其优点如下：①提高了药品调配的质量，确保了临床用药的有效性和安全性。国内某医院对近十万份医嘱进行回顾性分析发现，药师干预后不合理医嘱由原来的 1.02% 下降至 0.39%，医嘱纠正率由 56.67% 提高到 93.77%；②减少了临床护士的非直接护理时间，真正做到了"把时间还给护士，把护士还给患者"。国内某医院 PIVAS 成立前后 39 个科室日配液量分别为 4220 袋和 4180 袋，静脉药物调配所有环节总工时消耗从（353.0±31.1）h 减少到（122.3±6.9）h，充分显示 PIVAS 的优越性；③促进了临床药学的发展。药师参与输液医嘱的审核，发挥专业优势，协助医师合理用药，医院药剂科的工作得到重新定位，实现了医学服务模式从"医-护"结合模式向"医-药-护"结合模式转变，充分发挥了药师的作用，增强了药师的主动服务意识、责任意识；④有利于药品管理和减少药品浪费，降低医疗成本。通过药品集中管理，可以防止药品过期，通过集中调配，对胰岛素及小儿用药等合理使用，有效避免药物的浪费；⑤加强了职业暴露防护。PIVAS 建立后，药物调配人员在相对负压的环境下，通过使用隔离衣、手套、护目镜等防护措施，对抗菌药物和细胞毒类药物在生物安全柜中进行调配，有效保护了药物调配人员的安全。

（三）分散药物调配模式

分散型药物调配模式只需在各个病区设置一个净化操作台，由药师核查，护士操作，不仅投入少、占地面积小，药师还能在工作中了解病区内每位患者的用药情况，及时掌握患者用药是否合理或有无配伍禁忌。卫星型调配模式在一定意义上也是特殊科室的分散药物调配模式。《静脉用药集中调配质量管理规范》中也指出，医疗机构开展分散的静脉用药调配模式需参考规范中的有关操作规程执行，具体实施规程由各医疗机构负责制订。卫星型调配室在一定程度上克服了 PIVAS 的缺点，代表着药物调配模式的一种新趋势。卫星型调配室因为建在病区内，贴近临床，因此能满足全天服务，对于临时医嘱及紧急用药亦能较方便地满足临床需求。通常一个 600 张床位的医院仅需 3~4 个卫星型调配室，每个调配室所需费用较低，真正做到低投入高产出。分散的病区内药物调配模式具有如下特点：①工程规模小、建设更具灵活性；②顺延了原来的病区开放式调配模式，更有利于工作的开展；③药师工作场所进入病区，可以跟随临床医生查房，从而全面把握患者的用药情况，协助医生为患者合理、规范、个体化用药。这种调配模式在国内比较少见，其发展中存在的问题仍需在实践中不断发现和完善。

二、PIVAS 的选址

PIVAS 选址需要满足下述几个基本条件：远离污染源，便于药品运输和成品配送，便于调配管理和环境控制，水电等基础条件符合规定。

1. PIVAS 在条件允许的情况下，新建 PIVAS 的选址最好与中心药房结合在一起，这样便于药剂科进行药品管理、储存、人员配备等。如统一用一个二级药库，共用一个摆药准备区等。可建小药梯或真空输送管道联通病区，无须人员配送。

2. 对于病区大楼较分散的医院，可考虑建立一个集中式 PIVAS，服务主要病区楼，其他小病区楼可考虑建立卫星型 PIVAS。

3. 对于场地比较充裕的医院，可在外科楼、内科楼各建一个 PIVAS，方便运送。

三、PIVAS 发展趋势

（一）地区性静脉用药集中调配中心模式

目前有些国家探索建立地区性的静脉用药集中调配中心。可以为诊所、社区卫生服务体系及小型医院提供服务。对静脉用药调配中心资源共享的优势，是为社区医院提供了静脉药物调配服务，增加了调配中心的面积，在保证医疗需求的情况下并未增加各医疗机构的工作人员，同时也减少了调配设备的重复和废料的排放，并通过标准化操作提高调配质量。美国某调配中心为所在地区 4 家医疗卫生系统服务，4 家卫生系统包括 3 家医院和 1 家社区健康服务中心。该中心的建设花费为 8 万美元，可调配范围包括各种混合输液、化疗药物、肠外全营养液、儿科用注射剂等，1992~1994 年期间共配制各类静脉输液 70 万袋，节约的薪资、福利的开支达 4.37 万美元。充分证明了规模较小的医院和社区健康服务中共享调配中心具有较大优势，值得国内医院借鉴和学习。

（二）静脉药物调配机器人

近年来，为提高静脉药物调配效率，进一步减少毒性药物对操作人员身体的伤害。静脉药物调配机器人应运而生。这种机器人安全可靠，一般分为两种，一种能够全自动完成普通静脉药物的配液工作，一种专门配制危险性药物和化疗药物等。该设备通过了国际标准化组织的 5 级认证，占用空间小（231.8cm×201.3cm×109.8cm）。静脉药物调配机器人消除了人类在处理化疗药物和其他危险静脉药剂调配过程中所面临的风险，这为各大医院的配药解决了重大难题。截至 2008 年年底，世界范围内超过 60 多家医疗机构，其中包括一些美国的顶级医院在内采用了这种机器人。

静脉药物调配机器人结合专有程序，使它每小时的调配效率是人工操作的 5 倍之多。静脉药物调配机器人结合了医院药房系统所研发的特有软件功能：六轴机械手臂、自动化的废物处理系统；药师计划管理程序能使机器人安装恰当的药物和最后容器，包括外加剂袋子、注射器和瓶子；外加剂（混合药物）的准备和所有有毒废料的安全丢弃也完全自动化；3 个独立的检查剂量精确度的系统保证了药物剂量的准确。

目标检测

一、单项选择题

1. PIVAS 是下列哪一选项（　　）的缩写

    A. 静脉用药集中调配　　　　　　　　B. 静脉用药集中调配中心

    C. 静脉药物配置　　　　　　　　　　D. 静脉用药集中调配质量管理规范

    E. 医疗机构药事管理规定

2. PIVAS 将静脉用药集中由专职的技术人员，在（　　）级洁净环境下，局部（　　）级的操作台上进行调配

    A. 三十万、十万　　B. 百万、万　　　C. 万、百

    D. 百、万　　　　　E. 万、十万

3. 根据《静脉用药集中调配质量管理规范（2010）》的要求，细胞毒性药物的调配须在（　　）中进行

    A. 层流洁净操作台　B. 生物安全柜　　C. 通风试剂柜

    D. 配药柜　　　　　E. 通风柜

4. 在 PIVAS 布局中要注意，不能与洁净区相连的是（　　）

    A. 调配操作间　　　B. 休息室　　　　C. 普通更衣室

    D. 一次更衣室　　　E. 二次更衣室

5. PIVAS 中安装的水池（　　）

    A. 不会对药品调配有影响　　　　　　B. 必须设置在淋浴室

    C. 必须设置在卫生间　　　　　　　　D. 可设地漏

    E. 不得设地漏

6. 抗生素类静脉用药的调配要求洁净区和二次更衣室之间呈（　　　）

    A. 5Pa 负压差　　　　B. 10Pa 负压差　　　　C. 5~10Pa 负压差

    D. 5Pa 正压差　　　　E. 10Pa 正压差

7. 一次更衣室要求空气洁净度为（　　　）

    A. 百级　　　　　　　B. 万级　　　　　　　C. 十万级

    D. 三十万级　　　　　E. 百万级

8. PIVAS 洁净操作室的温度应控制在（　　　）

    A. 15℃~20℃　　　　B. 18℃~26℃　　　　C. 15℃~25℃

    D. 18℃~30℃　　　　E. 没有特殊要求

9. 静脉药物调配前的审方工作由（　　　）完成

    A. 药师　　　　　　　B. 药士　　　　　　　C. 护士

    D. 医生　　　　　　　E. 药房主任

10. 水平层流洁净台的空气洁净度可以达到（　　　）

    A. 百级　　　　　　　B. 万级　　　　　　　C. 十万级

    D. 三十万级　　　　　E. 百万级

二、多项选择题

1.《静脉用药集中调配质量管理规范（2010）》规定（　　　）必须由药学部门集中调配

    A. 全静脉营养液　　　B. 抗肿瘤药物　　　　C. 抗病毒药物

    D. 危害药品　　　　　E. 营养制剂

2. PIVAS 区域的基本条件有（　　　）

    A. 人流少的安静地区　　　　　　　　B. 远离各种污染源

    C. 便于成品运输　　　　　　　　　　D. 可以选择地下室

    E. 温湿度可控制

3. PIVAS 布局应包括（　　　）

    A. 一次更衣室　　　B. 二次更衣室　　　　C. 调配操作间

    D. 辅助工作区　　　E. 休息区

4. 普通药物洁净调配间可用于（　　　）的调配

    A. 肠外静脉全营养输液　　　　　　　B. 普通输液

    C. 化疗药物　　　　　　　　　　　　D. 抗生素药物

    E. 细胞毒性药物

5. 设置 PIVAS 的意义有（　　　）

    A. 保障输液质量　　　　　　　　　　B. 保护医务人员健康

    C. 提高药品管理水平　　　　　　　　D. 提高工作效率

    E. 促进合理用药

三、简答题

1. 查阅资料正确填写表 1-3。

表1-3　静脉用药调配中心基本功能区的划分、净化级别及功能一览表

序号	功能间名称	洁净级别	简述功能
1			
2			
3			
4			
5			
6			
7			
8			
9			

2. 洁净调配间可分为几种类型，分别配置何种洁净台，用于哪些药物的调配？

工作任务二　进出静脉用药集中调配中心（PIVAS）实训

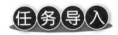
任务导入

典型案例：在静脉用药集中调配技术实施之前的某年6月18日，某地区的一家医院护士在为80多岁的贾老太输液时配液出错，具体行为过程是该护士在查看了输液处方后，为了加快用药速度，擅自将磷霉素钠12g加入到100ml 0.9%氯化钠注射液中。输液后，贾老太感到身体不适。医院领导经过调查确认护士配液错误后，赶紧将贾老太送到大医院治疗。

6月28日，贾老太出院后将医院告上法庭。该地区法院一审判决医院赔偿贾老太医疗费、精神抚慰金等损失。

根据上述典型案例出现的问题，本次实训要明确PIVAS对人员配置的基本要求，及对职业道德的要求与约束。着重练习进出PIVAS中心的流程与具体操作。学会人员进出净化区域的更衣程序，及物料进出程序。初步掌握消毒剂选择、消毒剂的配制，及对PIVAS不同区域的清洁消毒程序。

任务分析

一、人员、物料进出PIVAS

洁净区域设立的最终目的是药品质量的保证，因此，学习者必须建立这种意识，并深入落实到实际学习中。

运用任务一所介绍PIVAS洁净区域划分的知识，熟练掌握人员进出PIVAS的更衣

程序，并具备实际操作能力；明确药品出入 PIVAS 各环节的要点，如：拆除外包装、有效期管理、药品按类摆放、不同药库、传递窗（橱）的作用、使用与维护等。

二、无菌技术与消毒隔离技术

由于 PIVAS 洁净区域的保持与维护至关药品质量，因此，实际工作中如何达到并保持这样的水准，需要一整套技术做支持。

根据以往的知识储备（如化学、微生物与免疫、药剂学等有关内容）和具备的能力，初步具备消毒剂选择与制备能力；具有按程序对非洁净区与洁净区进行清洁、消毒操作的能力；能处理和解决清洁、消毒时出现的一般问题。

三、PIVAS 人员组成、健康档案与职业道德

符合基本要求的药学专业技术人员是完成 PIVAS 日常工作任务的重要保障。人员的健康状况和职业道德修养同样是完成上述工作任务的基础，注重平常学习与工作中的道德养成过程是每一个药学生的重要必修课程。

根据我国《静脉用药集中调配质量管理规范（2010）》要求，熟悉 PIVAS 人员的基本配置。对照任务一所学过的 PIVAS 洁净区域划分和功能间，清楚每一功能工作间对应岗位人员的职称、级别要求，及人员素质和能力要求，讨论达到本工作需要的职业道德水平要素。

建立 PIVAS 人员健康档案，明确健康档案正确的编写方法和内容。

（相）（关）（知）（识）

一、静脉用药集中调配中心的人员基本要求

根据我国《静脉用药集中调配质量管理规范》（2010）第三条相关规定，对静脉用药调配中心的人员要求如下：

1. 静脉用药调配中心（室）负责人，应当具有药学专业本科以上学历，本专业中级以上专业技术职务任职资格，有较丰富的实际工作经验，责任心强，有一定管理能力。

2. 负责静脉用药医嘱或处方适宜性审核的人员，应当具有药学专业本科以上学历、5 年以上临床用药或调剂工作经验、药师以上专业技术职务任职资格。

3. 负责摆药、加药混合调配、成品输液核对的人员，应当具有药士以上专业技术职务任职资格。

4. 从事静脉用药集中调配工作的药学专业技术人员，应当接受岗位专业知识培训并经考核合格，定期接受药学专业继续教育。

5. 与静脉用药调配工作相关的人员，每年至少进行一次健康检查，建立健康档案。对患有传染病或者其他可能污染药品的疾病，或患有精神病等其他不宜从事药品调剂工作的，应当调离工作岗位。

典型案例：本节任务导入中的案例发生在我国实施《静脉用药集中调配质量管理规范》之前，究竟是什么原因导致这起医疗事故的发生，案例分析如下：

　　案例分析：磷霉素钠的常规使用方法为成人每日 4～12g，分 2～3 次静脉滴注。先用灭菌注射用水适量溶解，再加至 250～500ml 的 5% 葡萄糖注射液或 0.9% 氯化钠注射液中稀释后静脉滴注。普通护士未经相关知识的训练，对药物的调配技术达不到医疗要求，造成医疗事故。因此，在静脉用药集中调配技术实施后，我国《静脉用药集中调配质量管理规范》中对配制静脉药物的人员做了专门素质要求和规定，杜绝此类事件再发生，以免对患者造成精神上、身体上的伤害，保证患者用药安全。

　　结论：《静脉用药集中调配质量管理规范》中规定：静脉用药集中调配中心负责摆药、加药混合调配、成品输液核对的人员，应当具有药士以上专业技术职务任职资格。

　　【全国卫生专业技术资格考试考点提示】 静脉用药调配中心人员的基本要求

二、静脉用药调配中心（室）人员更衣程序

　　根据我国《静脉用药集中调配操作规程（2010）》第十条的相关规定，静脉用药调配中心（室）人员更衣程序如下：

　　（一）进出静脉用药调配中心（室）更衣规程

　　进出静脉用药调配中心（室）应当更换该中心（室）工作服、工作鞋并戴工作帽。非本中心（室）人员未经中心（室）负责人同意，不得进入。

　　要求：①工作帽必须盖住所有头发；②来访者或维修人员进入前，必须得到配置中心负责人的同意。用于维修的工具在带入之前先要进行清洁消毒。

　　（二）进入十万级洁净区（一更）操作步骤

　　1. 换下普通工作服和工作鞋（去除手及手腕上的所有饰物），按六步手清洁消毒法使用消毒肥皂消毒手并烘干。具体操作步骤见六步手清洁消毒法流程图 1-6。由左到右的顺序为：①取适量清洁液于手心，掌心相对，双手并拢相互搓擦；②一手手心对另一手手背沿指缝相互搓擦，双手交换进行；③掌心相对，双手交叉沿指缝相互搓擦；④一手握另一手大拇指旋转搓擦，双手交换进行；⑤弯曲一手指关节，其手指尖在另一手掌心旋转搓擦，双手交换进行；⑥弯曲各手指关节，双手相扣相互搓擦，清水淋洗。

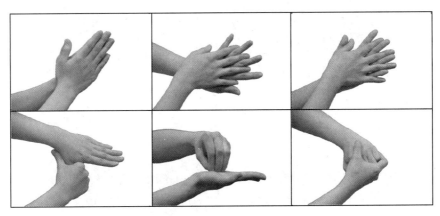

图 1-6　六步手清洁消毒流程图

　　2. 穿好指定服装并戴好工作帽、口罩。

（三）进入万级洁净区（二更）操作步骤

1. 更换洁净区专用鞋、洁净隔离服；图1-7为更换洁净区专用鞋流程图，图1-8为穿戴洁净服流程图。图1-9为佩戴口罩流程图。

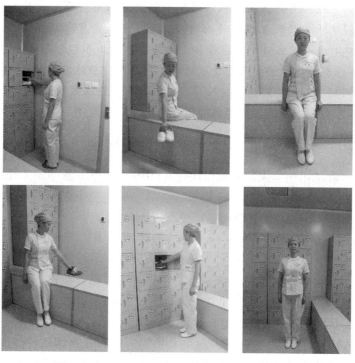

图1-7 更换洁净区专用鞋流程图

更换洁净区专用鞋由左到右的顺序为：取出洁净鞋、放于洁净区内、脱去外穿鞋、
身体旋转180度，穿洁净鞋、拿起外穿鞋、放入外穿鞋柜、更换完毕

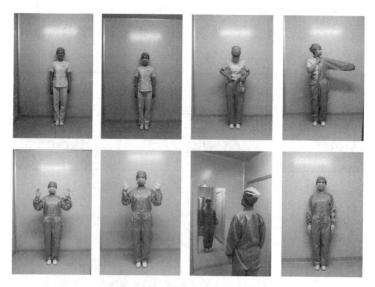

图1-8 穿戴洁净服流程图

穿洁净服由左到右的顺序为：初始状态、佩戴口罩、穿洁净服（下）、
穿洁净服（上）、佩戴PE手套、佩戴橡胶手套、对镜整理、穿戴完毕

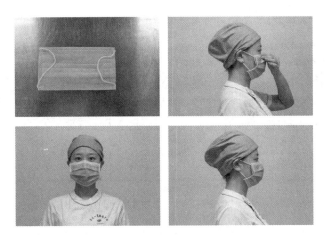

图 1-9　佩戴口罩流程图

按由左到右的顺序分别为：口罩样式、固定口罩、正面状态、侧面状态

2. 手消毒，戴一次性手套　戴手套前须进行洗手消毒，具体操作步骤见图 1-10 为戴一次性无菌手套流程图 1；图 1-11 为戴一次性无菌手套流程图 2。

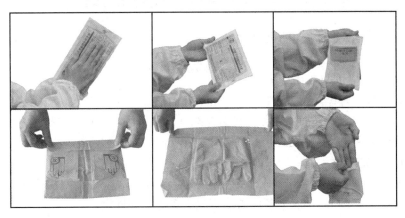

图 1-10　戴一次性无菌手套流程图 1

戴一次性无菌手套由左到右依次的顺序为：1. 检查一次性手套外包装有否破损；2. 检查一次性手套有效期；3. 双手从开封处将外包装袋撕开，分成左右两片，向下翻转，以左手捏住。右手取出手套内包装；4. 按手套左右提示分成左右两片，放于操作台上；5. 打开手套内包装纸两侧；6. 右手捏住左手手套的反折边，取出左手手套

（四）离开洁净区的操作步骤

1. 临时外出：在二更室脱下洁净隔离服及帽子、口罩，整齐放置，一次性手套丢入污物桶内；在一更室应当更换工作服和工作鞋；

2. 重新进入洁净区时，必须按以上更衣规定程序进入洁净区；

3. 当日调配结束时，脱下的洁净区专用鞋、洁净隔离服进行常规消毒，每周至少清洗 2 次；一次性口罩、手套一并丢入污物桶。

【全国卫生专业技术资格考试考点提示】静脉用药调配中心人员更衣操作规程

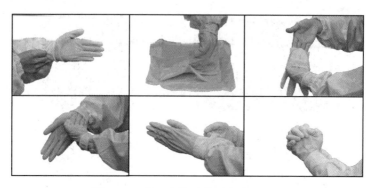

图 1-11　戴一次性无菌手套流程图 2

由左到右的顺序为：7. 左手插入取出的手套内，右手同时上提，戴上左手手套；8. 用已戴好手套的左手手指插入另一只手套的反折边内，将手套取出；9. 右手插入手套内，左手同时上提；10. 将右手手套的反折部向上翻并套住防静电服袖口，戴上右手手套；11. 已戴好手套的右手指插入左手已戴手套的反折边内，将手套边向上翻套住袖口；12. 戴好手套后双手挤压，检查有无破裂，用乙醇纱布擦去滑石粉

三、静脉用药调配中心（室）清洁、消毒操作程序

根据我国《静脉用药集中调配操作规程（2010）》第十一条的相关规定，静脉用药调配中心（室）清洁、消毒操作工作如下：

（一）地面消毒剂的选择与制备

1. 次氯酸钠　为 5% 的强碱性溶液，用于地面消毒为 1% 溶液，本溶液须在使用前新鲜配制，处理/分装高浓度 5% 次氯酸钠溶液时，必须戴厚口罩和防护手套；

2. 季铵类阳离子表面活性剂　有腐蚀性，禁与肥皂水及阴离子表面活性剂联合使用，应当在使用前新鲜配制；

3. 甲酚皂溶液　有腐蚀性，用于地面消毒为 5% 溶液，应当在使用前新鲜配制。

（二）静脉用药调配中心（室）清洁与卫生管理其他规定

1. 各操作室不得存放与该室工作性质无关的物品，不准在静脉用药调配中心（室）用餐或放置食物；

2. 每日工作结束后应当及时清场，各种废弃物必须每天及时处理。

（三）非洁净区的清洁、消毒操作

1. 每日工作结束后，用专用拖把擦洗地面，用常水擦拭工作台、凳椅、门框及门把手、塑料筐等；

2. 每周消毒一次地面和污物桶：先用常水清洁，待干后，再用消毒液擦洗地面及污物桶内外，15 分钟以后再用常水擦去消毒液；

3. 每周一次用 75% 乙醇擦拭消毒工作台、成品输送密闭容器、药车、不锈钢设备、凳椅、门框及门把手。

（四）万级洁净区的清洁、消毒

洁净区的消毒灭菌分为每日清洗、每周清洗和每月清洗。

1. 每日的清洁、消毒　调配结束后，用常水清洁不锈钢设备，水平层流操作台面及两侧内壁，传递窗顶部、两侧内壁、把手及台面，凳椅，照明灯开关等，待挥干后，用75%乙醇擦拭消毒，具体消毒程序为：①整理水平层流洁净工作台台面，把废弃物丢入垃圾桶；②用75%乙醇溶液擦洗水平层流洁净工作台风机，照明灯开关的按键，水平层流洁净台工作区的顶部，然后从上到下清洁台面的两壁，最后清洁工作台面；③用75%乙醇溶液擦洗和消毒所有的不锈钢设备及货架、对讲机、座椅和门等；④用75%乙醇溶液擦洗和消毒垃圾桶，包括里面和外面，然后套上垃圾袋；⑤用75%乙醇溶液擦洗和消毒传递窗的顶部，两门把手，台面；⑥用1000mg/L的速效消毒片溶液（临用前配置）清洁消毒一更、二更的橱柜；

2. 每日按规定的操作程序进行地面清洁、消毒 用1000mg/L的速效消毒片溶液（临用前配置）擦洗地面，不能留死角；

3. 每周清洗 具体操作程序为：①与每日清洗的步骤相同；②检查所有设备的不锈钢表面是否有锈迹，如有则用百洁布擦去；③用消毒液擦洗墙，天花板；④用水洗去消毒液，用拖把或吸水机弄干；⑤每周总消毒1次，添加一次性医用耗材等；

4. 墙壁、顶棚、空调房每月进行一次清洁、消毒 操作程序为：①各仪器设备的高处除尘；②用1000mg/L的速效消毒片溶液（临用前配置）擦洗墙面、天花板和玻璃等。

（五）清洁、消毒注意事项

1. 消毒液的使用原则 ①按各消毒液的用途，以月为单位交替轮换使用，如：采用乙醇和3%双氧水定期轮换使用；②各消毒剂不能混合配制使用；③必须使用产品有效期内的消毒液；

2. 洁净区和一般辅助工作区的清洁工具必须严格分开，不得混用 ①应有两套清洁工具分别用于清洗洁净区和一般区域；②两套清洁工具应在相应级别的洁净间分别用当日使用的消毒液1000mg/L的速效消毒片溶液（临用前配置）进行清洗消毒灭菌；③两套清洁工具应在相应级别的洁净房中存储，风干；

3. 清洁、消毒过程中，不得将常水或消毒液喷淋到高效过滤器上；

4. 清洁、消毒时，应当按从上到下、从里向外的程序擦拭，不得留有死角；

5. 用常水清洁时，待挥干后，才能再用消毒剂擦拭，保证清洁、消毒效果。

要求：①用消毒液擦洗墙、天花板时至少停留10分钟以上；②用水洗去消毒液，用拖把擦干；③清洗顺序：洁净区→一般区域；④拖把必须每天用消毒液浸泡1小时；⑤拖把套每周清洗1次，晾干备用；⑥洁具间内物品应存放有序；⑦每月2次清点保管的物品。图1-12为洁具间与洗刷室。

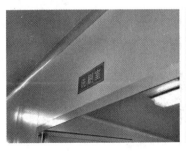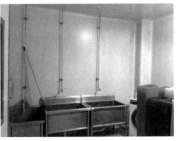

图1-12 洁具间与洗刷室

四、传递窗的作用、分类、功能与清洁维护

洁净室具有可以控制温度、湿度、照明等特点。洁净室的悬浮粒子浓度受控，因此，洁净室是建造和使用方式使得进入、产生、滞留于室内的粒子最少的房间。洁净等级划分：百级、万级、十万级、三十万级等，详见表1-1。所以，要进入洁净室就必须通过一定的方式方法，才能达到要求，而传递窗就具有这样的功能。

1. 传递窗的作用　它是洁净室的辅助设施，主要是用于洁净区与洁净区、洁净区与非洁净区之间小件物品传递，以减少洁净室的开门次数，最大限度地降低洁净区、洁净区与非洁净区之间的交叉污染。

2. 传递窗的材质与结构　传递窗根据箱体材质不同可分为：不锈钢传递窗、外钢板内不锈钢传递窗等。医用传递窗制作常用的板材有冷轧钢板与不锈钢板，根据使用要求，传递窗箱体表面可喷塑，内胆可用不锈钢，外表美观。厚度一般为0.8～1.5mm（传递窗制作属于薄板焊接，对焊工焊接技术及打磨技术要求较高，传递窗内胆均为砂光不锈钢，不同材质传递窗价格成本不同）。

传递窗由左箱体、右箱体（互锁装置安装于此箱体内）、上箱体、下箱体、内壁、紫外线杀菌灯、传递窗双门结构组成。

3. 传递窗的分类　传递窗根据有无净化功能可分为：普通医用传递窗和医用层流传递窗（也称自净式传递窗）。医用传递窗根据互锁方式不同可分为：电子互锁传递窗或机械互锁传递窗。医用层流传递窗门均为双门互锁。

4. 传递窗的功能　自净式传递窗是PIVAS为减少洁净区与非洁净区或洁净区不同区域之间的开门次数而设置的一种传递物品的装置，使物品在从低级别区域向高级别区域传递过程所造成的污染降低至最低程度。主要用于传递物料、文件记录、与配液有关的物品、维修工具及零配件。在使用过程中，为确保物品达到需要传递到的高级别洁净度，减少物品对高级别洁净区造成的污染，自净式传递窗设置以下三种功能：①自净式传递窗具有自净功能，当传递物品时，传递窗风机从内部采风通过顶部装有高效的过滤器对传递窗内部进行自净；②自净式传递窗的两扇门采用电子连锁控制，当一侧门打开时另一侧门自动锁合禁止被打开（即一次只能打开一扇门，打开一扇门之后，另一扇门就不能打开），可有效的防止低洁净等级区内的灰尘等污物带入高洁净区内；③自净式传递窗配备有紫外线消毒灯，对不能用消毒液消毒的物品进行紫外灯消毒。图1-13为自净式传递窗。

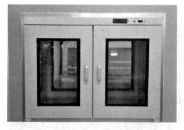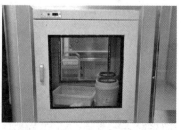

图1-13　自净式传递窗

5. 传递窗的使用相关程序　传递窗在洁净室的应用程序主要与物料（药品）相关。

物品进入洁净区必须按以下程序和要求进行：物品→脱外包装室（消毒）→传递窗→洁净区→传递窗→包装室，图1-14为针剂脱外包装室与输液脱外包装室。

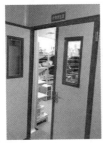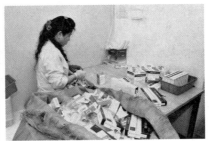

图1-14 针剂脱外包装室与输液脱外包装室

6. 传递窗的清洁维护 见表1-4传递窗的清洁与维护一览表。

表1-4 传递窗的清洁与维护一览表

项 目	清洁操作要求
清洁频率	使用前后各清洁一次
清洁工具	不掉毛抹布
清洁方法	用蘸有清洁剂的抹布擦拭传递窗的内部和外部
清洁工具的清洗、存放及干燥	清洁剂清洗后，用常水冲洗干净，存放于工具存放间，自然晾干
消毒剂及配制	0.1%新洁尔灭：将2%新洁尔灭加纯化水，稀释至体积的20倍，搅拌均匀。75%乙醇：取95%乙醇790ml，加纯化水至1000ml，搅拌均匀即可
消毒方法	用蘸有消毒剂的抹布先擦拭传递窗的内部，再擦外部
清洁效果评价	用无菌棉球擦拭传递窗后送卫生学检查，应无菌
操作注意	清洁传递窗时，传递窗两边的门不可以同时打开，避免交叉污染

五、人员健康档案

我国《静脉用药集中调配质量管理规范（2010）》第三条相关内容规定：与静脉用药调配工作相关的人员，每年至少进行一次健康检查，建立健康档案。对患有传染病或者其他可能污染药品的疾病，或患有精神病等其他不宜从事药品调剂工作的，应当调离工作岗位。

人员健康档案内容设计如表1-5和表1-6。

表1-5 ××PIVAS人员健康档案一览表

姓名	性别		职务		岗位		
编号	出生日期		文化程度		职称		
体检时间	健康状况		发证部门		调入时间	调出时间	备注
年 月							
年 月							
年 月							
年 月							

表 1-6 ×× PIVAS 人员健康要求表

健康状况	不适合的岗位
传染病（包括因性传染病）精神病、皮肤病、体表有伤口者	直接接触药品人员
传染病（包括因性传染病）精神病、皮肤病、体表有伤口者及对制品有潜在不利影响者	进入药品调配区操作包括：摆药人员、调配人员、审核与核对人员、包装分送人员
裸眼视力 0.9 以下	摆药人员、调配人员、审核与核对人员
色弱	摆药人员、调配人员、审核与核对人员
过敏	抗生素与化疗药物摆药、调配、核对、包装人员

任务准备

一、洁净衣物、鞋、帽和手套

以项目小组为单位查阅相关资料，熟悉按洁净空间级别的不同进行洁净衣物领用、穿着、清洗、存放等方面的内容。

普通工作服、鞋、帽；连体洁净工作服、洁净区工作鞋、帽、一次性手套与口罩。

二、清洁剂、消毒剂原料、清洁用具的准备工作

三、相应物料的准备

四、健康档案的准备工作

任务实施

一、成立项目小组，分配虚拟工作角色，演绎相关的工作过程

以 4~6 人为项目小组，按照《静脉用药集中调配中心质量管理规范》对人员的要求，包括专业、职称、级别、职位等，进行虚拟人员的角色定位，并按照人员角色定位根据本次工作内容分配工作任务，如：熟悉不同岗位对人员的基本要求、承担虚拟角色的人员岗位职责和工作内容等。

以项目小组为单位，根据任务一所完成的 PIVAS 洁净区域划分和功能间的绘制示意图，讨论虚拟人员角色进行的更衣程序、药品在 PIVAS 的布局和出入程序、清洁与消毒程序，并查阅相关资料，清楚消毒剂的选择与制备方法，及人员健康档案所需要的各种要素。

二、在模拟 PIVAS 实训基地进行更衣实训

以项目小组为单位在模拟实训基地进行更衣训练，并就洁净衣物的领用、清洗、

存放，以及清洗间的管理等工作内容进行饰演与实训。

三、清洁技术、消毒隔离技术实训

以项目小组为单位，在模拟实训基地按照非洁净区与洁净区的清洁、消毒程序进行操作工作实际演练，并就工具间的管理等工作内容进行实训。

四、人员健康档案实训

调查同组人员健康状况，编写健康档案。

五、撰写实训报告

检查评议

对于该任务的完成情况主要从同学们的资料准备情况、虚拟工作过程情况、实训时对更衣、清洁与消毒、健康档案完成情况，以及团队合作与纪律情况，实训报告书写质量等方面进行评价，详细内容见表1-7。

表1-7　任务完成检查评议表

评价内容	分值	评定等级			得分
		A（权重1.0）	B（权重0.7）	C（权重0.4）	
学习与工作态度	5	态度端正，学习方法多样，上课认真，积极主动，责任心强	学习态度较好，学习主动性不强，上课认真，有责任心	学习态度较差，被动学习，上课不认真	
资料查阅情况	5	资料准备齐全、合理，整理有序，有阅读记录	资料准备一般，基本能满足完成该项任务	资料准备差，甚至没有查阅相关资料	
团队协作	10	服从安排，积极与小组成员合作，共同制定工作计划，共同完成工作任务	服从安排，小组成员合作好，共同制定工作计划，共同完成工作任务情况一般	小组成员合作较差，工作计划完成较差，共同完成工作任务情况不好	
虚拟工作过程情况	20	虚拟角色分配合理，很好完成虚拟工作包括：角色部分、更衣程序、药品的布局和出入程序、清洁与消毒程序，消毒剂选择与制备方法，及人员健康档案	虚拟人员角色分配合理，完成虚拟工作效果较好	虚拟人员角色分配合理，完成虚拟工作效果较差	
PIVAS实训情况	30	更衣、清洁、消毒及健康档案完成情况非常好。	更衣、清洁、消毒及健康档案完成情况较好	更衣、清洁、消毒及健康档案完成情况较差	
报告撰写质量	30	报告格式规范、内容完整、字迹清晰。报告内容包括虚拟角色简历、虚拟工作过程（示意图等）、实训部分等	报告格式较规范、内容较完整、字迹较清晰	报告的格式、内容基本符合要求	

任务完成总计得分：

任务总结及问题与防治

一、洁净衣物的清洗问题

1. 洁净衣物的清洗频次　洁净衣物的清洗频次与洁净级别的高低直接相关，也就是洁净级别越高对洁净衣物的洁净程度要求越高，衣物的清洗频率越高。一般要求如下：无洁净要求的辅助区域在冬季及舒适性空调环境下，至少每周洗 2 次。在夏季无空调环境下，每天至少换洗一次，工作鞋每周至少洗一次；在十万级空气洁净度级别的洁净区工作，至少每天洗一次洁净工作服，工作鞋每周至少洗 2 次；在万级和 100 级空气洁净度级别的洁净区工作，每班洗一次洁净工作服，工作鞋每班消毒 1 次。

2. 洁净衣物的清洗要求　不同洁净区域的洁净衣物清洗要求不同，具体要求如下：洁净区各级别区域的洁净服应在本洁净区域内的洗衣房进行洗涤；不同洁净级别的洁净工作服分别洗涤；洁净区域不同岗位的洁净服分别洗涤；洁净服内衣、外衣分别洗涤，洁净口罩在专用洁净盆用手工洗涤；将洗涤好的洁净服折叠整齐后，按编号装放在相应的洁净袋内（包括对应编号的洁净鞋）灭菌。

二、清洁剂、消毒液的选择与使用

清洁剂要求能有效溶解残留物，不腐蚀设备，且本身易被清除。随着环境保护标准的提高，还应要求清洁剂对环境尽量无害或可被无害化处理。清洁剂的选择原则：①根据上述标准，对于水溶性残留物，水是首选的清洁剂；②不提倡采用一般家用清洁剂，因其成分复杂、工作过程中对微生物污染不可控制，质量波动较大，供应厂商不公布详细成分组成，无法证明清洁剂残留量达标情况；③应尽量选择组成简单，成分确切的清洁剂，并尽量选择容易清洗的清洁剂。

消毒液的使用原则：①按各消毒液的用途，以月为单位交替轮换使用，以免微生物产生耐受性；②各消毒剂不能混合配制使用；③必须使用产品有效期内的消毒液。

三、操作人员进出洁净区注意事项

（1）洗手是整个操作过程中无菌控制的关键一步，在洗手过程中需注意以下几点：脱去手表和其他饰品；最好应用抗菌肥皂清洗，而且使用时泡沫要完全覆盖直至手腕处等；应注意将指甲和指间的空隙处清洗干净。

（2）操作人员在无菌操作过程前尽量修剪指甲，在无菌操作过程中禁止交谈或吃食物等；

（3）在无菌操作过程中，应避免无菌服接触地面、避免双手和身体任何部位接触无菌服和工作帽的外表面。不要直接接触药品、包装材料及器械。

（4）在戴无菌手套时应注意：未戴手套的手不可触及手套外面，戴手套的手不能触及未戴手套的手及手套的里面；一旦手套破裂应立即更换。

（5）无菌的容器不可以任意翻转。未经消毒的物品、手、臂等不可触及无菌物品，以免污染。

（6）不可以将无菌物品或非无菌物品伸入无菌溶液瓶内蘸取或直接接触瓶口倒液。

倒出的溶液不可以倒回瓶内。

任务拓展

无菌技术对静脉用药集中调配场地与装修材料的要求

静脉用药集中调配场地一般应选择周围绿化较好的安静区域内。房间密封性良好，无卫生死角。装修材料应具有表面光洁、不反光、易清洁、易消毒、不起尘、经久耐用等特点。具体说来，无菌操作室常用的装修材料的要求有以下几种：

1. 操作室地面　总的要求是表面光滑，不易起尘，耐腐蚀，易擦洗。可采用刚性地面（水磨石）、涂料地面、弹性地面（聚氯乙烯）等。水磨石的刚性地面经久耐用，较常采用。

2. 操作室墙面　可选用砖墙涂料或板材（如彩钢板）等。

3. 天花板　有两种类型供选择：硬质型，如混凝土+涂料；软质型，如轻钢龙骨+板抹灰、石膏板、彩钢板。

4. 操作室内门窗　门要简单、平整、紧闭，不用木质材料。开启方向应朝室内或洁净级别要求高的方向开启。窗应无缝隙，室内窗台与墙面平齐，室外窗台应向下倾斜，不积尘；传递窗两边的门应连锁、密闭性好、易清洁。

目标检测

一、单项选择题

1. 负责摆药、加药混合调配、成品输液核对的人员应具有（　　　）
   A. 本科以上学历，5年以上临床用药或调剂经验
   B. 专科以上学历，5年以上临床用药或调剂经验
   C. 药师以上专业技术职务
   D. 药士以上专业技术职务
   E. 有丰富的实际工作经验，有一定的管理能力

2. 以下医务人员中，具有审核、调配和核对处方资格的是（　　　）
   A. 药学专业技术人员　　　　　　　　B. 医学专业技术人员
   C. 卫生专业技术人员　　　　　　　　D. 医院药学专业技术人员
   E. 取得药学专业技术职务任职资格的人员

3. 静脉用药调配工作相关的人员，每（　　　）进行一次健康体检
   A. 半年　　　　　　B. 一年　　　　　　C. 二年
   D. 三年　　　　　　E. 五年

4. 调配结束时，脱下的洁净区专用鞋、隔离服要进行常规消毒，正确的选项是（　　　）
   A. 当日消毒　　　B. 每周消毒1次　　　C. 每周消毒2次
   D. 每周消毒3次　　　E. 每2周消毒1次

5. 静脉用药集中调配中心工作人员临时离开洁净区时，正确的操作是（　　　）

    A. 在一更室脱下隔离服、帽子口罩等

    B. 在二更室脱下隔离服、帽子口罩等

    C. 在二更室更换工作服、工作鞋

    D. 手套放在二更室，返回时再次使用

    E. 手部消毒

6. 次氯酸钠用于地面消毒时，浓度为（　　　）

    A. 1%　　　　　　　B. 2%　　　　　　　C. 3%

    D. 4%　　　　　　　E. 5%

7. 非洁净区地面的消毒时间间隔为（　　　）

    A. 每日消毒一次　　B. 每周消毒两次　　C. 每周消毒一次

    D. 每两周消毒一次　E. 用水清洗即可

8. 静脉用药集中调配中心洁净区采风口离地面高度不低于（　　　）

    A. 2m　　　　　　　B. 3m　　　　　　　C. 4m

    D. 5m　　　　　　　E. 6m

9. 按照静脉用药混合调配操作规程，更衣进入洁净区操作间，首先用蘸有（　　　）的无纺布从上到下、从内到外擦拭水平层流洁净台内部的各个部位

    A. 75% 乙醇　　　　B. 95% 乙醇　　　　C. 次氯酸钠

    D. 甲酚皂　　　　　E. 肥皂水

10. 静脉用药集中调配中心洁净室的空气应定向流动，即（　　　）

    A. 水平层流　　　　B. 垂直层流　　　　C. 环流

    D. 从较高级洁净区向较低级洁净区

    E. 从较低级洁净区向较高级洁净区

二、多项选择题

1. （　　　）人员不宜从事药品调剂工作

    A. 患有传染性疾病　　　　　　　　　B. 患有精神病

    C. 患有皮肤病　　　　　　　　　　　D. 患有可能污染药品的疾病

    E. 没有接受岗位专业知识培训

2. 地面消毒剂可以选择（　　　）

    A. 乙醇　　　　　　B. 次氯酸钠　　　　C. 季铵类阳离子表面活性剂

    D. 甲酚皂　　　　　E. 以上均可

3. PIVAS 的清洁消毒应注意的事项有（　　　）

    A. 各种消毒液按用途以月为单位交替轮换使用

    B. 各种消毒剂可以混合配制使用

    C. 必须使用有效期内的消毒液

    D. 洁净区和一般区域应有两套清洁工具

    E. 清洁消毒应按从上到下，从里到外的顺序进行

4. 在戴一次性无菌手套流程中，下列操作正确的是（　　　）

    A. 检查一次性手套外包装有否破损

  B. 检查一次性手套有效期

  C. 双手从开封处将外包装袋撕开，分成左右两片，向下翻转，以左手捏住，右手取出手套内包装

  D. 按手套左右提示分成左右两片，放于操作台上，打开手套内包装纸两侧，右手捏住左手手套的反折边，取出左手手套

  E. 左手插入取出的手套内，右手同时上提，戴上左手手套

5. 进入洁净区的操作人员，需要注意的事项有（　　）

  A. 可以化妆　　　B. 可以佩戴饰物　　　C. 不应化妆

  D. 不得佩戴饰物　　E. 重视个人清洁卫生

三、简答题

1. 进入静脉用药集中调配中心一更和二更的规程是什么？

2. 根据《静脉用药集中调配质量管理规范（2010）》的规定，对静脉用药调配工作相关的人员有哪些要求？

项目二　静脉用药集中调配中心
医嘱接收与审方

　　我国住院病人静脉输注给药的使用率比较高,联合用药的情况更是常见,静脉用药的安全令人担忧。静脉药物集中调配与管理是目前医院药品管理的一个新的发展方向,是药学服务与临床密切联系的新途径。静脉用药集中调配中心的建立等同建立起与临床医生探讨合理用药的新通道,先进的静脉药物调配技术和药师全面参与临床合理用药是现代医院药学服务的重要内容,对全面提升医院的药物治疗管理水平具有重要意义。静脉药物集中调配其中一个重要的步骤是增加了药师审方,使药师从后台走到前台,这一改变对于药师工作领域具有重要意义。医院静脉用药集中调配中心完全改变了传统的用药方式,医生开好处方后由医院信息管理系统输送到静配中心,先由药师核对,检查其用药的合理性,然后再严格按照无菌配置技术调配药物,提供给患者安全、有效的静脉用药。因此,医嘱接收与审方工作是静脉用药集中调配工作的重要一环,如何学习这部分内容并加以运用就显得十分重要。

工作任务一 审方软件操作实训

任务导入

在静脉用药集中调配中心，医嘱信息的准确传递和药师的审方工作都离不开计算机信息管理系统。软件审方是医嘱审核非常重要的一个环节。采用实训演练的方式，在模拟静脉用药集中调配中心实训基地审方室练习审方软件的操作技术。要求掌握 HISS 系统即"××医院信息系统 V3.0"和 PASS 系统即"合理用药信息支持系统网络版客户端"各模块的功能及操作，能熟练应用该软件系统对医院常用医嘱进行合理审方。

任务分析

应用审方软件对医院常用医嘱进行合理审核，关键点是熟悉审方软件的应用和处方审核的相关内容，前者包括审方软件的基本组成、操作的一般流程、特殊情况的处理等内容，后者包括处方审核的内容、操作规程、管理办法等内容，后者将在任务二中详细介绍。

相关知识

一、审方软件的介绍

1. 打开软件，看见如下页面。

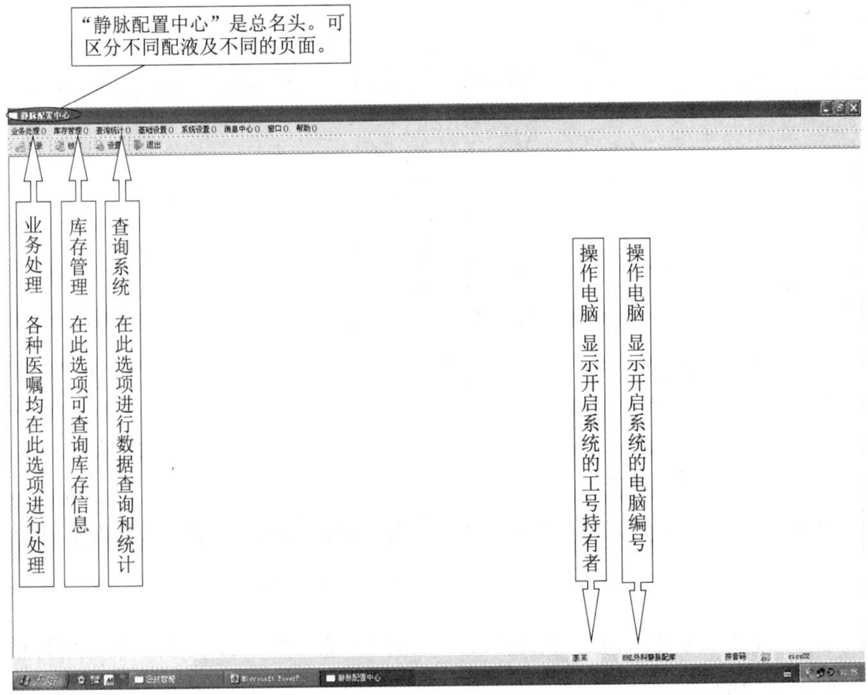

图 2-1 软件页面

2. "业务处理"选项，包含配置药品、配置药品状态查询、配置药品审方、一般退西成药四个页面，以"配置药品"页面为例详细介绍各个部分的功能，其他页面下各部分与"配置药品"页面基本相同。

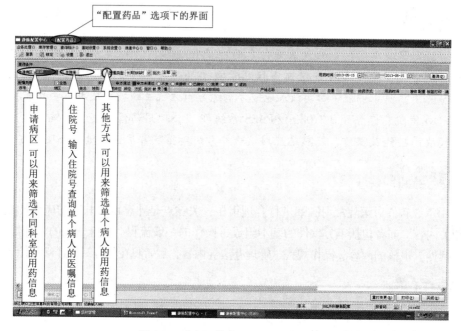

图2-2 "配置药品"选项下的界面

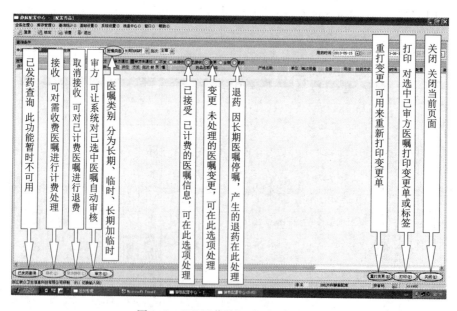

图2-3 "配置药品"选项下的界面

3. "库存管理"选项，包含小盘管理和库存管理二个页面，以"库存管理"为例介绍一下各部分功能。

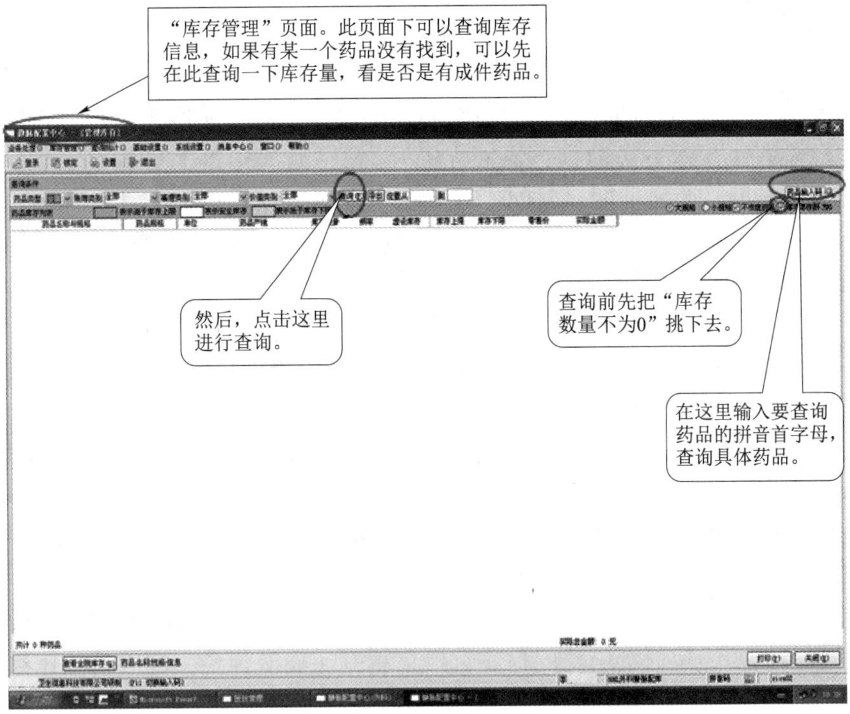

图 2-4　"库存管理"页面

二、审核处方或用药医嘱

负责处方或用药医嘱审核的药师逐一审核患者静脉输液处方或医嘱，确认其正确性、合理性与完整性。主要包括以下内容。

1. 形式审查：处方或用药医嘱内容应当符合《处方管理办法》、《病例书写基本规范》的有关规定，书写正确、完整、清晰，无遗漏信息。

2. 分析鉴别临床诊断与所选用药品的相符性。

3. 确认遴选药品品种、规格、给药途径、用法、用量的正确性与适宜性，防止重复给药。

4. 确认静脉药物配伍的适宜性，分析药物的相容性与稳定性。

5. 确认选用溶媒的适宜性。

6. 确认静脉用药与包装材料的适宜性。

7. 确认药物皮试结果和药物严重或者特殊不良反应等重要信息。

8. 需与医师进一步核实的任何疑点或未确定的内容。

对处方或用药医嘱存在错误的，应当及时与处方医师沟通，请其调整并签名。因病情需要的超剂量等特殊用药，医师应当再次签名确认。对用药错误或者不能保证成品输液质量的处方或医嘱应当拒绝调配。

三、打印标签与标签管理

打印标签与标签管理操作具体如下：

1. 经药师适宜性审核的处方或用药医嘱，汇总数据后以病区为单位，将医师用药医嘱打印成输液处方标签（简称：输液标签）。核对输液标签上患者姓名、病区、床号、病历号、日期，调配日期、时间、有效期，将输液标签按处方性质和用药时间顺序排列后，放置于不同颜色（区分批次）的容器内，以方便调配操作。

2. 输液标签由电脑系统自动生成编号。

3. 打印输液标签，应当按照《静脉用药集中调配质量管理规范》有关规定采用电子处方系统运作或者采用同时打印备份输液标签方式。输液标签贴于输液袋（瓶）上，备份输液标签应当随调配流程，并由各岗位操作人员签名或盖签章后，保存 1 年备查。

4. 输液标签内容除应当符合相关的规定外，还应当注明需要特别提示的下列事项：

①按规定应当做过敏性试验或者某些特殊性质药品的输液标签，应当有明显标识；

②药师在摆药准备或者调配时需特别注意的事项及提示性注解，如用药浓度换算、非整瓶（支）使用药品的实际用量等；

③临床用药过程中需特别注意的事项，如特殊滴速、避光滴注、特殊用药监护等。

5. 对病情需要的超剂量用药的标签，要重新打印输液标签，同时请临床医生注明用药原因，并签字留存。

四、处方书写的规则

处方书写的具体内容如下：

1. 患者一般情况、临床诊断填写清晰、完整，并与病历记载相一致。

2. 每张处方限于一名患者的用药。

3. 字迹清楚，不得涂改；如需修改，应当在修改处签名并注明修改日期。

4. 药品名称应当使用规范的中文名称书写，没有中文名称的可以使用规范的英文名称书写；医疗机构或者医师、药师不得自行编制药品缩写名称或者使用代号；书写药品名称、剂量、规格、用法、用量要准确规范，药品用法可用规范的中文、英文、拉丁文或者缩写体书写，但不得使用"遵医嘱"、"自用"等含糊不清字句。

5. 患者年龄应当填写实足年龄，新生儿、婴幼儿写日、月龄，必要时要注明体重。

6. 西药和中成药可以分别开具处方，也可以开具一张处方，中药饮片应当单独开具处方。

7. 开具西药、中成药处方，每一种药品应当另起一行，每张处方不得超过 5 种药品。

8. 药品用法用量应当按照药品说明书规定的常规用法用量使用，特殊情况需要超剂量使用时，应当注明原因并再次签名。

9. 除特殊情况外，应当注明临床诊断。

五、处方的调剂

《处方管理办法》第三十五条规定药师应当对处方用药适宜性进行审核，审核内容包括：

1. 规定必须做皮试的药品，处方医师是否注明过敏试验及结果的判定；
2. 处方用药与临床诊断的相符性；
3. 剂量、用法的正确性；
4. 选用剂型与给药途径的合理性；
5. 是否有重复给药现象；
6. 是否有潜在临床意义的药物相互作用和配伍禁忌；
7. 其他用药不适宜情况。

《处方管理办法》第三十七条规定药师调剂处方时必须做到"四查十对"：查处方，对科别、姓名、年龄；查药品，对药名、剂型、规格、数量；查配伍禁忌，对药品性状、用法用量；查用药合理性，对临床诊断。

【执业药师考试考点提示】处方适宜性审核、"四查十对"

任务准备

成立项目小组（2~3人为一项目小组），组内人员按实际工作需要，查阅相关资料，分工协作完成下列学习任务准备工作。具体准备如下：

一、审方软件使用的准备工作

查阅和学习计算机相关基础知识，熟知计算机的基本操作；熟读HISS系统即"××医院信息系统V3.0"和PASS系统即"合理用药信息支持系统网络版客户端"操作说明，了解审方软件的组成、功能等内容。

二、审核处方的准备工作

熟读《静脉用药集中调配操作规程》第三条审核处方或用药医嘱操作规程和《处方管理办法》相关知识，对处方管理和审方的程序等内容理解、熟记。

任务实施

1. 洗手、更换工作服、鞋、帽等，进入审方区（控制区）进行审方工作。
2. 审方软件使用的实训

（1）应用软件进行审方、接收医嘱、打签的训练

第一步：审方

1）进入HISS系统审方界面和连接PASS系统　首先设查询条件（包括日期、批次等信息），然后在医嘱审核选项下查询出医嘱信息，最后单击审方键，进行审方。

点击工具栏中"业务处理",选择"配置药品审方"进入审方界面。

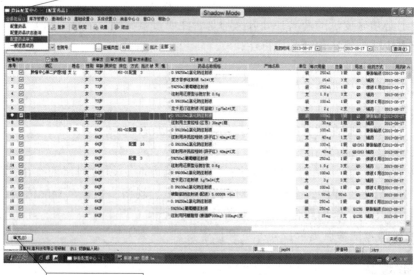

点击"审方",系统自动连接PASS系

图 2-5 "审方"界面

2) PASS 系统以每个患者的处方为单位,逐一进行自动审核

如果该患者的处方没问题,系统会弹出一个对话框,即"未检测出不合理用药信息"。点击"确定",系统自动跳转到下一个患者的处方,并进行自检。

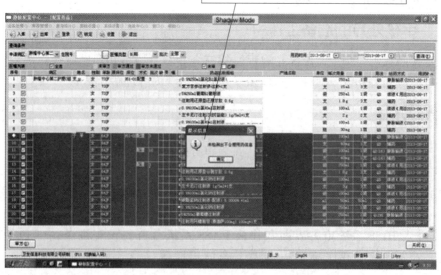

图 2-6 PASS 系统以每个患者的处方为单位,进行自动审核"处方合格"界面

如果该患者的处方有问题，系统会弹出关于该处方信息的一个对话框，点击"详细信息"，进入该不合理处方详细信息的界面，供药师进行查看。

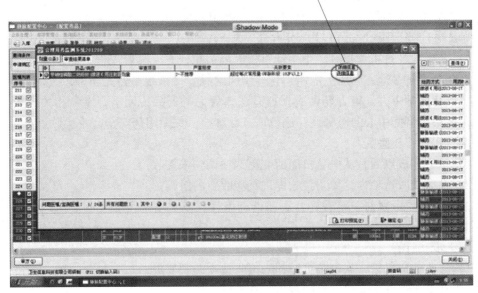

图 2-7　PASS 系统以每个患者的处方为单位，进行自动审核"处方不合格"界面

3）药师审核不合理处方的详细信息

不合理处方"详细信息"对话框，记录该处方出现的问题。

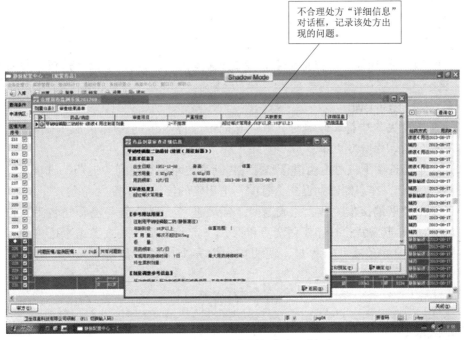

图 2-8　"不合理处方详细信息"界面

退方：药师在审查不合理处方"详细信息"时，查看该处方出现的问题，并及时与病区医生和护士进行交流沟通。如果是医生根据临床经验或针对特定患者制定的处

方，确实没有异议或问题，药师审核通过该处方。如果经病区核对后，发现确实有问题，改正处方，系统重新审核。

药师经处方审核后，认为存在用药不适宜时，应当告知处方医师，请其确认或者重新开具处方。药师发现严重不合理用药或者用药错误，应当拒绝调剂，及时告知处方医师，并应当记录，按照有关规定报告。

4）药师在计算机信息系统中手动审核部分药品处方　随着现代医药事业的不断发展，新药越来越多地在临床上应用，合理用药信息支持系统虽然是药师审方的好帮手，但不可代替药师审方。审方药师应根据有法律效力的药品说明书，参考相关资料，对静脉用药集中调配中心的医嘱逐一进行适宜性审核，保障用药安全有效。

第二步：接收医嘱

1）审方完成以后，从电脑页面的变更选项调到未接收；

2）在未接收选项内，单击接收键进行接收新的医嘱。

注意：接收医嘱前一定看好名头和查询条件。以免增加不必要的停药，以减少不必要的工作。

第三步：打签

1）接收完成以后，从电脑页面的未接收选项调到变更；

2）在变更选项内，单击打印键进行打签。

打印标签需注意的问题有：

①已接收状态下虽也能打印标签，但除需要重打标签外，都必须在变更中打印。如若不然可能导致标签被打印多次。

②每次打印过后都必须查询或关闭页面，以防止标签被人误打多遍。

③打印标签一定要把未接收医嘱挑出，以免造成未收费医嘱错误发药。

④打印第二批标签一定要把停嘱、变更医嘱以及缺药挑出，以免造成未收费医嘱错误发药。

（2）医嘱退药实训

1）在"变更"中打印停嘱变更单　先把带"停"字的医嘱单挑出来，然后单击"打印"按钮打印停嘱变更单。

2）在退药选项下核对退药信息　打完停药变更单后切换到"退药"选项下，然后对照停嘱变更单，在左侧停嘱退药信息中，把正确的停嘱信息挑出。

3）单击"取消接收"键，完成退药　需要注意：退药前一定看好名头和查询条件，以免造成误退漏费；打印停嘱变更单时，一定要看医嘱是否整组都已停掉，如一组药品只有其中一条或几条停掉，说明护士没完全执行，需等护士执行后才可进行退药。

3. 写出工作任务总结或报告。

（检）（查）（评）（议）

对于该任务的完成情况主要从同学们的学习与工作态度、任务准备情况、审方软件运用情况，以及工作报告书写质量等几个方面进行评价，详细内容见表2-1。

表2-1　任务完成检查评议表

评价内容	分值	评定等级			得分
		A（权重1.0）	B（权重0.7）	C（权重0.4）	
学习与工作态度	10	学习态度端正，科学作风严谨，上课积极主动、认真，责任心强	学习态度一般，学习主动性不强，上课较认真，责任心一般	学习态度差，被动学习，上课不认真	
任务准备情况	25	熟知审方软件和审方相关的法律法规，资料准备齐全，有完整的记录	准备工作一般，基本能满足完成该项任务	准备工作差，不能满足完成本项工作任务	
审方软件运用情况	55	能熟练运用软件进行合理审方、接收医嘱、打签、退药等操作；能很好解决工作中遇到的问题；团队合作与纪律情况非常好	会运用软件进行各种操作，但不熟练；能解决工作中遇到的问题；团队合作与纪律一般	不会运用审方软件进行各种操作，不能解决工作中出现的一般问题。团队合作与纪律差	
工作报告撰写质量	10	报告格式规范、内容完整、字迹清晰	报告格式较规范、内容较完整、字迹较清晰	报告的格式、内容基本符合要求	

任务完成总计得分：

任务总结及问题与防治

一、接收医嘱时常出现的三种问题与处理办法

（1）当调用单组医嘱时出现如下对话框，如图2-9 "调用单组医嘱时出现的错误"界面。

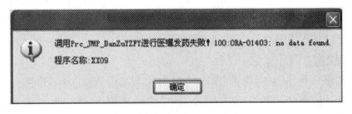

图2-9　"调用单组医嘱时出现的错误"界面

这是调用静脉调配单组医嘱发药的失败提示。跳过问题医嘱，就可正常接收。此医嘱可能已经发生停嘱。

（2）操作出现如下对话框时　产生这一问题的原因有很多，例如服务器超时，当前系统正在处理的患者有新的医嘱信息生成，都可能引发这种错误。解决办法：点击"确定"就可以继续操作。但这时可能会出现护士新执行的医嘱，可能仍需要审方，才可以继续接收。

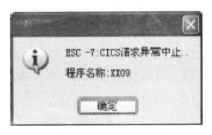

图2-10　操作时出现的"操作异常"界面

（3）在接收医嘱时，会出现"无库存记录"的情况，系统会弹出如图 2-11 接收医嘱时，出现"无库存记录"的对话框。

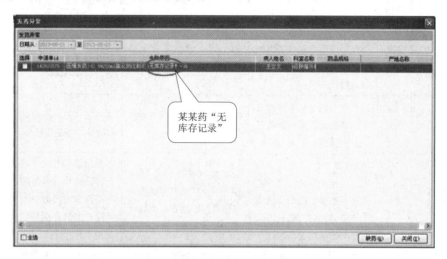

图 2-11　接收医嘱时，出现"无库存记录"的对话框

此时，说明医生的医嘱有误。如果是库存不足，体现在网上显示没有库存。解决的办法：要与药库联系进行核实，如果实际情况是库存不足，就要与医生进行沟通，修改医嘱。

任务拓展

一、远程审方

新修订《药品经营质量管理规范》已于 2013 年 6 月 1 日正式实施，而零售药店执业药师不足则成为制约新版 GSP 执行的瓶颈。因此，一些地方陆续出台了相关配套政策，"远程审方"就是其中之一，现介绍如下：

（一）"远程审方"的含义

所谓远程审方，是指在门店内设置远程审方终端，通过相应网络，将顾客处方单通过扫描的方式，传递给设在别处的审方室。按照连锁规模，审方室内会配备 5~9 名执业药师轮流值班，给出自己对处方的意见，并按指纹确认信息后，将建议发回门店。除传递处方外，远程审方系统还有视频通话功能。

（二）远程审方管理规定

（1）审方员配备　连锁门店 10 家之内需配备两名执业药师，超过 10 家每增 1~10 家门店，相应增加一名执业药师，经营中药饮片必须配备执业中药师；

（2）审方员要求　审方药师必须是具有执业药师或执业中药师资格的人员担任；

（3）设备配备　电脑、打印机、耳麦、摄像头；

（4）实行上下班打卡制度　工作时间与门店同步，营业时间内必须有执业药师在岗；

（5）门店药师收到处方，进行初步审核无误后，通过公司远程审方系统将处方上传到总部审核处方室，并通知审方药师；

（6）审方员应仔细审查门店上传的处方，并按照"四查十对"的要求开展工作；

（7）审方员审查处方后，做出审方决定　对有配伍禁忌或超剂量的处方，应通知门店拒绝调配，必要时需经处方医生更正或重新签字，方可调配；

（8）门店处方调配人员按照审方员的审核决定，已通过审核确认的处方予以调配，未通过审核确认的处方不予调配并向顾客说明理由；

（9）调配处方后需经过门店药师核对方可销售；

（10）处方审核、调配、核对人员应当在处方上签字或者盖章，并按照有关规定保存处方或者其复印件；

（11）门店药师负责收集、保留处方或病历卡，并做好销售台账；

（12）门店药师协助审方员开展远程审方和在线药学咨询工作；

（13）审方员应对本职工作负责。

（三）展望："远程审方"并非根本之道

"远程审方"这一创新模式是现阶段解决执业药师不足的有效手段之一，能缓解药品零售企业在执业药师短缺上的燃眉之急。然而，无论是监管部门还是连锁企业，都意识到远程审方并不是最终的解决方案。对于正在发展中的药品零售连锁企业，此过渡政策的出台无疑为企业扩张解决了后顾之忧，但提高执业药师的专业水平以及在药店的地位，吸引更多的执业药师驻店服务，才是行业发展的根本解决之道。

目标检测

一、单项选择题

1. 审方软件中"业务处理"的功能是（　　　）

    A. 查询库存信息　　　　　　　　B. 进行处理各种医嘱

    C. 数据查询和统计　　　　　　　D. 区分不同配液及不同的页面

    E. 显示开启系统的电脑

2. 库存管理包含小盘管理和库存管理二个页面，可查询库存信息，在查询前先把（　　　）选上

    A. 药品类型　　　　　　　　　　B. 药品名称

    C. 药品输入码　　　　　　　　　D. 库存数量不为 0

    E. 库存数量为 0

3. 药师调剂处方时必须做到"四查十对"，四查包括（　　　　）

    A. 查处方、查药品、查配伍禁忌、查用药合理性

    B. 查处方、查药品数量、查用法用量、查用药合理性

    C. 查药品、查配伍禁忌、查患者年龄、查药品规格

    D. 查科别、查药品、查配伍禁忌、查临床诊断

    E. 查科别、查药品规格、查用药合理性、查患者姓名

4. 在应用软件进行审方时，首先设查询条件（包括日期、批次等信息），然后在（　　）选项下查询出医嘱信息，最后单击（　　）键，进行审方

    A. 查询，确定　　　　　　　　　　　B. 医嘱审核，审方

    C. 查询，审方　　　　　　　　　　　D. 变更，确定

    E. 审方，关闭

5. 接收医嘱是在（　　）选项内，单击（　　）键进行接收

    A. 医嘱，确定　　　B. 未接收，确定　　　C. 未接收，接收

    D. 医嘱，接收　　　E. 接收，确定

6. 打印输液标签是在（　　）选项内，单击（　　）键进行

    A. 变更，打印　　　B. 未接收，打印　　　C. 打印，确定

    D. 变更，确定　　　E. 审方，打印

7. 医嘱退药时，在（　　）中打印停嘱变更单

    A. 变更　　　　　　B. 打印　　　　　　C. 退药

    D. 查询　　　　　　E. 审方

8. 在核对退药信息时，打印完停药变更单后切换到（　　）选项下，然后对照停嘱变更单，在左侧停嘱退药信息中，把正确的（　　）挑出

    A. 医嘱，退药　　　　　　　　　　　B. 查询，停嘱信息

    C. 退药，停嘱信息　　　　　　　　　D. 医嘱，患者姓名

    E. 变更，医嘱信息

9. 对处方或用药医嘱存在错误的，应当及时与（　　）沟通，请其调整并签名

    A. 患者　　　　　　B. 处方医师　　　　　C. 护士

    D. 药师　　　　　　E. 患者家属

10. 《处方管理办法》第五条规定了处方书写的原则，其中规定：开具西药、中成药处方，每一种药品应当另起一行，每张处方不得超过（　　）种药品

    A. 3　　　　　　　　B. 4　　　　　　　　C. 5

    D. 6　　　　　　　　E. 7

二、多项选择题

11. 审方软件中"业务处理"选项包含（　　）页面

    A. 配置药品　　　　　　　　　　　　B. 配置药品状态查询

    C. 配置药品审方　　　　　　　　　　D. 一般退西成药

    E. 库存管理

12. 《静脉用药集中调配操作规程》第三条中规定：负责处方或用药医嘱审核的药师逐一审核患者静脉输液处方或医嘱，要确认其（　　）

    A. 盲目性　　　　　B. 合理性　　　　　C. 完整性

    D. 经济性　　　　　E. 正确性

13. 经药师适宜性审核的处方或用药医嘱，汇总数据后以病区为单位，将医师用药医嘱打印成输液处方标签（简称：输液标签）。核对输液标签上患者姓名、病区、床号、病历号、日期，调配日期、时间、有效期，将输液标签按（　　）顺序排列后，放置于不同颜色（区分批次）的容器内，以方便调配操作

　　　A. 患者姓名　　　B. 处方性质　　　　C. 开具处方的时间

　　　D. 用药时间　　　　E. 患者病区、床号

14. 根据《处方管理办法》第五条规定下列属于不规范处方的是（　　）

　　　A. 患者一般情况、临床诊断填写清晰、完整，并与病历记载相一致

　　　B. 一张处方开具于两名患者的用药

　　　C. 处方中使用"遵医嘱"、"自用"等含糊不清字句

　　　D. 患者年龄应当填写实足年龄，新生儿、婴幼儿写日、月龄，必要时要注明
　　　　体重

　　　E. 西药和中药饮片可以开具一张处方

15. 远程审方管理的适用范围包括（　　）

　　　A. 各门店药师　　　B. 药店　　　　　C. 远程审方室人员

　　　D. 药店销售人员　　E. 顾客

三、简答题

1. 打印标签注意哪些问题？

2. 药师应当对处方用药适宜性进行审核，审核内容包括哪些？

工作任务二　医嘱的审核

任务导入

　　通过本任务的学习，使学生对药师审方的意义、审方内容、审方程序、审方结果的判定有较深刻的认识，并能对临床用药过程中出现的不合理问题和临床合理用药的基本原则有一定的了解，为将来到静脉用药集中调配中心进行有效审方打下良好的基础。

　　以下是静脉用药集中调配中心日常接收到的一些常用医嘱与个别案例，请根据所学的知识审核一下这些处方是否合理，并说明理由，同时能给病区医师一些合理性的建议。

一　5% 250ml 葡萄糖注射液 250ml×1 瓶，用量：250ml
　　注射用盐酸吉西他滨 0.2g×8 支，用量：1.6g（静滴，每天 1 次）

二　5% 250ml 葡萄糖注射液 250ml×1 瓶，用量：250ml
　　注射用奥美拉唑钠 40mg×1 支，用量：40mg（静滴，每天 1 次）

三　0.9% 100ml 氯化钠注射液 100ml×1 瓶，用量：100ml
　　注射用泮托拉唑钠 40mg×1 支，用量：40mg（静滴，每天 1 次）

四　0.9% 100ml 氯化钠注射液 100ml×1 瓶，用量：100ml
　　亚胺培南/西司他丁钠粉针剂 0.5g×2 支，用量：1g（静滴，每天 2 次）

五　0.9% 100ml 氯化钠注射液 100ml×1 瓶，用量：100ml
　　注射用青霉素钠 0.96g（160 万单位）×5 支，用量：800 万单位
　　（静滴，每天 2 次）
　　氨茶碱注射液 0.25g×1 支，用量：0.25g（静滴，每天 2 次）

六 {
5% 250ml 葡萄糖注射液 250ml×1 瓶，用量：250ml
葡萄糖酸钙注射液 1.0g×1 支，用量：1.0g（静滴，每天 1 次）
地塞米松磷酸钠注射液 5mg×1 支，用量：5mg（静滴，每天 1 次）
}

七 {
0.9% 250ml 氯化钠注射液 250ml×1 瓶，用量：250ml
利巴韦林注射液 0.1g×5 支，用量：0.5g（静滴，每天 2 次）
}

八 {
0.9% 250ml 氯化钠注射液 250ml×1 瓶，用量：250ml
维生素 C 注射液 0.5g×1 支，用量：0.50g（静滴，每天 1 次）
维生素 K_1 注射液 10mg×1 支，用量：10mg（静滴，每天 1 次）
}

九、先用 5% 葡萄糖注射液 500ml、氟尿嘧啶 0.75g；后用 5% 葡萄糖注射液 250ml、亚叶酸钙 380mg；静脉滴注。

十、中药注射液用药处方

患者，男，49 岁，诊断：①双侧额叶、左侧颞叶血肿形成；②蛛网膜下腔出血。

用药：应用低分子右旋糖酐 800ml 与复方丹参注射液 20ml 同瓶静脉点滴。

十一、联合用药处方

患者，女，20 岁，3 天前无明显诱因出现咽痛（左侧为重），近 2 天开始出现发热，发热无明显规律，无明显寒战，最高体温达 39℃，于 2011 年 7 月 19 日入院。7 月 19 日血常规：WBC14.4×10^9/L（白细胞高）。入院查体：咽充血，双侧扁桃体Ⅱ度肿大，左侧扁桃体见针尖大小脓点，左锁骨上窝可触及约鸽蛋大小淋巴结肿大（淋巴结核？淋巴炎？），双肺未闻及啰音，一般情况可。患者既往于我院诊断为"肺结核，AIDS"。初步诊断：①急性化脓性扁桃体炎；②肺结核；③AIDS（艾滋病，即获得性免疫缺陷综合征）。

用药情况：患者于 2011 年 7 月 19 日先选用阿奇霉素+左氧氟沙星治疗 3 天，咽痛无好转、仍发热。于 7 月 22 日停用阿奇霉素，改用美罗培南+左氧氟沙星，同时给予规律抗痨治疗，7 月 25 日患者咽痛好转、仍发热，于 7 月 25 日加用万古霉素兼顾MRSA（耐甲氧西林金黄色葡萄球菌），并加用阿米卡星加强抗痨。7 月 28 日患者咽痛好转、发热减轻。医嘱如下：

{
5% 葡萄糖注射液 500ml+阿奇霉素 0.5g，静脉滴注，每天 2 次（7 月 19 日~7 月 22 日）
10% 葡萄糖注射液 250ml+左氧氟沙星 0.5g，静脉滴注，每天 1 次（7 月 19 日~8 月 9 日）
0.9% 氯化钠注射液 250ml+美罗培南 1g，静脉滴注，每天 3 次（7 月 22 日~8 月 7 日）
0.9% 氯化钠注射液 250ml+万古霉素 1g，静脉滴注，每天 2 次（7 月 24 日~8 月 9 日）
0.9% 氯化钠注射液 250ml+硫酸阿米卡星 0.4g，静脉滴注，每天 1 次（7 月 25 日~8 月 9 日）
}

任务分析

（1）吉西他滨是抗肿瘤药物，说明书中规定吉西他滨须溶于生理盐水 100ml 中，在半个小时内滴完。

（2）奥美拉唑钠为质子泵抑制剂，治疗消化道溃疡。该药品在调配过程中要求每支必须溶于 100ml 葡萄糖溶媒中，因为，奥美拉唑钠溶于 250ml 的 5% 葡萄糖注射液中变色。

（3）泮托拉唑钠为质子泵抑制剂，治疗消化道溃疡。该药品在葡萄糖弱酸性溶液中稳定性差，易产生致敏物质，影响治疗效果，在调配过程中建议溶于 0.9% 生理盐水中。该药的给药频次是每天 2 次。

（4）亚胺培南/西司他丁钠粉针剂是亚胺培南和西司他丁钠的复方制剂，是一个非常广谱的抗生素。该药在配制过程中要求 0.5g 药物溶媒的量至少为 100ml，最高浓度每毫升溶解 5mg 药物。

（5）青霉素为 β-内酰胺类抗生素，化学性质不稳定，在酸性或碱性环境下易开环水解失去活性，氨茶碱为碱性药物，与青霉素配伍，溶液的 pH 可达到 8，青霉素易降解失效，出现不良反应。

（6）葡萄糖酸钙注射液禁与氧化剂、枸橼酸盐、可溶性碳酸盐、磷酸盐及硫酸盐配伍，地塞米松磷酸钠注射液为磷酸盐，葡萄糖酸钙与其配伍易发生沉淀。

（7）利巴韦林注射液说明书中规定本品用 0.9% 氯化钠注射液或 5% 葡萄糖注射液稀释成每 1ml 含 1mg 的溶液后静脉缓慢滴注。成人一次 0.5g，一日 2 次，小儿按体重一日 10~15mg/kg，分 2 次给药。每次滴注 20 分钟以上，疗程 3~7 日。该处方中利巴韦林的浓度为 2mg/ml，大于使用要求浓度。

（8）维生素 C 具有还原性，维生素 K_1 具有氧化性，二者配伍发生氧化还原反应。

（9）亚叶酸钙作为氟尿嘧啶的增效剂，应于氟尿嘧啶之前给药，给药顺序不当。

（10）用药分析：低分子右旋糖酐不宜与复方丹参注射液同瓶滴注，应置于不同容器中间隔一段时间输注。丹参的活性成分主要为水溶性酚酸类物质（原儿茶酚醛）、邻苯二羟基化合物（丹参酚、丹参素）和脂溶性成分丹参酮等，丹参酮及其酸性结晶体与血浆蛋白结合亦能引起机体发生变态反应。而低分子右旋糖酐注射液是一种强有力的抗原，易与复方丹参注射液中的物质形成络合物，二者合用，易诱发过敏性休克。

（11）用药分析：该患者为艾滋病患者，存在免疫缺陷，且持续高热，有指征联合用药。但患者治疗期间选用抗菌药品种类过多，阿米卡星虽用于抗痨治疗，但存在左氧氟沙星+美罗培南+万古霉素+阿米卡星四联用药现象，可认为联合用药不当。抗结核药易造成肝脏损害，万古霉素与阿米卡星具明显肾毒性，四联用药不仅增加患者肝肾负担，还可能由于患者免疫缺陷更易诱发二重感染。急性化脓性扁桃体炎常见的致病菌以溶血性链球菌为主，建议尽可能选择针对革兰阳性菌的抗菌药，最多选择二联用药即可。

相关知识

一、处方概述

1. 处方（prescription） 是指医疗机构和药品生产部门用于药剂调制的一项重要书面文件。

2. 医疗机构使用的处方 卫生部颁布的《处方管理办法（2007）》中定义如下：处方是指由注册的执业医师和执业助理医师在诊疗活动中为患者开具的、由执业药师或取得药学专业技术职务任职资格的药学专业技术人员审核、调配、核对，并作为患者用药凭证的医疗文书。处方包括医疗机构病区用药医嘱单，具有法律性、技术性和经济性，按其性质分为三种，即法定处方、医师处方和协定处方。

3. 处方的格式 处方由各医疗机构按规定的格式统一印制，处方格式由前记、正文、后记三部分组成。

4. 处方的颜色 印刷用纸应根据实际需要用颜色区分，并在处方右上角以文字注明。普通处方的印刷用纸为白色；急诊处方印刷用纸为淡黄色，右上角标注"急诊"；儿科处方印刷用纸为淡绿色，右上角标注"儿科"；麻醉药品和第一类精神药品处方印刷用纸为淡红色，右上角标注"麻、精一"；第二类精神药品处方印刷用纸为白色，右上角标注"精二"。

【执业药师考试考点提示】 处方的性质、分类、颜色与格式

二、处方审核的意义

处方审核是处方调配工作的一个首要环节，也是保证整个调配工作顺利进行的基础。药师收到处方后首先要审核处方，而处方的审核是一项技术性要求很高的工作，每位参与处方审核的工作人员不仅要有较全面的药学知识，对所用药品的理化性质、药理毒理、适应证、用法与用量、不良反应、禁忌证、药物相互作用、注意事项等内容全面熟悉并掌握，还要有对患者负责的高度责任感。

临床药物治疗时需要联合用药的情况很多，其目的是获得药物的相加或协同作用，以增强疗效，减少不良反应，延缓细菌耐药性的产生，提高机体的耐受性。但合并用药越多，发生药物相互作用及不良反应的可能性也越大，审核处方是医院静脉用药集中调配中心药师的一项重要工作，目的是及时发现并制止处方中各种不合理用药现象。药师审核处方，可以减少因药物配伍不当引发对患者的损害，评估用药合理性，规范医疗行为，纠正用药随意性及习惯性，协助临床医生作出合理的临床决策，促进临床医生合理用药水平的提高，给患者带来更好的临床转归。

三、处方审核的程序

在静脉用药集中调配中心，处方的审查与核对主要经由六个过程完成：①软件审方 通过审方软件对处方进行初审；②药师审方由药师对处方进行审核；③摆药时，工作人员对处方进行核对；④配液时配制人员对处方进行核对；⑤送药品巡台时工作人员对处方进行核对；⑥到疗区时，护士审核处方与已调配好的药品。

四、处方审核的内容

处方的审核包括审核处方的合法性、完整性和合理性。

1. 处方的合法性 处方是否为经本院授权的医师（处方医师的签名和签章在药学部有备案）所开具，所开药品是否超过该医师处方权限。处方是否符合公费医疗、医保管理、处方管理办法的各项规定。

2. 处方的完整性 处方内容是否完整，即包括：科别、姓名、性别、年龄、病历号、诊断、药名、剂型、规格、数量、用法用量、疗程、医生签名、日期等。

3. 处方的合理性 包括：①审查处方用药与临床诊断的相符性；②药品剂量、用

法、疗程的正确性；③剂型与给药途径的合理性；④是否重复给药；⑤是否潜在临床意义的药物相互作用和配伍禁忌；⑥是否对机体可能造成损害作用；⑦对必须做皮试的药品，医生是否注明过敏试验及结果的判定；⑧儿童、老年人、孕妇、哺乳期妇女、肝肾功能障碍或伴有某些疾病的特殊人群是否有禁用、限用、慎用药品。

4. 处方审核存在的主要问题　在实际工作过程中，处方审核存在的主要问题有：①溶媒选择不当；②药物浓度不合理；③给药频次不合理；④给药顺序不合理；⑤给药时间不当；⑥给药途径不合理；⑦配伍禁忌；⑧重复给药；⑨联合用药不当；⑩录入错误。

【执业药师考试考点提示】处方审核内容

五、处方审核结果分类

处方审核结果分为合理处方和不合理处方。不合理处方包括不规范处方、用药不适宜处方及超常处方。

（一）不规范处方

有下列情况之一的，应当判定为不规范处方

1. 处方的前记、正文、后记内容缺项，书写不规范或者字迹难以辨认；

2. 医师签名、签章不规范或者与签名、签章的留样不一致；

3. 药师未对处方进行适宜性审核，具体包括：处方后记的审核、调配、核对、发药栏目无审核调配药师及核对发药药师签名，或者单人值班调剂未执行双签名规定；

4. 早产儿、新生儿、婴幼儿处方未写明体重或日、月龄；

5. 化学药、中成药与中药饮片未分别开具处方；

6. 未使用药品规范名称开具处方；

7. 药品的剂量、规格、数量、单位等书写不规范或不清楚；

8. 用法、用量使用"遵医嘱"、"自用"等含糊不清字句；

9. 处方修改未签名并未注明修改日期，或药品超剂量使用未注明原因和再次签名；

10. 开具处方未写临床诊断或临床诊断书写不全；

11. 单张门急诊处方超过 5 种药品；

12. 无特殊情况下，门诊处方超过 7 日用量，急诊处方超过 3 日用量，慢性病、老年病或特殊情况下需要适当延长处方用量未注明理由；

13. 开具麻醉药品、精神药品、医疗用毒性药品、放射性药品等特殊管理药品处方未执行国家有关规定，具体包括处方颜色、用量、证明文件等；

14. 医师未按照抗菌药物临床应用管理规定开具抗菌药物处方；

15. 中药饮片处方中，药物未按照"君、臣、佐、使"的顺序排列，或未按要求标注药物调剂、煎煮等特殊要求。

（二）用药不适宜处方

有下列情况之一的，应当判定为用药不适宜处方：

1. 适应证不适宜；

2. 遴选的药品不适宜；

3. 药品剂型或给药途径不适宜；

4. 无正当理由不首选国家基本药物；

5. 用法、用量不适宜；

6. 联合用药不适宜；

7. 重复给药；

8. 有配伍禁忌或者不良相互作用；

9. 其他用药不适宜情况。

（三）超常处方

有下列情况之一的，应当判定为超常处方

1. 无适应证用药；

2. 无正当理由开具高价药；

3. 无正当理由超说明书用药；

4. 无正当理由为同一患者同时开具 2 种以上药理作用机制相同药物。

【执业药师考试考点提示】处方审核结果分类

任务准备

成立项目小组（3~4 人为一项目小组），组内人员按实际工作需要，查阅相关资料，分工协作完成下列学习任务准备工作。具体准备工作如下：

一、复习与"医嘱审核"工作相关的基础知识

复习学过的相关内容，包括：《药理学》、《药物化学》、《临床药物治疗学》、《药剂学》、《药事管理与法规》等，熟悉处方调剂、特殊药品的管理、常用药品的药理作用、不良反应、用法用量、药品名称、配伍禁忌、溶解性等内容，扎实医嘱审核工作的理论基础。

二、查阅相关文献

通过各种途径查找与该任务相关的文献资料，尤其是该任务中所涉及到的药品说明书，并进行阅读与整理，熟知药品的组分、结构、适应证、禁忌证、用法用量、注意事项等内容。

三、审方软件使用的准备工作

熟知计算机的基本操作和审方软件的组成、功能，能熟练运用审方软件进行各项操作工作。

四、合理审核医嘱的准备工作

熟读《静脉用药集中调配操作规程》第三条审核处方、用药医嘱操作规程和《处方管理办法》相关知识，对处方管理和审方的程序等内容理解、熟记。

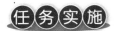

一、任务完成的条件

审方是一项技术性较高、责任性较强的工作，对确保处方的正确调配和患者的健康安危举足轻重。要想很好地完成审方工作，一般应具备以下几种基本素质：①完备的药学专业知识。即对所用药品的理化性质、药理毒理、适应证、用法与用量、不良反应、禁忌证、药物相互作用、注意事项等内容要全面熟悉并掌握；②良好的沟通能力。在审方过程中，发现不合理处方时，能及时与开具处方的医师进行沟通，听取对方的意见，提出自己的观点，取得对方的理解与支持，实现知识互补，共同提高合理用药水平；③良好的团队合作精神。医院静脉用药集中调配中心的工作将医师、药师、护士、患者紧密地联系在一起，为了更好地提高药物治疗的有效性和安全性，审方者在工作时应与团队其他成员相互配合，真正体现以患者为中心的药学服务理念；④认真负责的职业素养。医院静脉用药集中调配中心的处方审核工作是一件十分繁琐的工作，要考虑到药物的剂量、浓度、配伍、给药频次与批次、给药的先后顺序等诸多因素，要求工作人员有充沛的精力和认真负责的态度，保证工作不出差错；⑤较强的自学能力。随着上市的新药增多、联合用药广泛使用及配伍越来越复杂，审方者需要及时补充新知识、学习新内容，只有这样才能对药物使用过程中出现的异常情况作出合理判断，达到增强药物疗效，保证用药安全的目的。

二、任务完成的步骤

（一）查阅文献

根据所给处方内容，通过各种手段和方法查找相关的文献，尤其是该任务中所涉及到的药品说明书，并进行阅读与整理。

（二）应用审方软件进行初审

应用现有的审方软件对所要审核的处方内容进行简单的初审。

（三）应用所掌握的知识进行认真审核

在审方软件初审的基础上，进一步认真审核处方内容，包括处方中溶媒的选择、溶媒的用量、给药频次、给药时间、给药途径、给药顺序、配伍禁忌、联合用药、重复给药等内容，并说明是否合理。

（四）得出结论，撰写审方报告

通过审核给出每个处方的应用是否合理，并能分析不合理原因，给出合理性建议，最后上交一份审方报告，报告的具体内容包括：审方过程、审方依据、审方结果与结论等。

对于该任务的完成情况主要从资料准备、处方审核的准确性和审方报告书写质量三个方面进行评价，详细内容见表2-2。

表 2-2 任务完成检查评议表

评价内容	分值	评定等级			得分
		A（权重 1.0）	B（权重 0.7）	C（权重 0.4）	
资料查阅情况	15	资料准备齐全、合理，整理有序，有阅读记录	资料准备一般，基本能满足完成该项任务	资料准备差，甚至没有查阅相关资料	
处方审核的准确性	75	将所列的处方全部都能给出正确的结论，并能给出合理理由和建设性意见	将所列的 60% 处方能给出正确的结论，并能给出合理理由和建设性意见	将所列的 30% 处方能给出正确的结论，并能给出合理理由和建设性意见	
审方报告撰写质量	10	报告格式规范、内容完整、字迹清晰	报告格式较规范、内容较完整、字迹较清晰	报告的格式、内容基本符合要求	

任务完成总计得分：

任务总结及问题与防治

一、静脉用药集中调配中心审方中常出现的问题

静脉用药集中调配中心在审方中常出现个别医嘱中药品所使用的溶媒不适宜，具体情况如下：

1. 注射用紫杉醇脂质体 30mg 加在 0.9% 氯化钠 250ml 中的问题。该药品说明书中要求：盐改糖溶解。即使用前先向瓶内加入 10ml 5% 葡萄糖溶液，置专用振荡器上振摇 5 分钟、待药物完全溶解后，注入 250~500ml 5% 葡萄糖溶液中，静脉滴注 3 小时。

2. 注射用喷昔洛韦说明书中提到：溶液配制后应立即使用，不能冷藏，因冷藏时会析出结晶，用剩溶液应废弃，稀释药液时出现白色浑浊或结晶则不能使用；本品呈碱性，与其他药物混合时易引起溶液 pH 改变，应尽量避免配伍使用。提示：在溶解该药时避免使用果糖作为溶媒介质。

3. 注射用泮托拉唑 40mg 加在 5% 葡萄糖 100ml 中的问题。该药品说明书中提到：本品每次 40mg 应该用 0.9% 氯化钠 100ml 溶解后使用，本品不宜用上述之外的液体调配，调配液的 pH 应不小于 9，即提示：糖溶改为盐溶。

4. 依达拉奉注射液说明书中写到：本品原则上必须用生理盐水稀释，与各种含有糖分的输液混合时，可使依达拉奉的浓度降低。

5. 注射用亚胺培南西司他丁说明书的配制表中提示：每 500mg 本品加入 100ml 稀释液中摇匀，实践中也证实：500mg 该药品加入到小于 100ml 稀释液中会形成混悬液。

6. 特殊溶解的药物——注射用达卡巴嗪，先用 0.9% 氯化钠 10~15ml 溶解，溶解后再加入 5% 葡萄糖溶液 250~500ml 稀释后滴注。

7. 在临床治疗中，抗肿瘤药物联合用药方案比较常见，化疗方案中两种以上的抗肿瘤药物，哪一袋先用至关重要。使用顺序主要是以细胞增殖动力学为理论基础。如长春新碱能影响细胞中纺锤体的形成，使有丝分裂停止于中期，对细胞增殖周期的 M

期有延缓或阻滞作用，此种阻滞作用在用药后 6~8h 达高峰，因此在使用长春新碱后 6~8h 时给予环磷酰胺或争光霉素等可明显增效；氟尿嘧啶→甲氨蝶呤方式可导致拮抗或失效，而甲氨蝶呤用药后 4~6h 后再用 5-氟尿嘧啶则可产生协同效果。其他抗肿瘤药物的联合用药情况见表 2-3。

表 2-3　常用抗肿瘤药给药顺序一览表

给药顺序	间隔时间	备　注
奥沙利铂+氟尿嘧啶	1h	两者不能用同一输液瓶
长春新碱→环磷酰胺	6~8h	—
长春新碱→甲氨蝶呤	—	阻止甲氨蝶呤从细胞内渗出，提高甲氨蝶呤的细胞内浓度
甲氨蝶呤→氟尿嘧啶	4~6h	协同作用，否则减效
亚叶酸钙→氟尿嘧啶	—	可增加氟尿嘧啶疗效
甲氨蝶呤→亚叶酸钙	24~48h	—
左旋门冬酰胺酶→甲氨蝶呤	9~10d	同时使用减效，以此序贯使用，可避免产生抑制甲氨蝶呤的抗肿瘤作用，并可减少甲氨蝶呤对胃肠道和血液系统不良反应
甲氨蝶呤→左旋门冬酰胺酶	24h	
阿糖胞苷→甲氨蝶呤	24h	可增加甲氨蝶呤的抗癌活性
甲氨蝶呤→阿糖胞苷	10min	
紫杉醇→顺铂	—	如先给顺铂再给紫杉醇会产生更为严重的骨髓抑制
多西紫杉醇→顺铂	—	—
异环磷酰胺→顺铂	—	—
依托泊苷→顺铂	—	—

表 2-4　溶解药物时溶液体积有限制的药物

药　物	溶液体积
注射用三氧化二砷（10mg/支）	每支必须溶于 500ml 液体
注射用亚胺培南西司他丁（0.5g∶0.5g/支）	每支必须溶于 100ml 液体
注射用伏立康唑（0.1g/支）	每支必须溶于 100ml 液体
注射用奥美拉唑（40mg/支）	每支必须溶于 100ml 葡萄糖液体

表 2-5　溶解药物时需选择葡萄糖溶液（非电解质溶液）的药物

药　物	溶　媒
注射用盐酸吡柔比星	5% 葡萄糖溶液
卡铂注射液	5% 葡萄糖溶液
注射用紫杉醇脂质体	5% 葡萄糖溶液
多烯磷脂酰胆碱注射液	5% 葡萄糖溶液、10% 葡萄糖溶液、5% 木糖醇溶液

表 2-6　溶解药物时需选择 0.9%氯化钠注射液的药物

药　　物	溶　　媒
注射用泮托拉唑	0.9%氯化钠注射液
依达拉奉注射液	0.9%氯化钠注射液
硫辛酸注射液	0.9%氯化钠注射液
注射用喷昔洛韦	0.9%氯化钠注射液

仅以上述实例，提示医生和药师在下医嘱用药和审方调配药品前认真阅读药品说明书，避免医疗事故的发生。

任务拓展

临床用药是否科学、合理，不仅关系到患者的健康和生命安全，也关系到医药资源的有效利用和群众的经济利益。据相关资料显示，我国临床不合理用药现象较严重，已影响国民的健康和生命安全。坚持正确、合理地使用药物，增强药物使用的有效性和安全性，并减轻群众的医药经济负担，已成为当前广大医药卫生工作者面临的一项重要任务。

一、临床用药过程中出现的不合理问题

（一）应用药物种类过多或过杂

1. 配伍禁忌　目前上市的新药越来越多，药物之间的配伍变化也越来越复杂，加上多种药物联用，出现一袋输液加入多种药物的现象，从而导致沉淀、变色、降解等现象时有发生。如地塞米松加入甘露醇可能析出甘露醇结晶，并易引起电解质紊乱，导致低血钾，因为甘露醇注射剂本身为一过饱和溶液，加入其他药物容易析出结晶。

2. 不合理联用　当前，医疗机构在患者的治疗中，合并或联合应用多种药物现象日益普遍。合并用药的目的应该是提高疗效，扩大治疗范围或减少不良反应，然而，合并用药不当，反而可使药效减弱，毒性增高或出现严重反应，甚至引起药源性死亡等相反的结果。以临床上联合使用抗菌药的情况为例介绍一下不合理联用药物的危害与原因。

（1）速效杀菌剂与速效抑菌剂合用，如青霉素类、头孢类、磷霉素等繁殖期杀菌剂与大环内酯类、四环素类速效抑菌剂合用使前者疗效下降。因为速效抑菌剂阻断了细菌蛋白质的合成，使细菌处于静止状态，细胞质体积不增大也不发生细胞壁合成和自溶现象，使杀菌剂破坏细胞壁的完整性作用不能发挥而降低了抗菌作用，但如果先用速效杀菌剂，再用速效抑菌剂，疗效则会得到加强。

（2）罗红霉素等大环内酯类药物不宜与克林霉素合用，因为二者的作用点相同，合用时竞争结合靶位而产生拮抗作用，并有合用产生伪膜性肠炎的报道。

（3）同类药物联合用药，抗菌作用相加外，毒性作用也相加。一般作用机理或作用方式相同的药物不宜合用，以减少毒副作用。如氨基糖苷类中同类药物联合应用，常导致其耳、肾和神经肌肉阻滞毒性增强。

（4）氨基糖苷类与头孢菌素类药物联合应用，可致肾毒性加强。因头孢类药物主

要经肾小球滤过和肾小管分泌排泄，合用其他对肾有损害的药物可加重肾损害，尤其是头孢菌素类第一代。

（5）氨基糖苷类与强利尿药（如呋塞米）联用可致耳毒性增强，与碱性药（如碳酸氢钠）联用，抗菌效能可增强，但同时毒性也相应增强。

（6）第三代喹诺酮类药物与氨茶碱、咖啡因、华法令联用，将影响其血药浓度，有引起中毒的危险。

（二）药物滥用

临床上滥用药物现象以抗生素和激素药物的使用最为突出。主要滥用情况表现为如下几个方面：

（1）剂量过大，如抗生素药物的使用，从以前的每天只需几十万单位到现在的几百万单位，甚至更多；

（2）片面追求新药、贵药；

（3）盲目应用，预防和治疗病毒性疾病，诊断未明时盲目应用抗生素；

（4）无指征使用皮质激素可降低抵抗力，易致感染。

（三）选药对患者缺乏针对性

选用药物时，除要考虑病人的病情，同时也要注意药物的禁忌证及引起不良反应的生理或病理因素等，如：新生儿易发生药物性溶血性贫血，因而不宜使用磺胺及呋喃类抗菌药；老年人因生理性肾功能减退，肾小球滤过率减少，连续反复应用氨基糖苷类或与第一代头孢菌素（尤其是头孢噻啶）合用，则易发生听觉或前庭神经损害及肾功能衰竭；妊娠妇女如选药不当可导致畸胎；肝、肾功能不良的病人选药问题更不容忽视。此外，病人的用药史、药物过敏史等，都是选药时必须注意的问题，否则将会引起药物的不良反应。

（四）给药方案不合理

许多医师认为，疾病一旦确诊，治疗用药就是"按章"办理而已，因此"协定处方"等应运而生。任何药物的作用都有两面性，既有治疗作用，又有不良反应，药物的相互作用更为复杂，既可能提高疗效，对病人有利，也可能增加药物的不良反应，对病人造成损害。不同病人可因其个体差异不同对药物作用的敏感性也不同，因此给药方案要强调个体化。

（五）不合理开药

在门诊或住院患者出院带药时，由于绝大多数人使用医疗保险，常常要求医生为其开大处方药品，医生也从经济效益出发，除了该疾病正常用药外，往往还涉及其他不合理的药物。这样开药方式存在很大弊端，首先不能对症下药。患者将药品带回去，日后患病需用此类药物时，不能够在医生的指导下合理服用，而且往往易出现用法用量方面错误，影响药物疗效。再则，买回去的药品放置很久未用，易导致待到用时已过期失效，患者如果对药品质量和有效期概念模糊，服用失效的药物会对身体造成危害，同时也造成了国家药物资源的浪费。

二、临床合理用药基本原则

从理论上来说，临床合理用药的目的是为了在充分发挥药物疗效的同时，尽量避免或减少药物的不良反应。但这一要求还不够具体，医师开具处方和药师调剂处方时要做到合理用药，应当遵循"安全性、有效性、经济性、适当性"用药原则。

（一）安全性

用药的安全性是指要求使用的药品质量合格、毒性低、副作用小、风险小。患者用药首先强调的是安全性，只有在这个前提下，才能谈到合理用药。安全用药的目的在于用最小的治疗风险使患者获得最佳的治疗效果。为保证用药安全性，可以依据国家食品药品监督管理局发布的《药品不良反应信息通报》及各医疗机构的药品不良反应报告等进行选择，慎用药品不良反应报告较多、临床毒副作用较大的品种。如小儿用中成药中的小儿化毒散（含有雄黄）和一捻金（含有朱砂），可能引起患儿砷中毒或汞中毒，因此儿童使用时应该注意其毒性。如果长期或过量服用影响其安全性，就属于不合理用药。

此外，在需要联合使用多种药物的情况下，还必须注意联合用药时的配伍禁忌，避免毒、副作用的叠加，如两种都对肾脏有毒性的药物应尽量避免同时使用。

（二）有效性

用药的有效性是指治疗疾病时，应有针对性地选择药物，做到辨明病症、对症下药、因病施治。药物的有效性是选择药物的关键。临床上，药物的有效性可分为：消除致病原，治愈疾病；延缓疾病的进程；缓解疾病的临床症状；预防疾病的发生；调节人体生理功能；避免不良反应的发生。临床判断药物有效性包括治愈、显效、好转、无效等。

目前，由于药品说明书的适应证过多，用药后疗效不突出或不确切的情况不在少数，应注意避免由此引起的临床药物滥用问题，不能只凭自我感觉、经验或医药代表的宣传。如选择抗菌药物抗感染治疗之前，应先做药物敏感试验，再根据结果有原则地选用敏感抗菌药，避免滥用导致细菌耐药。

（三）经济性

在药品的安全性和有效性得以保证的前提下，还应该考虑用药是否经济，患者能否承受得起。如果某种药品既安全又有效，但价格昂贵，超出患者的经济能力，还是谈不上用药合理。用药的经济性并非单纯地指尽量少用药或只用廉价药品，其正确含义是指用药时获得相同的治疗效果所投入的用药成本应尽可能降低，以达到减轻患者及社会经济负担的目的。对同成分、同质量的药物应做到有便宜的不选价格昂贵的，有国产的不选进口的，不盲目追求洋药、新药、贵药。一些人认为进口药一定就比国产的药效果好，其实有些进口药对外国人来说是安全有效的，对国人来说因为种族、遗传基因等差异就不一定安全。如酮康唑，国外的文献资料中报道其对肝功能的损害率仅0.02%，而在我国有资料显示其肝功能的损害率可达30%。由此看出不可盲目追求洋药，保证用药安全有效才是根本。再有，刚刚上市的新药在临床使用后，往往还需要继续进行大规模的临床观察。这些药品还没有经过时间的考验，一些新的不良反应还没有被发现。所以新药并不因为其科技含量更高就一定对患者治疗更有益，临床医师和药师也不必盲目地追求。

（四）适当性

用药的适当性是指遵照医嘱或药品说明书上的用法、用量来使用药物，以保证用药的安全和有效，用药的适当性包括6个方面：

1. 适当的用药对象 同样一种疾病发生在不同人身上，由于个体间的差异，即使能用同一种药物治疗，也要进行全面权衡。一个治疗方案不可能适用于所有的患者，必须考虑用药对象的生理状况和疾病情况，如老人、儿童、妊娠和哺乳妇女、肝肾功能不良者、过敏体质者，应特别注意用药禁忌，不同人群、不同个体应区别对待。

2. 适当的时间 遵循药物在体内作用的规律，设计给药时间和间隔，以提高药效，减少副作用。如罗红霉素应饭前空腹服用，以利于吸收；瑞格列奈、阿卡波糖、伏格列波糖应该餐前1分钟服下等。

3. 适当的剂量 应严格遵照医嘱或药品说明书规定的剂量给药。对作用强、治疗指数小的药物如心血管药物等，适当剂量给药极为重要，必须按照个体化原则给药。有条件的情况下，应当进行血药浓度监测，精心设计适当的初始剂量和推荐剂量。

4. 适当的途径 一般情况下应首选口服给药，既方便又经济；对病情较急、危重的患者可先考虑静脉给药，病情稳定后改为口服给药。

5. 适当的疗程 没有依据地延长给药时间，容易产生药物蓄积中毒、细菌耐药、药物依赖等不良反应，应严格控制用药时间。

6. 适当的治疗目标 患者往往希望药到病除，彻底根治，或者不切实际地要求使用没有任何毒副作用的药物。对有些只能减轻症状或延缓发展的疾病，医患双方应以积极、客观、科学的态度来制定双方可接受并能达到的治疗目标。

三、典型案例解析

典型案例一： 患者，女，60岁，6天前无明显诱因发现左胸壁集簇性米粒大小皮疹，皮疹发红，继之出现小水疱，无破溃，伴皮疹部位疼痛，疼痛呈持续性灼烧样刺痛。入院查体：体温正常，无畏寒、发热，无咳嗽、咳痰，水疱疹无破溃及渗出，疹间皮肤正常无发红。WBC（白细胞）、N%（中性粒细胞）略低但基本正常。入院诊断：左胸壁带状疱疹。

用药情况： 除抗病毒、止痛等对症处理外，还选用头孢西丁抗感染。0.9%氯化钠250ml+头孢西丁1g，静脉滴注，每12小时静脉滴注一次，治疗8天。

用药分析： 该患者左胸壁带状疱疹属病毒性感染，无继发细菌感染迹象，可认为无应用抗菌药物指征。带状疱疹是由水痘带状疱疹病毒引起的急性炎症性皮肤病，治疗方案选择以抗病毒、止痛、局部药物为主，神经营养药、糖皮质激素、免疫调节剂等可视病情而定，抗生素必要时使用，应按照《抗菌药物临床应用指导原则》，根据创面细菌培养及药敏结果及时调整用药。建议如果患者出现疱疹局部破损有可能继发细菌感染，这种情况可使用抗菌药预防继发感染。

典型案例二： 患者，女，51岁，诊断为前交通动脉动脉瘤并出血。其中医生给予依达拉奉30mg，静脉滴注，一天二次，同时使用哌拉西林他唑巴坦2.25g，静脉滴注一天两次，两药联合治疗2天。医生给患者用药后未对患者肾功能进行检测。

用药分析： 依达拉奉说明书上提示其和哌拉西林他唑巴坦等抗生素合用时，有致肾功能衰竭加重的可能，合并用药时需进行肾功能检测等观察。因此，临床药师建议医生用药期间应给予患者做肾功能检查，这是一个不合理联合用药的例子。

经典案例三：患者，男，48 岁，因原发性肝癌给予艾迪注射液 100ml＋5% 葡萄糖注射液 250ml，静脉滴注治疗，用药 10 分钟后，患者自觉面部烘热，全身瘙痒，面部出现皮疹，并伴有心悸。查体：面色潮红，肿胀，可见散在皮疹，心率 70 次/分，血压 110/70mmHg，立即停止输液，给予苯海拉明 20mg，肌内注射，30 分钟后症状缓解。

用药分析： 艾迪注射液说明书注明"成人一次 50～100ml，加入氯化钠注射液或 5%～10% 葡萄糖注射液 400~450ml 中静脉滴注"，该例以 5% 葡萄糖注射液 250ml 作为配制溶剂，稀释 100 ml 艾迪注射液，属于配制溶剂用量不足造成药物浓度过高，导致不溶微粒超标而引发的不良反应。

目标检测

一、单项选择题

1. 是处方调配工作的一个首要环节，也是保证整个调配工作顺利进行基础的是（　　）

　　A. 摆药　　　　　　B. 摆药　　　　　　C. 处方审核

　　D. 调配药品　　　　E. 处方接收

2. "先用 5% 葡萄糖注射液 500ml、氟尿嘧啶 0.75g；后用 5% 葡萄糖注射液 250ml、亚叶酸钙 380mg；静脉滴注。"分析该处方不合理的原因是（　　）

　　A. 溶媒选择不当　　B. 药物浓度不合理　C. 给药途径不合理

　　D. 重复给药　　　　E. 给药顺序不合理

3. 审核处方的完整性是指（　　）

　　A. 处方是否为经本院授权的医师（处方医师的签名和签章在药学部有备案）所开具

　　B. 处方所开药品是否超过该医师处方权限

　　C. 处方内容是否完整

　　D. 处方是否符合公费医疗、医保管理、处方管理办法的各项规定

　　E. 处方用药与临床诊断是否相符

4. 审核处方中药品剂量、用法、疗程的正确性是审核处方的（　　）

　　A. 合法性　　　　　B. 完整性　　　　　C. 合理性

　　D. 经济性　　　　　E. 以上都不对

5. 注射用三氧化二砷（规格：10mg/支），每支必须溶于（　　）体积的溶媒中使用

　　A. 100ml　　　　　B. 200ml　　　　　C. 300ml

　　D. 400ml　　　　　E. 500ml

6. 注射用泮托拉唑溶解时需选择（　　）作为溶媒使用

　　A. 0.9% 氯化钠注射液　　　　　　B. 5% 葡萄糖注射液

　　C. 5% 葡萄糖注射液　　　　　　　D. 5% 木糖醇注射液

　　E. 以上都不对

7. 溶解药物时需选择5%葡萄糖注射液的药物是（　　　）

　　A. 注射用泮托拉唑　B. 依达拉奉注射液　C. 硫辛酸注射液

　　D. 卡铂注射液　　　E. 注射用喷昔洛韦

8. 在临床治疗中，抗肿瘤药物联合用药方案比较常见，奥沙利铂和5-氟尿嘧啶联合应用时二者必须间隔（　　　）

　　A. 0.5h　　　　　　B. 1h　　　　　　　　C. 1.5h

　　D. 2h　　　　　　E. 2.5h

9. 处方的审核包括审核处方的合法性、完整性和合理性，下列哪个不属于审核处方的合理性范畴（　　　）

　　A. 剂型与给药途径的合理性

　　B. 药品剂量、用法、疗程的正确性

　　C. 处方是否符合公费医疗、医保管理、处方管理办法的各项规定

　　D. 是否有重复给药

　　E. 是否对机体可能造成损害作用

10. 用药的安全性是指（　　　）

　　A. 要求使用的药品质量合格、毒性低、副作用小、风险小

　　B. 治疗疾病时，应有针对性地选择药物，做到辨明病症、对症下药、因病施治

　　C. 在药品的安全性和有效性得以保证的前提下，考虑用药患者能否承受得起

　　D. 是指遵照医嘱或药品说明书上的用法、用量来使用药物，以保证用药的安全和有效

　　E. 以上都不对

二、多项选择题

11. 在静脉配置中心，下列（　　　）过程要进行处方的审查与核对

　　A. 摆药时　　　　　　B. 配液时　　　　　　C. 送药品巡台时

　　D. 到疗区时　　　　　E. 药师审查时

12. 溶解药物时需选择0.9%氯化钠注射液的药物有（　　　）

　　A. 注射用紫杉醇脂质体　　　　　　B. 依达拉奉注射液

　　C. 硫辛酸注射液　　　　　　　　　D. 卡铂注射液

　　E. 注射用喷昔洛韦

13. 在实际工作过程中，处方审核存在的主要问题有（　　　）

　　A. 溶媒选择不当　　　　　　　　　B. 药物浓度不合理

　　C. 给药顺序不合理　　　　　　　　D. 给药途径不合理

　　E. 配伍禁忌

14. 用药的适当性包括（　　　）

　　A. 适当的用药对象　　　　　　　　B. 适当的时间

　　C. 适当的剂量　　　　　　　　　　D. 适当的途径

　　E. 适当的治疗目标

15. 完成审方工作，一般应具备以下几种基本素质（　　　）

A. 完备的药学专业知识   B. 良好的沟通能力

C. 良好的团队合作精神   D. 认真负责的职业素养

E. 较强的自学能力

三、请根据所学内容完成以下处方的审核，并解释原因，给出建设性意见。

1 [5% 250ml 葡萄糖注射液 250ml×1 袋，用量：250ml
丹参川芎嗪注射液 5ml×1 支，用量：10ml   静脉滴注，每天 1 次

2 [0.9% 100ml 氯化钠注射液 100ml×1 瓶，用量：100ml
阿奇霉素注射液 0.5g×1 支，用量：0.5g（静滴，每天 1 次）

3 [0.9% 250ml 氯化钠注射液 250ml×1 瓶，用量：250ml
葡萄糖酸钙注射液 1.0g×1 支，用量：1.0g（静滴，每天 1 次）
硫酸镁注射液 2.5g×1 支，用量：2.5g（静滴，每天 1 次）

4 [0.9% 250ml 氯化钠注射液 100ml×1 瓶，用量：100ml
西咪替丁注射液 0.2g×1 支，用量：0.4g   静脉滴注，每天 1 次
地塞米松磷酸钠注射液 5mg×1 支，用量：5mg   静脉滴注，每天 1 次

5 [5% 250ml 葡萄糖注射液 250ml×1 袋，用量：250ml
氯化钾注射液 10ml×1 支，用量：7ml
注射用复方甘草酸苷 40mg×1 瓶，用量：80mg
注射用还原型谷胱甘肽 0.6g×1 瓶，用量：0.6g
注射用肝水解肽 50mg×1 瓶，用量：50mg
酚磺乙胺注射液 0.5g×2 瓶，用量：1g

6 [5% 250ml 葡萄糖注射液 250ml×1 瓶，用量：250ml
丙氨酰谷氨酰胺注射液 10g/50ml×1 瓶，用量：10g
复方氨基酸注射液（18AA-Ⅱ）28.5g×2 瓶，用量：57g
（兴奋）胰岛素注射液 400IU/10ml×1 瓶，用量：20IU
注射用脂溶性维生素（Ⅱ成人）CO 1 支，用量：1 支
注射用水溶性多种维生素，用量：1 支
30% 脂肪乳注射液 30.00% 75g/250ml×1 瓶，用量：1 瓶
氯化钠注射液［10ml］10.00% 1g/10ml×1 支，用量：3 支
10% 500ml 葡萄糖注射液 500ml×1 袋，用量：1 袋
氯化钾注射液 10ml：1.0g×1 支，用量：3 支

项目三　静脉用药集中调配基本技术

静脉用药集中调配中心（PIVAS）具有加强对药品使用环节的质量控制作用，可避免传统静脉药物调配在治疗室内由护士加药的随机性，并保证静脉滴注药物的无菌性，防止微粒污染；同时可解决不合理用药现象，确保药物的相容性和稳定性，将用药错误降至最低。

项目一和项目二分别介绍了静脉用药集中调配的环境、人流与物流、医嘱接收与审方等内容。那么，静脉用药集中调配的基本技术与以往传统的配液技术在具体工作环境、工作流程、操作步骤、工作标准与要求方面有什么区别或不同，以及需要哪些操作的注意事项方能达到静脉输液药物在临床使用中的安全性和有效性？本项目将解决上述问题，并为进一步学习危害药品与抗生素药物的调配打下基础。

工作任务一 领药、摆药与核对操作实训

任务导入

典型案例： 金纳多和杏丁是同类药品（同是银杏叶提取物），某医院静脉用药集中调配中心一位摆药工作人员将此两种药混淆拿错，将杏丁当成金纳多进行了摆药，再接下来的核对、调配、复核等工作过程中，均未发现该错误，成品输液发到病区，护士给病人用药半小时后，病人出现了不良反应。由于护士及时告知医生，并进行有效的救治，因而，没有出现大的事故。此后医院就此事故进行排查工作，最终确定错误发生的最初环节是摆药。

从这个案例可以看出，因摆药环节的错误而造成患者出现了不必要的不良反应，因此，静脉用药集中调配工作流程中的摆药、核对环节非常重要，任何纰漏都会导致静脉输液用药的安全问题，给患者和医院带来不必要的伤害和损失。掌握这部分内容的理论知识，并熟练的进行摆药与核对工作是学习的重点。

任务分析

经过医嘱接受、审方与打印标签的学习后，按照静脉用药集中调配中心（室）工作流程，进入领药、摆药、贴签与核对阶段的学习和操作练习，要求初步具有正确选择和分配药品的能力，学会将静脉输液标签按病区、加药类别、加药调配次序加以分类，具备核对药品的知识储备和能力，以及对医疗废物的处理方式与处理能力。

根据静脉用药集中调配中心计算机信息管理系统 HISS 即 "××医院信息系统 V3.0" 和 PASS 系统即 "合理用药信息支持系统网络版客户端" 自动生成的配药批次和标签、接收的医嘱、打印输液标签和长期医嘱进行摆药、贴签及核对，关键点是临时医嘱与长期医嘱的界定，摆药与贴签方式，核对注意事项。

通过典型案例的导入，使学生对静脉用药集中调配中心的摆药与核对工作有较深刻的认识与理解，树立患者健康是正确进行静脉用药集中调配工作每一个环节唯一目标的意识。

相关知识

一、成品输液含义

我国《静脉用药集中调配质量管理规范（2010）》第十四条中规定：

成品输液：按照医师处方或用药医嘱，经药师适宜性审核，通过无菌操作技术将一种或数种静脉用药品进行混合调配，可供临床直接用于患者静脉输注的药液。

二、临时医嘱与长期医嘱的界定

1. 医嘱　是指医师在医疗活动中下达的医学指令。医嘱内容及起始、停止时间应当由医师书写。医嘱内容应当准确、清楚，每项医嘱应当只包含一个内容，并注明下达时间，应当具体到分钟。

2. 长期医嘱　是指执行两次以上的定期医嘱，有效时间在 24 小时以上，当医生注明停止时间后失效。长期医嘱单包括患者姓名、科别、住院号或病案号，起始日期和时间，长期医嘱内容，停止日期和医师签名，执行时间，护士签名等。

3. 临时医嘱　是指一次完成的医嘱，诊断性的一次检查、处置、临时用药，有效时间在 24 小时内。临时医嘱单内容包括医嘱时间、临时医嘱内容、医师签名、执行时间、护士签名等。

每个医院静脉用药集中调配中心会根据其床位多少，每日用药量的多少调整计算机信息管理系统中的相应软件，决定每天配制静脉成品输液的批次，由计算机自动生成调配批次，因此，不同医院的调配批次不同。

例如：医生对病人下达的医嘱：8：00～13：00 的非"st"中的静脉滴注，或者急用的"st"以及 13：00～次晨 8：00 的临时医嘱可由病区自己调配。（注：st 是"急和快的意思"，演绎为立即。）

为及时安排配药，病区应正确输入用药信息。大批量长期医嘱应在用药前一天 24：00 以前传入静脉用药集中调配中心。医嘱在审核执行后必须在输液单审核窗口审核。

三、对输液定批次的基本原则

电子处方通过审方药师的审方确认后，自动生成有编号的静脉药物输液标签（也称输液配置单或输液单），标签内容包括：病区名称、批次、医嘱号、患者床号、姓名、年龄、住院号、标签条码、使用方法、医嘱类型（抗生素类、危害药品、胃肠外全静脉营养液和普通输液等）、药品名称、厂家、规格、用量、数目、非整瓶（支）标记、医生姓名、配液时间、用药时间、频次及特殊说明（如皮试否、特殊滴数、特殊用药监护、药品储存方法）、摆药时间、输液签页数、处方日期等，并有摆药者、核对者、调配者、复核者、执行者签字或盖章，以示负责。同时产生各病区静脉药物调配量汇总记录。

输液标签要求：字迹清晰，数据正确完整，大小合适，按照每批次药品名称、规格、厂家的顺序依次集中，便于摆药退药。

一般情况下，按医嘱、治疗时间等对输液进行定批次，其基本原则如下：

（1）每日调配的药品要根据药物稳定性及临床要求分批送往临床；

（2）第一批一般为抗生素、主要治疗药物及调配后稳定性较差的药物　首先确保有静脉用药的病人，人人有第 1 批，如果同一个病人有两袋以上的为第 1 批静脉滴注，为了减少第 1 批的调配工作量，含有抗感染药物或稳定性较差的药物优先考虑，再考虑次序为：①有 500ml 的 1 袋；②无 500ml 的则 250ml 的 2 袋；③无 500ml 的、也无 250ml 的则 100ml 的 2 袋定为第 1 批；

（3）第二批一般为普通营养药物；

（4）第三批一般为 TPN 及调配后稳定性较长的药物及空瓶（无需加药）；

（5）第四批为 Bid 的治疗药、普通药；

（6）第五批为续液；

（7）如有临时医嘱可根据临床需要临时调配。

输液的具体批次各医院应根据临床需要自己设定。成品输液除静脉用药集中调配中心的时间则是根据临床各科室的治疗要求，按医嘱规定进行。

注：TPN 意为肠外营养药物；Bid 意为一天两次；Tid 意为一天三次；Qid 意为一天四次。

四、贴签、摆药与核对操作程序

参看我国《静脉用药集中调配操作规程（2010）》第五条中的相关内容，贴签、摆药与核对的操作规定如下：

（1）摆药前药师应当仔细阅读、核查输液标签是否准确、完整，如有错误或不全，应当告知审方药师校对纠正。

（2）按输液标签所列药品顺序摆药，按其性质、不同用药时间，分批次将药品放置于不同颜色的容器内；按病区、按药物性质不同放置于不同的混合调配区内。图 3-1 为接收医嘱与摆输液标签流程图。

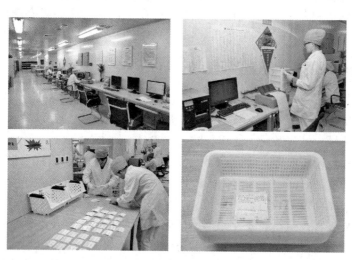

图 3-1　接收医嘱与摆输液标签流程图

由左到右顺序为：药师接收医嘱、审核输液标签、按批次摆输液标签、

输液标签按批次置于不同颜色的药框中

（3）摆药时需检查药品的品名、剂量、规格等是否符合标签内容，同时应当注意药品的完好性及有效期，并签名或者盖签章。取药、摆药与核对输液标签流程见图 3-2。（由左到右顺序为：按输液标签取药品与相应的输液剂放置药框中、把输液标签贴于输液剂标签的旁边、摆药后核对输液标签与药品是否相符、将摆药后的药品放在指定的摆药台处。）标签打印签名处效果见图 3-3。

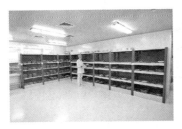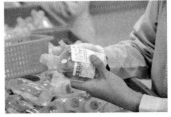
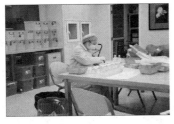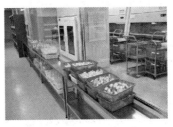

图 3-2 取药、摆药与核对流程图

4. 摆药注意事项

（1）摆药时，确认同一患者所用同一种药品的批号相同；

（2）摆好的药品应当擦拭清洁后，方可传递入洁净室，但不应当将粉针剂西林瓶盖去掉；

（3）每日应当对用过的容器如药筐按规定进行整理擦洗、消毒，以备下次使用。

5. 摆药准备室补充药品

（1）每日完成摆药后，应当及时对摆药准备室短缺的药品进行补充，并应当校对；

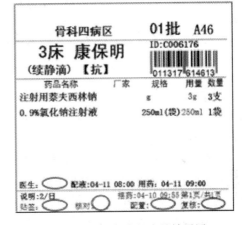

图 3-3 标签打印签名处效果图

（2）补充的药品应当在专门区域拆除外包装，同时要核对药品的有效期、生产批号等，严防错位，如有尘埃，需擦拭清洁后方可上架，图 3-4 为摆药间的药架；

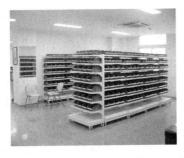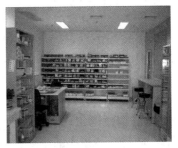

图 3-4 摆药间药架

（3）补充药品时，应当注意药品有效期，按先进先用、近期先用的原则；

（4）对氯化钾注射液等高危药品应当有特殊标识和固定位置。

6. 摆药核对操作程序

（1）将输液标签整齐地贴在输液袋（瓶）上，但不得将原始标签覆盖；

（2）药师摆药应当双人核对，并签名或盖签章；

（3）将摆有注射剂与贴有标签的输液袋（瓶）的容器通过传递窗送入洁净区操作间，按病区码放于药架（车）上。具体见图3-5摆药结束后通过传递窗传送预配药品流程。

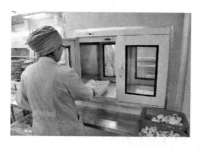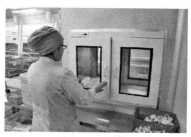

图3-5　摆药结束后通过传递窗传送预配药品流程
由左到右顺序为：开启传递窗送入药框、关闭传递窗送入洁净间

【全国卫生专业技术资格考试考点提示】 贴签摆药与核对操作规程

五、清场工作

清场工作是保证药品质量、防止发生差错事故的重要举措，因此各工作岗位操作结束后必须立即认真实施清场工作，其要求是各相关操作岗位（间）不得存放原料、辅料、包装材料、标签、半成品、成品。上述物品应按规定返回专用库（柜）。小型器具送至器具间进行清洗后放入器具存放间，专用工具经清洁处理后定位存放。清场工作应与卫生工作相互结合、同时进行。认真做好各操作岗位清场记录，并有清场人与复核人签字，将清场记录存入调配记录中。静脉用药集中调配中心的清场主要包括：器械处理、操作台及场地处理。

1. 调配结束后的清场工作　①加药调配人员完成某一批次或一单元调配任务后，应仔细核对该批次（单元）的调配数量以及摆药篮只数是否一致，调配后留下的药品空瓶、空安瓿和残留药液应随输液成品一起放入摆药篮中，送至成品传递区；②检查该批次（单元）输液的调配工作台及预调配药品摆放区，确保无遗留物品；③同时应用75%酒精清洁工作台，并按规定进行层流洁净台或生物安全柜、传递窗、周转车以及地面进行清洁消毒；④已用针头放入锐器盒（见本任务中的医疗废物处理），注射器、纱布、手套、砂轮放入医疗垃圾专用袋；⑤注射器外包装等放入生活垃圾袋；⑥锐器盒应48小时更换一次，医疗垃圾专用袋及生活垃圾袋每次清场立即按规定丢弃至规定地点。

2. 输液成品复核清场的工作　①核对者自调配成品传递窗取得输液成品经质量检查、复核无误后，应将摆药篮中的空瓶、空安瓿、空输液袋等分类放入规定的容器内，置于规定的区域内统一处理；②摆药篮应统一在清洗间清洗、消毒。

3. 包装清场的工作　包装人员在完成某批次的输液成品封口包装后，应仔细核对装箱数量无误、包装区域无输液成品时，再行清洁包装区，准备启动另一批次的封口包装工序。

六、医疗废物的管理与处理

1. 医疗废物 《医疗废物管理条例（2003）》第二条规定，医疗废物是指医疗卫生机构在医疗、预防、保健以及其他相关活动中产生的具有直接或者间接感染性、毒性以及其他危害性的废物。

2. 静脉用药集中调配中心垃圾分类 可分为医疗垃圾和生活垃圾，按颜色加以区分，黄色桶表示盛装医疗垃圾、黑色桶表示盛装生活垃圾，PIVAS 垃圾分类桶见图 3-6。前者属医疗废物范畴。静脉用药集中调配中心产生的垃圾要严格按照分类标准进行分类，并按相关规定处理。

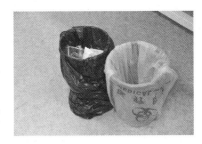

图 3-6　PIVAS 垃圾分类桶
浅（黄）色桶：医疗垃圾；
深（黑）色桶：生活垃圾

3. 静脉用药集中调配中心应有专门工作人员负责垃圾管理 根据《医疗废物管理条例（2003）》相关规定，静脉用药集中调配中心对该部门医疗废物应有专门的管理制度，包括：责任人、应急方案、安全防护与紧急处理等。这是关乎环境和社会的大问题，如果违反规定被有关部门查出问题，不仅会面临较大的经济处罚，使医院形象受损，更会因为污染公共卫生（生存）环境而面对道德和良心的谴责。

4. 医疗废物专用包装物、容器 应当有明显的警示标识和警示说明。

医疗废物专用包装物、容器的标准和警示标识的规定，由国务院卫生行政主管部门和环境保护行政主管部门共同制定。

5. 锐利器的处理 《医疗废物管理条例（2003）》第十六条规定：医疗卫生机构应当及时收集本单位产生的医疗废物，并按照类别分置于防渗漏、防锐器穿透的专用包装物或者密闭的容器内。

调配结束后保留注射器，在指定位置拿取锐器盒，拆卸针头，将针头放入锐器盒内，注射器放入医疗垃圾桶内。注射器针头处理过程见图 3-7。

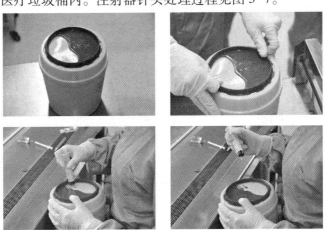

图 3-7　拆卸注射器针头与放入锐器盒流程图

按由左到右的顺序为：锐器盒式样、旋转开启锐器盒、用后的注射器插入锐器盒、拆卸注射器针头

6. 静脉用药集中调配中心医疗废物分类处理的原则 ①一次性注射器、输液袋等物品，使用后需立即毁形；②损伤性废物（如针头）放入含有 2000mg/L 有效氯消毒液的防刺伤的锐器盒中；③所有废物收集袋出科室时均需标明产生日期及需特别说明的内容；④所有存放医疗废物的容器必须加盖，随时关闭。具体处理方法见表 3-1。

表 3-1　医疗废物的分类处理方法

分类		名称	收集袋颜色	收集处理方法	集中处置室处理办法	出处
生活垃圾		普通生活垃圾未被污染的医疗用品外包装	黑色	装入黑色垃圾袋	入生活垃圾收集箱	环卫所
感染性废弃物	一次性医疗用品	易毁形物品	黄色	易毁形物品用后需立即毁形；输液器需将针头剪下入针头收集盒，并在墨非管处剪断毁形	高压蒸汽消毒	疾病控制中心
		难毁形物品	黄色	集中装入黄色垃圾袋	消毒后毁形	疾病控制中心
		针筒	黄色	用后针筒与针芯分离，抽血针筒需用 2000mg/L 含氯消毒液清洗	浸泡消毒液后毁形	疾病控制中心
	敷料	纱布、棉球、棉签、敷垫等	黄色	其中不能混有塑料、金属等不能燃烧的物品（塑料棉签除外）	烧	指定地点
损伤性废弃物		针头等锐利器械	锐器盒	立即放入 2000mg/L 有效氯消毒液浸泡消毒，有条件的地方放入锐器收集盒	集中毁形	疾病控制中心
药物性废弃物		过期、淘汰、变质药品	—	送药品库	回收	指定单位
其他		大玻璃瓶输液	黄色	装入黄色垃圾袋	集中处理	
		塑料输液瓶（袋）	黄色	装入黄色垃圾袋	集中处理	疾病控制中心
		污水	—	—	污水站集中消毒，生化处理	市政管网

七、药品贮存的环境控制

药师要严格执行药品说明书中药品的贮藏条件，药品贮藏管理要延续到药品使用的各个区域。对环境要求严格的药品拆零后，必须按要求摆放到相应的环境区域，并控制药库的温湿度等环境条件。

1. 遮光　是指用不透明的容器包装药品，例如棕色容器或黑纸包裹的无色透明、半透明容器；

2. 密闭　是指将盛装药品容器密闭，以防止尘土及异物进入；

3. 密封　是指将盛装药品容器密封，以防止风化、吸潮挥发或异物进入；

根据我国《静脉用药集中调配操作规范（2010）》第八条中的相关内容，对静脉用药集中调配药库环境条件要求如下：

药库确保药品与物料储存要求的温、湿度条件是：常温区域10℃~30℃，阴凉区域不高于20℃，冷藏区域2℃~8℃，库房相对湿度40%~65%。

【全国卫生专业技术资格考试考点提示】 药品的保管与养护

八、药品管理与操作规程

根据我国《静脉用药集中调配操作规范（2010）》第八条中的相关内容，静脉用药调配所需药品与物料的领用管理与操作程序具体内容如下：

（一）药品和物料的请领、保管与养护应当有专人负责（图3-8）

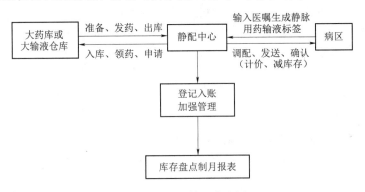

图3-8　药品管理流程图

（二）药品的请领

二级药库管理员应根据用药情况制订领药计划，保证用药需求。

（1）静脉用药调配中心（室）药品的请领应当根据每日消耗量，填写药品请领单，定期向药库请领，药品请领单应当有负责人或指定人员签名；

（2）静脉用药调配中心（室）不得调剂静脉用药调配以外的处方；

（3）静脉用药调配中心（室）不得直接对外采购药品，所需的药品一律由药学部门药品科（库）统一采购供应。

（三）药品的进库验收

（1）把好质量关　负责二级药库管理的药师应当依据药品质量标准、请领单、发药凭证与实物逐项核对，包括品名、规格、批号、数量、合格单及有效期是否正确，药品标签与包装是否整洁、完好，核对合格后，分类放置于相应的固定货位，并在发药凭证上签名进行验收；

（2）检查一切无误，在卸货间内对货物作除尘清洁处理后，将货物移至库房；

（3）凡对药品质量有质疑、药品规格数量不符、药品过期或有破损等，应当及时与药品科（库）沟通（或与医院大药库联系，作相应的调查处理），退药或更换，并做好记录；

（4）静脉用药集中调配中心药库管理员应及时登记账卡，并将数量输入计算机库存。

（四）药品的贮存管理和养护

（1）药库应当保持干净、整齐，地面平整、干燥，门与通道的宽度应当便于搬运药品和符合防火安全要求；

（2）药品储存应当按"分区分类、货位编号"的方法进行定位存放，按药品性质分类集中存放。大输液应叠放在垫板上，同一种产品相对独立叠放贮存，最高可堆放8层，并且有相应标识；

（3）对高危药品应设置显著的警示标志。其他药品摆放在货架的规定位置，并能明显区分。按药品储藏要求，特别是贵重药品，以及生化药物，要做好冷藏、防霉、防潮、防虫、防盗工作，并应当做好药库温湿度的监测与记录；

（4）药品堆码与散热或者供暖设施的间距不小于30厘米，距离墙壁间距不少于20厘米，距离房顶及地面间距不小于10厘米；

（5）规范药品堆垛和搬运操作，遵守药品外包装图示标志的要求，不得倒置存放；

（6）每种药品应当按批号及有效期远近依次分开堆码并有明显标志。贮存的药品到达有效期前，仍未使用，应在有效期前6个月和其他部门联系调剂，避免浪费；

（7）药品超过有效期，通知医院大药库按规定程序处理；

（8）对不合格药品的确认、报损、销毁等应当有规范的制度和记录。

（五）药品的领用

（1）药品领发应遵循"先产先用、先进先出、近期先出"和按批号发药使用的原则；

（2）药师根据每天配药计划，计算用药量，向静脉用药集中调配中心药库申领；

（3）药库管理员发药前，应仔细检查、认真核对，以免出错；

（4）药师在核对药库管理员所发的药品无误后，双方一起在账本上签名；

（5）药库管理员及时将相关的用药数据输入电脑，确保实际库存数量与计算机内数据相符；

（6）一般情况下，未经许可，由药库发出的药品不得退回，除非配药过程发现药品有缺陷，不能使用。仓库管理员检查数量和外表、批号及标签状态，等待进一步处理。

（六）药品库存维护

（1）仓库管理员及时做好药品的盘点工作，确保药品库存信息及时更新，保证临床用药；

（2）如发现药品暂缺，及时向其他部门调剂，通知药库加急进药，及时与医生、收费处联系，做好药品管理、供应工作。

（七）药品的报损

药品报损时，由药库管理员填写报损单，包括名称、规格、数量和生产厂家等，经科主任签字确认后，集中销毁。药品出现下列情况，需申请报损：①检查中发现的不合格，如外观出现发霉、浑浊等情况；②药品超过有效期；③药库在储存、搬运过程中出现的包装破损等情况，经确认不能被使用的药物。

任务准备

一、药品请领准备工作

成立项目小组（4～6人为一项目小组），组内人员按实际工作需要，查阅相关资料，分工协作完成下列学习任务准备工作。具体准备工作如下：

熟读《静脉用药集中调配操作规程（2010）》第八条中静脉用药调配所需药品与物料领用管理规程，准备药品请领单、熟悉二级药库中药品与物料的请领与验收流程。

二、摆药间清洁准备工作

洁净工作服、工作鞋、洁净手套、洁净口罩和发帽；75%乙醇。

三、摆药与清场准备工作

熟读《静脉用药集中调配操作规程（2010）》第五条中贴签、摆药与核对操作规程，并对摆药与清场程序和要求的内容理解、熟记；输液标签（输液配置单）；摆药筐、摆药台、签字笔；医用垃圾桶。

四、核对准备工作

复习已学过课程《有机化学》、《药理学》、《药物化学》、《临床药物治疗学》等相关内容，熟悉常用药品的商品名和化学名（同一药品）、规格、配伍禁忌、溶解性等内容，准备处方核对工作的相关知识。

五、医疗废物处理的准备工作

查阅相关资料，熟知静脉用药集中调配中心的医疗垃圾分类、医疗垃圾与生活垃圾处理的管理、处理程序及相关应急预案。

任务实施

一、更换洁净服

包括：洗手和换洁净工作服。由控制区进入一更，进而进入十万级洁净区。

二、摆药间的清洁与消毒实训

以项目小组为单位，在模拟实训基地按照十万级洁净区的清洁、消毒程序，熟练进行操作工作实际演练，包括消毒液的配制与使用。

三、摆药与清场实训

（一）摆药、贴签、核对实训与演练

（1）从审方药师处接收静脉输液标签；

（2）取一经过酒精擦拭的药筐，放在台面上；

（3）不同批次的调配药品用不同颜色的药筐存放，同一批次采用相同颜色的药筐。根据静脉输液标签，正确选择和分配药品传递到摆药间。根据输液标签指令，正确地将标签贴到输液袋上，按不同的批次放入相应颜色塑料药篮内；

（4）按输液标签上标示的药品名称、规格、数量准确摆药，并放入该塑料篮内，同时在输液标签操作者签名处签名；

（5）审方药师应再次核对输液标签及篮内的药品，确保无误，并签字确认；

（6）按病区和药物性质不同放置在不同的混合调配区中；

（7）把装有药品的篮子通过传递窗传送到调配操作间，待调配。

（二）任务结束后清场实训

清场工作同样以项目小组为单位，对摆药台、药筐及环境进行清洁与消毒；对医疗垃圾进行处理。

四、写出工作报告

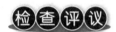 **检查评议**

对于该任务的完成情况主要从同学们的工作前准备、具体工作（操作）、处理工作中产生问题能力方面、工作结束后的清场、团队合作与纪律，以及实训工作报告书写质量等几个方面进行评价，详细内容见表3-2。

表3-2　任务完成检查评议表

评价内容	分值	评定等级			得分
		A（权重1.0）	B（权重0.7）	C（权重0.4）	
学习与工作态度	10	态度端正，学习方法多样，上课认真，积极主动，责任心强	学习态度较好，学习主动性不强，上课认真，有责任心	学习态度较差，被动学习，上课不认真	
工作前准备情况	25	理论问题研究与学习到位，实际操作所需准备工作齐全有序，有工作前准备情况记录	准备工作一般，基本能满足完成该项工作任务	准备工作差，不能满足完成本项工作任务	
实际工作（操作）情况	35	按规定标准进入工作区域；完全理解调配批次的原则和长期与临时医嘱的界定；按规定接收输液配置单并贴在相应位置；摆药准确、迅速；能解决常见的问题、纠正错误；核对与传递正确；正确处理医疗废物；团队合作与纪律情况非常好	能按流程完成工作任务，对理论部分内容掌握尚可，能解决工作中出现的一般问题。团队合作与纪律较好	完成工作任务质量较差，对理论部分内容掌握不好，不能解决工作中出现的一般问题。团队合作与纪律差	
工作结束清场情况	20	按规定清场工作进行迅速、完成质量较好，工作台面整洁。	按规定进行清场工作，工作台面较整洁	能进行清场工作，工作台面较凌乱	
工作报告撰写质量	10	报告格式规范、内容完整、字迹清晰	报告格式较规范、内容较完整、字迹较清晰	报告的格式、内容基本符合要求	

任务完成总计得分：

任务总结及问题与防范

一、摆药常见问题及解决办法

（一）输液剂标签粘错问题

在摆药的过程中一定要细心，注意医嘱输液标签上所需要的输液剂规格以及药品规格，避免出现粘错输液剂规格的情况。

例如：错将100ml输液剂（糖、盐）标签粘到250ml的输液剂上（糖、盐），导致输液剂体积发生错误，造成稀释了原本的药物浓度，耽误患者治疗进度；或者反过来就会增大药物浓度，可能导致医疗事故发生。

典型案例：某医院静脉用药集中调配中心，2012年某天早班，摆药工作人员李某，在工作中精神不集中，错将需含药的250ml葡萄糖输液标签粘到100ml的葡萄糖输液袋上，在核对不及时的情况下，将成品输液发到了病区，病区护士也没有核对出此错误，并直接将该含药输液注入到了病人体内，病人用药后不到十分钟就出现了十分严重的不良反应，经过及时的救治病人虽然没有生命危险，但是给病人造成巨大的精神损害，并延缓了疾病痊愈的时间。

案例分析：

（1）静配中心的摆药、调配人员对工作的细心程度不高，工作中精神不集中导致不应当发生的问题发生；

（2）核对、审核人员的责任心不强，职业道德水准要求不高；

（3）病区护士没有仔细核对，工作不认真。

结论：静脉用药集中调配中心的某些工作人员对待本职工作责任心不强，重视程度不够，没有调整到最佳的工作状态，难以做到认真地对待每一次简单而重复的重要工作，以至于造成严重后果。只有把重视工作的细节、工作的流程与重视病患的生命安全等同起来，抓好多重保障的管理工作，才能真正做到疏而不漏。

结果：相关领导与工作人员都受到处罚，并面临巨大数额的赔款。

（二）对药品化学名、商品名混淆问题

本工作任务导入的案例就是对药品名称混淆的最好诠释。其案例分析如下：

案例分析：

（1）静脉用药集中调配中心的摆药、加药混合调配人员对药品的熟知程度不够导致不应当发生的问题发生；

（2）核对、审核人员的责任心不强，存在侥幸心理，认为有多重工序的工作人员把关，不会出现纰漏，因此工作不够细心；

（3）病区护士对常用药品知识缺乏，工作态度不够认真。

结论：从上述案例可以看出，静脉用药集中调配中心的工作人员对其工作环节知识掌握的熟练程度不够、责任心不强，没有把病人的生命健康视作工作的第一要务。因此，在学习本环节的内容时，除了业务水平和能力的学习外，还要有职业道德方面的学习，并具备很强的责任意识和对生命的敬畏。

记住每一种药品的不同规格、不同产地、主治功效以及调配与使用注意事项，记住同一药品的多种不同名称等是静脉用药集中调配中心相关工作人员必须具备的业务能力，因为在日常工作中经常会遇到这种情况，一旦取错药品、核对不及时就会给病人的身心带来危害。

（三）每天在备药过程中要注意安全

注意区分不同规格的安瓿瓶，防止易碎的安瓿伤害到自己，且防止污染周围的环境。一旦出现碎裂状况及时按药品回收分类处理原则处理。

（四）贴签

输液标签应贴于输液袋正面药名、剂量、浓度的侧方或输液瓶（包括玻璃输液瓶）的侧面，以方便核对、使用。

（五）摆药

如有合并用药或用少于1支（瓶）的标示量药品时应在输液标签上予以注明，以便引起注意。

二、注意在摆药过程中进行核对与再审核

（1）在摆药过程中注意核对药品名称、规格、剂量，以及输液剂的品种和剂量。要双人核对并签字。

（2）在摆药过程中还要注意审核输液标签上是否存在药物配伍禁忌、溶媒选择与药物浓度等问题，纠正审方时可能有的疏漏。例如韦迪（泮托拉唑）不可加到5%的葡萄糖注射液中；500ml的5%的葡萄糖输液剂中加氯化钾不可超过1.5g；500ml的5%的葡萄糖输液剂中加胰岛素不可超过十单位等，这些问题看似容易简单，当你真正进入环境进行工作时，需要的是认真、负责、耐心，以及熟练地使用摆药所需的相关知识与技能。

三、二级药库管理注意事项

（1）每一个静脉用药集中调配中心都应配有独立二级药库，从大的药库取回的所有药品都应按规定进行规范管理。

（2）首先由专门人员根据二至四天病区的用药品种以及用药量向总库进行申请取药，专门的药品配送人员送到静脉用药集中调配中心，由静配中心人员接收入库。在该过程中需要对药品规格、产地以及数量进行严格的校对，如果有问题及时处理。（此处需要一位对所有静脉用药药品的规格，产地，包括对每一件药品含有多少只小包装药品都非常熟悉，而且非常细心的工作人员进行把关。）

（3）将核对好的药品入库处理，进行入库上药架。要求熟练地掌握每种药品的不同规格、所在位置以及摆放要求。熟记药品在不同区域所放置的位置是为了工作节省时间，提高工作效率。

（4）点库　将所有的药品按要求进行分组，再将所有的工作人员进行分组，每一组药品配两个以上工作人员组，根据库存量进行严格核对，点库是一项非常重要的工作，其作用包括：①盘点库存。根据药品数量的核对可以检验药品进库时的准确性，共同将药品上架，唱校核对，确保进库准确。要求药品进库核对人员一定要非常细心，

避免错误和损失发生；②核对也是检验工作人员对药品的熟悉程度，如果对药品的规格以及产地不熟悉，将会降低工作效率，并存在安全隐患；③点库还有一个重要的作用，分工负责定期检查药品有效期，药品质量，并记录。盘查一个月所有的工作成果，对所有的问题进行公开处理，提高静配中心工作人员对医疗安全的认识。

任务拓展

一、废品管理

1. 废品的含义 静脉用药集中调配中心调配的输液成品如有下列任何一种情况，应视为废品，不得用于临床治疗：①输液成品与输液单不相符；②输液成品与输液单质量标准不相符；③输液成品在调配过程中可能被污染。

2. 废品的认定 具备下列条件之一的均判定为废品：①调配篮内的药品或药品空瓶、空安瓿与输液标签不相符；②调配当事人肯定有调配错误表示；③旁人指证是调配错误而调配当事人不能确定。

成品输液与静脉药物输液质量标准不相符造成的废品，应在肉眼条件下看到成品输液出现变色、混浊、沉淀等物理变化或有异物、渗漏等。

成品输液在调配过程中可能被污染而造成的废品，如调配使用的针筒可能是不密闭的或调配药液时未按规定进行消毒等。

3. 废品的处理 出现废品后首先应全面了解情况，分析原因、确认废品、明确责任人。废品应按规定的流程报损。根据废品药物的性质妥善处理（倾倒稀释或回收焚烧），同时应做记录，并按流程和要求重新调配。

目标检测

一、单选题

1. 下列关于静脉用药集中调配所需药品与物料领用管理规程的说法错误的是（ ）

　　A. 药品的请领应当根据每日消耗量，填写药品请领单，定期向药库请领

　　B. 静脉用药集中调配中心（室）不得调剂静脉用药调配以外的处方

　　C. 静脉用药集中调配中心（室）可以直接对外采购药品

　　D. 药品、物料的请领、保管与养护应当有专人负责

　　E. 药师验收药品时应当核对品名、规格、数量、包装及有效期等内容

2. 长期医嘱是指执行两次以上的定期医嘱，有效时间在（ ）小时以上

　　A. 6　　　　　　　　　B. 12　　　　　　　　　C. 24

　　D. 36　　　　　　　　E. 48

3. 下列关于摆药核对操作，说法错误的是（ ）

　　A. 不同批次的调配药品用不同颜色的药筐存放，同一批次采用相同颜色的药筐

B. 药师摆药应当双人核对，并签名或盖签章

C. 将摆有注射剂与贴有标签的输液袋（瓶）的容器通过传递窗送入洁净区操作间，按病区和药物性质不同码放于药架（车）上

D. 输液标签必须将原始标签覆盖

E. 摆药核对操作必须严谨认真负责

4. 摆药时需检查药品的项目不包括（　　）

    A. 药品规格　　　　　B. 药品厂商　　　　　C. 药品剂量

    D. 药品名称　　　　　E. 药物配伍禁忌

5. 下列关于医疗废物的相关内容，说法错误的是（　　）

    A. 静脉用药集中调配中心对该部门医疗废物应有专门的管理制度

    B. 静脉用药集中调配中心垃圾的分类，有医疗垃圾和生活垃圾

    C. 医疗废物专用包装物、容器，应当有明显的警示标识和警示说明

    D. 医疗废物专用包装物、容器的标准和警示标识的规定，由国务院卫生行政主管部门制定

    E. 医疗卫生机构应当及时收集本单位产生的医疗废物，并按照类别分置于专用包装物或者容器内

6. 静脉药物输液标签（输液配置单）内容不包括（　　）

    A. 病区、床号　　　　　　　　　　B. 姓名、住院号

    C. 药品名称、规格、数目　　　　　D. 摆药者、加药者、审核者、执行者

    E. 药品不良反应、价格

7. 药品堆码与散热或者供暖设施的间距、距离墙壁间距、距离房顶及地面间距分别是不少于（　　）cm

    A. 25，15，5　　　　B. 30，20，10　　　　C. 35，25，15

    D. 40，30，20　　　　E. 45，35，25

8. 药品出现下列情况，不需申请报损的是（　　）

    A. 药物外观出现发霉

    B. 药物出现浑浊现象

    C. 药品超过有效期

    D. 药库在储存、搬运过程中出现的包装破损等情况，经确认不能被使用的药物

    E. 药库在储存、搬运过程中出现的包装破损等情况，经确认能被使用的药物

9. 一次完成的医嘱，诊断性的一次检查、处置、临时用药，有效时间在24小时内是指（　　）

    A. 医嘱　　　　　　B. 长期医嘱　　　　　C. 短期医嘱

    D. 临时医嘱　　　　E. 有效医嘱

10. 医疗卫生机构在医疗、预防、保健以及其他相关活动中产生的具有直接或者间接感染性、毒性以及其他危害性的废物是指（　　）

    A. 医疗废物　　　　B. 医疗垃圾　　　　　C. 生活垃圾

    D. 医疗废品　　　　E. 生活废品

二、多选题

1. 长期医嘱单包括（　　）

   A. 患者姓名、科别、住院病号　　　B. 起始日期和时间

   C. 长期医嘱内容　　　D. 停止日期和医师签名

   E. 执行时间

2. 下列关于贴签、摆药操作正确的是（　　）

   A. 摆药前药师应当仔细阅读、核查输液标签是否准确、完整，如有错误或不全，应当告知审方药师校对纠正

   B. 按输液标签所列药品顺序摆药，按其性质、不同用药时间，分批次将药品放置于不同颜色的容器内；按病区、按药物性质不同放置于不同的混合调配区内

   C. 摆药时需检查药品的品名、剂量、规格等是否符合标签内容，同时应当注意药品的完好性及有效期，并签名或者盖签章

   D. 每日完成摆药后，应当及时对摆药准备室短缺的药品进行补充

   E. 补充药品时，应当注意药品有效期，按"先进先用、近期先用"的原则

3. 药品请领的相关叙述正确的是（　　）

   A. 药品、物料的请领应当有专人负责

   B. 静脉用药调配中心（室）药品的请领应当根据每日消耗量，填写药品请领单，定期向药库请领

   C. 静脉用药调配中心（室）可调剂静脉用药调配以外的处方

   D. 静脉用药调配中心（室）不得直接对外采购药品，所需的药品一律由药学部门药品科（库）统一采购供应

   E. 药品请领单应当有负责人或指定人员签名

4. 某药品说明书中规定，此药的贮藏条件为密闭阴凉处，则其实际的储存条件为（　　）

   A. 用不透明的容器包装药品　　　B. 将盛装药品容器密闭

   C. 将盛装药品容器密封　　　D. 药品贮存处温度不超过20℃

   E. 药品贮存处温度在2℃～10℃

5. 对输液进行定批次的基本原则叙述错误的是（　　）

   A. 第一批一般为抗生素、主要治疗药物及调配后稳定性较差的药物

   B. 第二批一般为普通营养药物

   C. 第三批一般为TPN及调配后稳定性较长的药物及空瓶（无需加药）

   D. 第四批为抗生素

   E. 第五批为Bid的治疗药、普通药

三、简答题

1. 简述摆药过程中的常见问题。

2. 查阅资料说明下列医院处方签上常用给药方法文缩写的中文含义。

Tid　Bid　qid　qd　qn　qm　qh　st　q2h　prn　q3h　sos　Dc　Aa　Ad　Inj　Po qod　biw　am　pm　ID　H　IM/im　12n　12nm　hs　ac　pc　IV/iv　ivgtt　q4h

3. 用简图的形式写出摆药工作流程。

工作任务二　静脉用药混合调配操作实训

任务导入

典型案例： 某医院静脉用药集中调配中心，某年某天中班，静脉用药调配工作人员马某，在工作中为入院接受化疗的患者艾××配制多西他赛输液。

马某所配输液由病区护士为艾某输液时，该患者突然拒绝用药，并且情绪激动地说药液状态不对。病区护士并不清楚该药物的溶解状态，但及时反馈给 PIVAS 当值的主管药师，PIVAS 派人与患者沟通，艾某特别痛苦，哭诉不停。此事件给病患治疗的依从性带来严重的影响，并留下心理上的阴影。

此案例因马某工作马虎导致患者情绪波动而影响了正常的治疗工作，其中调配、成品输液检查等多个环节均有核对把关，出现这样的问题意味着上述环节没有按规定要求正确的进行，因而造成医疗事故，即对病患产生了不必要的伤害，也影响医院的声誉，同时上述案例还说明正确、熟练地进行静脉药物调配技术工作的重要性与严肃性。

本次工作任务是练习一般静脉药物调配加药的操作技术，采用实训演练方式。

任务分析

通过洁净室环境条件的控制及正确使用，进行调配前的校对、按程序加药混合调配操作、清场，及成品输液的核对、包装与发放操作。

要求学会正确使用水平层流洁净台，熟知一般静脉药物的混合调配操作程序，具备熟练调配安瓿剂、粉针剂药品的能力；熟练清场工作；初步掌握水平层流洁净台的清洁、消毒与维护工作，明确成品输液的包装和发放程序以及注意事项，能解决调配过程中发生的常规问题。

此次工作任务的关键点是调配程序与加药混合技术，包括一次性注射器的使用；安瓿剂、粉针剂、输液剂的消毒与开启，药液的抽取与注入等；成品输液的包装与发放；水平层流洁净台的操作与维护。

相关知识

一、静脉用药混合调配操作程序

根据我国《静脉用药集中调配操作规程（2010）》第六条中相关内容，静脉用药混合调配的具体操作如下：

（一）调配操作前准备

（1）在调配操作前30分钟，按操作规程启动万级洁净间和水平层流工作台净化系统，并确认其处于正常工作状态，操作间室温控制于18℃～26℃、湿度40%～65%、室内外压差符合规定，操作人员记录并签名；

（2）接班工作人员应当先阅读交接班记录，对有关问题应当及时处理；

（3）按更衣操作规程，进入洁净区操作间，首先用蘸有75%乙醇的无纺布从上到下、从内到外擦拭水平层流洁净台内部的各个部位。

（二）将摆好药品容器的药车推至层流洁净操作台附近相应的位置

图3-9为摆药车位置图。

（三）调配前的校对

调配药学技术人员应当按输液标签核对药品名称、规格、数量、有效期等，确认无误后，进入加药混合调配操作程序。图3-10为调配人员核对、准备工作操作流程图。

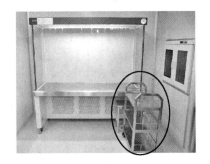

图3-9 摆药车位置图

（四）调配操作程序

（1）选用适宜的一次性注射器，拆除（撕开）外包装，旋转针头连接注射器，确保针尖斜面与注射器刻度处于同一方向，将注射器

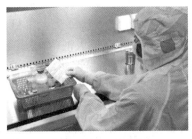
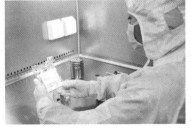
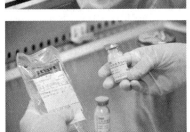
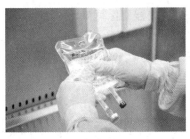

图3-10 调配人员核对、准备工作操作流程图

由左到右顺序为：从药筐中取出输液标签、核对输液剂、

核对药品、检查输液袋是否完好。

垂直放置于层流洁净台的内侧，图3-11为拆除注射器外包装与注射器正确连接方式操作流程图。

（2）用75%乙醇消毒输液袋（瓶）的加药处，放置于层流洁净台的中央区域。

（3）从安瓿中抽吸药液，加入输液袋中 具体操作步骤为①砂轮事先用75%乙醇消毒，用手轻拍安瓿颈部，使安瓿颈部药液流至体部，用砂轮在安瓿颈部划一道环形锯痕，用75%乙醇消毒此处（安瓿瓶颈），用左手手指持住安瓿体部，右手手指持住安瓿颈部，双手将安瓿颈部向右呈45°再向后用力折断，注意要对着水平层流洁净台侧壁

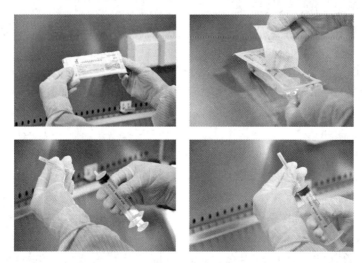

图 3-11　拆除注射器外包装与注射器正确连接方式操作流程图

由左到右顺序为：核对注射器有效期、拆注射器外部包装、
旋转针头连接注射器、检查针尖斜面与注射器刻度处于同一方向。

打开安瓿，不要对着高效过滤器打开，以防药液溅到高效过滤器上。将打开后的安瓿放在注射器的同一区域，距离 5cm，将安瓿颈部部分丢弃在垃圾桶内；②注射器针头进入安瓿不超过 1/3，针尖斜面朝上，靠在安瓿瓶颈口，拉动针栓，抽吸药液，抽取药液时，不可用手握住注射器针栓，只能持针栓柄；③药液抽取完毕，将针头垂直朝上，轻拉针栓，使针头中的药液流入注射器内，并使气泡聚集在注射器上部，驱除起泡；④将注射剂针头从加药口插入输液袋，轻推活塞，将药液注入输液袋中，摇匀，不可速度过快。整个过程应保持处于"开放窗口"。

　　注意：如只抽吸部分药液（非整支药品），则必须有标识，并在加入输液袋前应仔细查看注射器刻度，缓慢推注，即将达到加液量时，应再次查看刻度，进行确认。图 3-12 为开启安瓿的操作流程图。图 3-13 为从安瓿中抽取药液、注入输液瓶（袋）中的操作流程图。

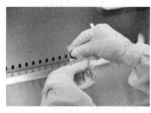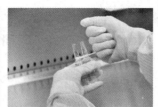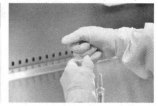

图 3-12　开启安瓿的操作流程图

由左到右顺序为：砂轮划割安瓿瓶颈、消毒安瓿瓶颈、开启安瓿瓶

　　（4）从瓶装药液中抽吸药液，加入输液袋中　　所加液体为玻璃瓶装溶液，先将保护性瓶盖（多为金属易拉环）取下，用 75% 乙醇消毒瓶口，用注射器从瓶塞中间部位刺入，向瓶内注入与药液等体积的空气，倒转药瓶，保持针头在液面以下，吸取药液，边吸边退针头，至吸完后拔针。将药液通过加药口注入输液袋中，摇匀。整个过程应

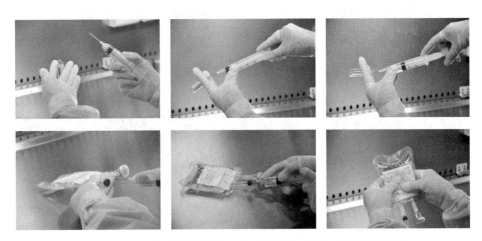

图 3-13 从安瓿中抽取药液、注入输液瓶（袋）中操作流程图
由左到右顺序为：注射器针尖斜面朝上、抽取安瓿中药液、靠近安瓿瓶颈口
抽取药液、将药液注入输液袋中、输注完毕后检查输液袋有否渗漏

注意保持处于"开放窗口"。

（5）溶解西林瓶中的药品，加入输液袋中 具体操作步骤为①除去西林瓶盖，75%乙醇消毒西林瓶口胶塞，放在注射器的同一区域，距离5cm；②注射器抽吸适量相溶的静脉注射用溶媒，针尖斜面朝上，挤压西林瓶口的胶塞，再将针筒竖直，穿刺胶塞，注入于粉针剂的西林瓶内，轻轻振荡直至溶解完全，对部分难溶药品可使用振荡器帮助溶解，如震荡产生泡沫，应静置片刻，待泡沫减少后再进行下一步骤；③待全部药物溶解混匀后，用同一注射器抽出药液，将药液通过加药口注入输液袋中，摇匀。整个过程应注意保持处于"开放窗口"。图3-14为去除西林瓶盖的操作流程图。图3-15为粉针剂调配操作流程图。

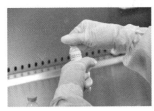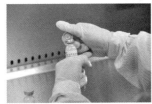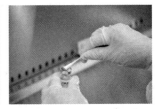

图 3-14 去除西林瓶盖的操作流程图
由左到右顺序为：按住西林瓶外铝盖、去除西林瓶盖、消毒西林瓶盖的中心位置

（6）完成某一批次的静脉药物混合调配后，核对该批次的调配数量以及调配篮支数，并在每次调配结束后，将混合调配好的成品输液、空西林瓶、安瓿和残留药液核对后，放入篮子内（注意避免扎破输液袋），再次核对输液标签与所用药品名称、规格、用量，准确无误后，加药调配操作人员在输液标签上签名或者盖签章确认，标注调配时间，并将备份输液标签及其他相关信息一并放入调配筐内，从传递窗送出至成品核对区，以供检查者（药师）再核对，图3-16为调配结束后核对操作流程图。

（7）每完成一组输液调配操作后，应当立即清场 ①首先，检查该批次输液的调

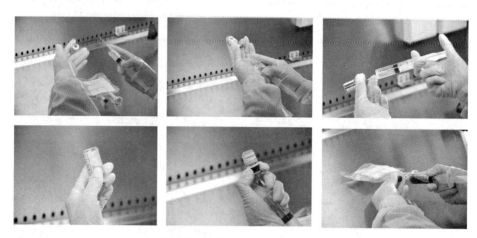

图 3-15　粉针剂调配操作流程图

由左到右顺序为：注射器针尖斜面朝上、针尖斜面对准西林瓶、注入溶剂于西林
瓶中、轻轻振摇西林瓶使药物溶解、抽取西林瓶中药液、将药液注入输液袋中

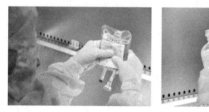
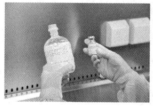
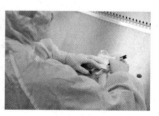

图 3-16　调配结束后核对操作流程图

由左到右顺序为：检查含药输液袋是否有渗漏、核对、签名

配工作台面及预调配药品摆放区，确保无遗留物品，即并不得留有与下批输液调配无关的任何药品、余液、用过的注射器和其他物品；②用蘸有 75% 乙醇的无纺布擦拭清洁水平层流洁净台台面，除去残留药液；③把污针筒、毁形针头、污物集中放置污物区，由保洁人员统一外送处理；④调配间隔时间较长时，要清洁调配人员座凳、开启水平层流洁净台的紫外线灯消毒。

（五）每天调配工作结束后，按操作规程的清洁消毒操作程序进行清洁消毒处理

（六）静脉用药混合调配注意事项

（1）不得采用交叉调配流程　交叉调配：系指在同一操作台面上进行两组（袋、瓶）或两组以上静脉用药混合调配的操作流程；

（2）静脉用药调配所用的药物，如果不是整瓶（支）用量，则必须将实际所用剂量在输液标签上明显标识，以便校对；

（3）若有两种以上粉针剂或注射液需加入同一输液时，应当严格按药品说明书要求和药品性质顺序加入；对肠外营养液、高危药品和某些特殊药品的调配，应当制定相关的加药顺序调配操作规程；

（4）调配过程中，输液出现异常或对药品配伍、操作程序有疑点时应当停止调配，报告当班负责药师查明原因，或与处方医师协商调整用药医嘱；发生调配错误应当及时纠正，重新调配并记录。

【**全国卫生专业技术资格考试考点提示**】静脉用药混合调配操作规程

二、成品输液的核对、包装与发放操作程序

根据我国《静脉用药集中调配操作规程（2010）》第七条中相关内容，静脉用药混合调配的具体操作如下：

（1）成品输液的检查、核对操作程序

①核对药师认真检查成品输液的外观，看有无沉淀、变色、异物，并检查输液袋（瓶）有无裂纹等。肠外营养液应检查有无油滴析出或分层现象；

②对成品输液进行挤压试验，观察输液袋有无渗漏现象，尤其是加药口位置；

③按输液标签内容逐项、仔细核对加药篮内的所用输液、安瓿和/或西林瓶与输液标签上标识的药品名、规格、剂量和数量是否一致；根据原始处方检查输液标签；

④核检非整瓶（支）用量的患者的用药剂量和标识是否相符；

⑤确保静脉输液标签中的计算正确，必要时重新调配；

⑥核对时发现错误应及时通知调配人员和当班负责药师，纠正错误须按常规程序进行；

⑦检查各岗位操作人员签名是否齐全，确认无误后核对者应当在静脉输液标签上签名或盖签章并通过；

⑧核查完成后，空容器、针筒等医疗废物按规定进行处理。图3-17为成品输液检查、核对与包装流程图。

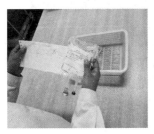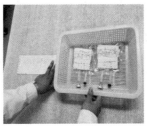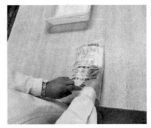

图3-17　成品输液的检查、核对与包装流程图

由左到右顺序为：检查含药输液袋是否有外观变化、核对、签名、装外包装袋

【**全国卫生专业技术资格考试考点提示**】成品输液的检查、核对操作规程

（2）经核对合格的成品输液，用适宜的塑料袋包装，按病区分别整齐放置于有病区标记的密闭容器内，送药时间及数量记录于送药登记本。在危害药品的外包装上要有醒目的标记。图3-18为传统成品输液传送与轨道成品输液传输系统；图3-19为轨道传输系统成品输液传送操作流程图。

（3）将密闭容器加锁或加封条，钥匙由静配中心和病区各保存一把，配送工人及时送至各病区，由病区值班护士开锁或启封后逐一清点核对，并注明交接时间，无误后，在送药登记本上签名。

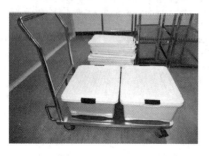
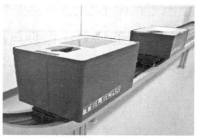

图 3-18　为传统成品输液传送与轨道成品输液传输系统

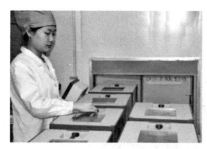
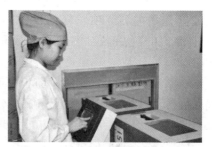

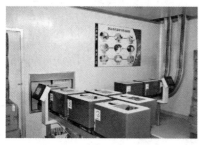
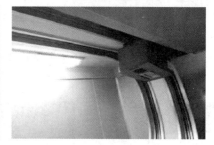

图 3-19　轨道传输系统成品输液传送操作流程图

由左到右顺序为：1. 轨道式成品输液传送箱装箱；2. 轨道传输系统
电子操作屏；3. 轨道式成品输液传递箱发送；4. 轨道式成品输液传输中

三、发生锐器伤的处理流程

操作人员在工作过程中不慎发生锐器伤时，应立即按照锐器伤处理流程采取相应措施，具体流程如下：

（1）立即由伤口近心端向远心端轻轻挤压，尽可能挤出损伤处的血液；

（2）立即用肥皂水或清水冲洗伤口；

（3）用 75% 乙醇或 0.5% 碘仿，对创面进行消毒，并包扎伤口。

四、水平层流洁净台的清洁、使用与维护

我国《静脉用药集中调配质量管理规范（2010）》第五条第三款规定：配备百级水平层流洁净台，供肠外营养液和普通输液静脉用药调配使用。

水平层流洁净台虽然创造了局部百级的洁净环境，一旦有工作人员在使用其调配药品，就会产生紊流。另外，层流洁净台不是灭菌柜，如果气流的上游发生污染，则

下游必受污染。因此，正确了解洁净气流的走向，在最洁净、最安全的地方，用最合理的无菌调配技术调配药品是静脉用药集中调配技术的关键所在。

（一）水平层流洁净台的清洁、使用

（1）水平层流工作台主要用于调配对人员没有危害的药物，诸如：电解质、肠外营养药物等。

（2）水平层流台划分为3个区域　①内区：最靠近高效过滤器的区域，距离高效过滤器10~15cm，可用来放置已打开的安瓿和其他一些已开包装的无菌物体；②工作区：工作台的中央部位，所有的调配应在此区域完成；③外区：从台边到15~20cm距离的区域，用来放置有外包装的注射器和其他带外包装的物体。

（3）每天在操作开始前，首先用干湿清洁毛巾进行表面除尘，经多次毛巾擦过之后，确认无尘，再用75%的酒精仔细擦拭、消毒工作区域的顶部，两侧及台面，顺序应从上到下，从前到后，从里到外，要擦全面；在调配过程当中，每完成一个患者的加药调配后，用75%的酒精消毒台面。

（4）物料放入工作台前，应用75%的酒精擦拭其整个外表。

（5）尽量避免在工作台面上摆放过多的用品，大件物品之间的摆放距离应为15cm左右，诸如输液袋；小件物品之间的摆放距离应为5cm左右，诸如安瓿和西林瓶等；下游物品与上游物品的距离应为物品直径的3倍。

（6）工作台面上的无菌物品或调配操作时的关键部位需保证第一洁净的空气从其流过，即该无菌物品或关键部位与高效过滤器之间应无任何物体阻碍，这就是"开放窗口"的含义，它可保证抽取药液和加药的无菌。

（7）避免把物体放置过于靠近高效过滤器，所有的操作应在洁净空间（离洁净台边缘10~15cm）内进行，由于工作台外延区域是万级空气与百级空气的交汇处，如果操作太靠近此区域，所调配的物品相当于在万级环境下调配，水平层流洁净台不能起到相应的作用。

（8）至少在操作前半小时启动机器，即接通水平层流洁净台电源。

（9）打开水平层流洁净台设备面板上的钥匙开关，电源指示灯亮，按下风机开关，同时打启紫外线灭菌灯，风机工作正常，紫外线灭菌灯工作正常。注意在确保没有人员在场的情况下，开启紫外灯灭菌。

（10）等待灭菌30分钟。

（11）正式使用，按下照明开关，关闭紫外线灭菌灯。

（12）用手检查正前方的送风口，有送风。

（13）调配完毕，首先清除操作区台面上的杂物（清除杂物时当心留在台面上的碎玻璃片划伤手或划伤台面），再用干湿清洁毛巾擦一遍，最后用医用酒精喷在纱布上对操作区、内壁板、不锈钢网板台面板进行消毒，要擦全面。

（14）按下照明开关，关闭照明；按下风机开关，关闭风机；关闭水平层流洁净台设备面板上的钥匙开关。

（二）水平层流洁净台操作注意事项

（1）进行药物混合调配时，注意所有的配药操作必须在工作台中间区域，不得将任何东西置于前吸风口。

（2）避免在洁净空间内剧烈地动作，避免在调配间咳嗽、打喷嚏或说话；应严格遵守无菌操作规则，手应严格避免接触无菌部位；另外不要把手腕或胳膊肘放置在台面上，不要把手放置在所调配物体的空气流向的上方。

（三）水平层流洁净台的维护

水平层流洁净台的初效过滤器应定期进行清洗或更换；高效过滤器只可以更换，不可清洗。

【全国卫生专业技术资格考试考点提示】 水平层流洁净台操作规程

五、静脉用药混合调配后的清场工作

本项目工作任务一中对清场工作的相关内容已经阐述，因此不再赘述。

任务准备

成立项目工作小组（4~6人为一小组），组内人员按实际工作需要查阅相关资料，分工协作完成下列准备工作：

一、水平层流洁净台操作间（万级）清洁与维护的准备工作

（1）进入水平层流洁净台操作间 更换洁净服，包括：洁净服、鞋、洁净手套、帽子、洁净口罩，由控制区进入洁净区（一更、二更）。

（2）输液标签、75%乙醇、无纺布、药筐、签字笔、锐器盒、砂轮、医用垃圾筐。

（3）查阅相关资料，熟悉水平层流洁净台操作间的维护工作程序和操作。

二、核对、加药调配与清场准备工作

1. 核对准备工作 复习以往所学相关知识和内容，包括《有机化学》、《药理学》、《药物化学》、《临床药物治疗学》和《药剂学》等，熟悉常用药品的商品名和化学名（同一药品）、规格、配伍禁忌、溶解性等内容，尤其是溶解性方面的知识，进一步夯实核对工作的理论基础。

2. 加药调配与清场准备工作 熟读《静脉用药集中调配操作规程（2010）》第六条静脉用药混合调配操作规程，对加药调配与清场的程序、要求和注意事项等内容理解、熟记。

三、成品输液的核对、包装与发放的准备工作

熟读《静脉用药集中调配操作规程（2010）》第七条成品输液的核对、包装与发放操作规程，对成品输液的核对、包装与发放的程序和要求的内容理解、熟知。

任务实施

以项目小组为单位，虚拟工作角色，并根据工作角色承担的任务，交替进行各岗位实训，以确保每位学生能在此次实训的不同工位上进行操作训练，达到相互配合、协调完成整个实训项目的目标。

一、操作人员进入水平层流洁净台操作间

提前做好准备工作，按规定标准换洁净服（洗手、戴口罩、帽子，换洁净服、鞋），进入洁净区操作间，按操作规程启动洁净间和水平层流洁净台净化系统，操作间室温、湿度按规定标准控制于适宜范围内，室内外压差符合规定，并确认其处于正常工作状态，操作人员记录并签名。

二、水平层流洁净台操作间的清洁实训

以项目小组为单位，在模拟实训基地按照万级洁净区（水平层流洁净台操作间）的清洁、消毒程序进行操作工作的实际演练。

用蘸有 75% 乙醇的无纺布从上到下、从内到外擦拭水平层流洁净台内部的各个部位、药车、传递窗等。

操作人员在控制区将要进行调配的药品放入经过 75% 乙醇擦洗的药篮中，从控制区侧放入传递窗内，经紫外灯消毒 30 分钟后，由在洁净区内的操作人员取出，进行调配。

三、静脉药物混合调配操作实训

1. 从摆药者处通过传递窗接收已摆好的药品，放置于药车上；
2. 核对标签内容与药篮内的药品是否相符；
3. 用 75% 乙醇消毒输液袋（瓶）的加药口后，放置在水平层流洁净台的中央区域；
4. 撕开一次性注射器的外包装，旋转针头连接注射器；
5. 从安瓿中抽吸药液，加入输液袋中；
6. 从瓶装药液中抽吸药液，加入输液袋中；
7. 溶解西林瓶中的药品，加入输液袋中；
8. 将混合调配好的输液袋、空西林瓶、安瓿核对后，放入篮子内（注意避免扎破输液袋），在输液袋标签上签字确认；
9. 通过传递窗将已调配好的成品输液送至成品核对区，再经药师核对。

四、核对、清场岗位实训

以小组为单位根据学习要求完成静脉药物混合调配后的核对、清场工作。

五、成品输液核对实训

从调配者处接收完成调配的成品输液，按要求进行成品输液的核对工作。

六、成品输液包装和分送实训

1. 药师核对成品输液后，按病区和批次分类，登记数量。
2. 装入一次性塑料袋，包装封口。
3. 按病区划分装上各病区成品输液专用车或轨道专用车，分别送往各病区。

4. 值班护士在场情况下，清点成品输液的数量，交给病区护士。

5. 护士确认无误后，签字接收，并注明接收时间。

（检查评议）

该任务的完成情况主要包括学生的资料准备、虚拟工作角色、水平层流操作间的清洁、消毒与维护；静脉药物混合调配（冲配）、核对与清场；成品输液核对、包装与分送；团队合作与纪律情况，以及实训工作报告书写质量等几个方面进行评价。详细内容见表3-3。

表3-3　任务完成检查评议表

评价内容	分值	评定等级			得分
		A（权重1.0）	B（权重0.7）	C（权重0.4）	
学习与工作态度	10	态度端正，学习方法多样，上课认真，积极主动，责任心强	学习态度较好，学习主动性不强，上课认真，有责任心	学习态度较差，被动学习，上课不认真	
工作前准备情况	25	理论问题研究与学习到位，实际操作所需准备工作齐全有序，有工作前准备情况记录	准备工作一般，基本能满足完成该项任务	准备工作差，不能满足完成本项工作任务	
实际工作（操作）情况	35	按规定进入工作区域；按要求进行水平层流操作间的清洁与维护；按标准操作规程进行输液标签的核对与加药调配工作；能解决常见的问题、纠正错误；核对成品输液、包装与发放工作；整个实训过程有交接、有记录，团队合作与纪律情况非常好	能按流程基本完成工作任务，对理论部分内容掌握尚可，能解决工作中出现的一般问题。团队合作与纪律较好	完成工作任务质量较差，对理论部分内容掌握不好，不能解决工作中出现的一般问题。团队合作与纪律差	
工作结束清场情况	20	按规定要求清场工作进行迅速、完成质量较好，工作台面整洁	按规定进行清场工作，工作台面较整洁	能进行清场工作，工作台面较凌乱	
工作报告撰写质量	10	报告格式规范、内容完整、字迹清晰	报告格式较规范、内容较完整、字迹较清晰	报告的格式、内容基本符合要求	

任务完成总计得分：

（任务总结及问题与防治）

一、混合调配、清场及核对工作常见问题及纠正

（1）混合调配时注意药物溶解度问题　物质的溶解是溶质和溶剂的分子或离子相

互作用的过程。溶解度是系指某物质在一定温度下（气体在一定压力下），一定量某溶剂中能溶解该溶质的最大量。溶解速度是指在某一溶剂中某物质单位时间内溶解的量。复习《药剂学》中液体药剂章节中关于影响溶解度与溶解速度的因素，增加药物溶解度的方法等内容。在混合调配前应对要调配药品的溶解性质充分了解，在混合调配的过程中要细心，注意观察混合调配过程中药液外观的变化，出现异常情况应及时上报并纠正。

例如：输液外观变化有产生泡沫、出现絮状物等现象，主要是一些药物溶解度较小，需要特殊溶剂先进行溶解，再稀释到相应输液剂中。因溶剂环境发生变化，致使药物溶解度与溶解速度也发生变化，所以，在混合调配过程中需注意药物溶解放置的时间问题、调配溶剂的先后次序问题等，以免出现这类问题，给患者造成伤害。

本工作任务导入中的案例，就是在静脉药物混合调配时药物的溶解度与溶解速度较小，溶解操作上有要求而未达到导致，见案例分析。

案例分析：多西他赛注射液药品说明书如下：

【通用名】多西他赛注射剂

【英文名】Docetaxel Injection

【商品名】奥名润、艾素、泰索帝、多帕菲

【规格】1ml∶20mg；2.0ml∶80mg（溶剂6.0ml/瓶）

【辅料】柠檬酸；吐温-80；无水乙醇

【性状】固体粉针或澄明注射液（黄至棕黄色的黏稠液体，配有溶剂）

【用法用量】多西他赛只能用于静脉滴注。最终浓度不超过0.9mg/ml。根据计算病人所用药量，临用前将多西他赛所对应的溶剂全部吸入对应的溶液中，轻轻摇混合均匀，将混合后的药瓶室温放置5分钟，然后检查溶液是否均匀澄明，根据计算病人的所用药量，用注射器吸入混合液，注入5%葡萄糖注射液或0.9%氯化钠注射液的注射瓶或注射袋中，轻轻摇动，混合均匀，或者用注射器吸取所需剂量，稀释到5%葡萄糖注射液或0.9%氯化钠注射液中，轻轻摇动，混合均匀，最终浓度不超过0.74mg/ml。多西他赛的推荐剂量为75mg/ml滴注一小时，每三周一次。

该药品有浓缩液和粉针两种形式，前者为先用吐温-80和乙醇溶解成黄色澄明浓缩液，例如80mg多西他赛（无水）的多西他赛三羟化合物，溶解于2.0ml吐温-80中而制成。每毫升该注射液含有40mg无水多西他赛，使用时用该药品同包装的溶剂，其浓度为13%（W/W）的注射用乙醇（以95%计）水溶液进行溶解，再注入到相应的输液剂中即可，也有直接把多西他赛制成溶液，使用时稀释于相应的输液剂中。

后者为粉针剂，一个完整的小包装中应有一支溶媒以及一瓶多西他赛粉针，其说明书中规定临用前将多西他赛所对应的溶剂全部吸入对应的溶液中，轻轻摇混合均匀，将混合后的药瓶室温放置5分钟，然后检查溶液是否均匀澄明，根据计算病人的所用药量，用注射器吸入混合液，注入5%葡萄糖注射液或0.9%氯化钠注射液的注射瓶或注射袋中，轻轻摇动，混合均匀即可。

马某在该输液调配过程中，没有按说明书要求操作，因此导致：

①静脉用药集中调配中心的马某对该药品说明书中的溶解要求项虽然也清楚，但是责任心、职业操守和工作态度有问题，工作中注意力不集中，面对大量而繁重的工

作，只求速度，没有注意质量，没有按该药品的溶解时间进行放置，导致成品输液外观不正常。

②成品输液核对、审核人员对工作不认真，责任心不强，缺乏应具备的职业道德水准，没有及时发现问题，造成错误延续到患者用药时。

③病区护士由于专业所限，不能对药学专业领域出现的问题给予发现和解决，但该护士工作较认真，能就出现的问题及时反馈给静脉用药集中调配中心，没有造成更大的事故发生。

结论：静脉用药集中调配中心的工作人员应增强工作责任心，提高职业道德水准，树立以病人为中心的服务理念，同时要不断提高业务水平。

结果：医院相关工作人员均受到处罚，经过再三的解释、协商与调节工作，结果赔偿给患者以及家属经济及精神损失费，与此同时失去该患者的信任，影响其治疗。

（2）核对时，注意药品化学名、商品名混淆问题 该问题不仅是在摆药时易出现，在调配工作岗位上同样需要重视，因该内容在本项目工作任务一中已有讨论，可参看工作任务一相关内容，此处不再赘述。

（3）需要混合调配的药品在加药过程中应注意的时间问题 只许在规定使用时间点提前两个小时加药，目的是降低药物在输液中发生变化和被污染的几率。加药前一定要查看停药时间点，以免查看不及时造成自身的经济损失。

（4）加药过程中不允许药液污染容器瓶口，不允许把针头对着自己；注意加药方式，不允许在水平层流洁净台外进行操作。

（5）在加药的操作过程中如遇药品标识字迹不清、医嘱输液标签有疑问时，应立即停止该组药品的调配，与相关人员联系达成共识后方可再行调配，并记录。

（6）加药过程中由操作不当或失误造成药品破损、调配出错、调配失误等应立即向静脉用药集中调配中心负责人报告，及时更正或调整并记录。

（7）加药操作过程中途严禁随意离开，保持洁净操作间、工作台的清洁、整齐，确保调配质量。

（8）加药结束后保留注射器，在指定位置拿取锐器盒，拆卸针头，将针头放入锐器盒内，注射器放入医疗垃圾桶内。

二、成品输液核对、包装、分送过程中应注意的问题

1. 输液成品核对清场 核对者自传递窗取得输液成品后，经质量检查、复核无误后，应将调配篮内的药品空瓶、空安瓿、空输液袋等分类放入规定的盛器内与调配篮置于规定的区域内统一清洗、消毒、处理。

2. 锐器盒处理 ①锐器盒要符合国家标准，能够防渗漏、防穿刺；②锐器盒应每48小时更换一次，废弃的锐器盒须使用有效的封口方式，使封口严密紧实，并做好标识；③锐器盒不得重复使用，锐器不可折断或弯曲；④严禁直接用手传递或清理损伤性废物。

3. 包装清场 包装人员在完成某病区某批次的输液成品封口包装后，应仔细核对装箱数量，确认无误，并送往病区后，再行清洁包装区域，准备启动另一病区、另一批次的封口包装工序。

任务拓展或知识拓展

一、新型配液装置

目前，国内大多数PIVAS都在沿用传统的注射器加药法，工作量巨大，并且在溶解粉针剂的操作过程中需要多次穿刺瓶塞及反复抽拉活栓，使不溶性微粒进入液体瓶内，增加了污染的机会，同时也降低了工作效率。为了减少污染机会、加快工作速度，适应PIVAS同种药品集中调配的特点，探索更加科学、先进的调配方法，国内一些单位研制多种新型配液装置，介绍如下：

（一）组合式配液装置

1. 组合式配液装置　主要组件包括四部分：①双腔针头，针头内有两通道，一通道为药液流通的通道，另一通道与大气相通，通道的外口装有过滤器，可以截留空气中的微粒进入液体中，同时避免了因密封瓶中压力的增高引起药液的外溢，滤器膜外套一活塞；②滤器，孔径为 $0.45\mu m$；③球囊，标有刻度，有不同的型号；④多通装置，有三通、六通、十通等多种规格，多通装置的每一通道可安装一个双腔针头，每相邻的两个通道之间有一个水卡，调配药品时根据所需溶解药物的数量灵活开启或关闭水卡。使用时根据需要分别组合成配液装置1（图3-20）和配液装置2（图3-21）。

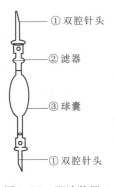

图 3-20　配液装置 1

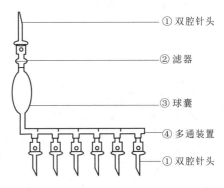

图 3-21　配液装置 2

该配液装置的各个组件（双腔针头、滤器、球囊、多通装置）均可根据需要自由拼接，球囊相当于传统注射器针栓活塞的作用，其使用还能精确定量非整瓶液体的配置。

2. 该配液装置的操作方法　将输液瓶悬挂在操作台的挂钩上，将配液装置上端的双腔针头插入输液瓶，另一端的多个双腔针头插入西林瓶，通过挤压液体输液瓶，观察球囊刻度即可排出多余的液体，再通过球囊的挤压传递可以一次完成药物的溶解和抽吸。

3. 该配液装置的特点　①遇到50ml、100ml等大容量的粉剂或针剂药物加入输液瓶中时，通过球囊的挤压传递可以一次完成药物的溶解和抽吸，配液装置不受西林瓶液量的限制，弥补了传统注射器的不足；②PIVAS实现的是药物集中调配，一般是将同种药品放置同一操作台进行混合调配，一种药物的混合调配可达几十支甚至上百支，由于该多通装置的使用可以一次完成几支甚至更多支药物的溶解和抽吸，使西林瓶穿刺次数减少，省时省力，且减少了微粒的来源；③部分药品在混合调配时经溶媒溶解后产生大量气体，例如头孢替安粉针经氯化钠注射液溶解后释放出大量 CO_2，硫普罗宁经碳酸氢钠溶解后也释放出大量气体，导致西林瓶内的压力剧增，如果使用注射器加药，极易将注射器的活塞顶出，导致活塞滑脱污染，且不利于操作者操作。该装置由于其双腔针头的气体通道滤器能快速平衡输液瓶和西林瓶内外的压力，避免液体滴漏，避免了此类情况的发生，尤其更适合细胞毒性药物的混合调配，其在整个混合调配中的完全密闭性，没有药物暴露的环节，极大地减少了对工作人员和环境的危害；④各组件自由拆装，便于清洁。

（二）新型溶药器

新型溶药器的结构为新型溶药器的一端是侧孔针头，针头的尾部连接滤器。滤器的孔径为 $0.45\mu m$，滤器的另一端连接三通、四通或多通装置，后者分别安装上数量不等的双腔针头。该针头内有 2 个通道，一个通道为药液流通的通道，另一个通道与大气相通。通道的外口装有过滤器，滤器外套一活塞。使用时，根据需要溶解西林瓶药物的数量，选择三通、四通或多通装置，每一通道上都有 1 个卡子，溶解西林瓶药物的数量少于 3 个时，可关闭多余的通道。新型溶药器见图 3-22，双腔针头见图 3-23。

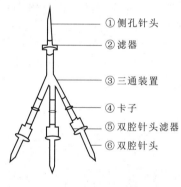

① 侧孔针头
② 滤器
③ 三通装置
④ 卡子
⑤ 双腔针头滤器
⑥ 双腔针头

图 3-22　新型溶药器图示

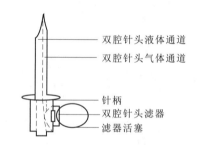

双腔针头液体通道
双腔针头气体通道
针柄
双腔针头滤器
滤器活塞

图 3-23　双腔针头图示

该溶药器的操作方法是常规开启消毒瓶盖，将新型溶药器侧孔针头刺入塑料瓶装输液瓶中，开放三通装置，双腔针头分别插入每个注射用某药物的西林瓶中，挤压液体瓶，液体同时流入西林瓶，此时不要拔出针头，摇动西林瓶溶解后，将西林瓶抬高倒置，可松手、挤压、松手反复的操作，利用负压的作用西林瓶的药液即可全部回抽至液体瓶，整个操作完全在一密闭状态下进行。

该溶药器主要是能明显减少复配液中微粒的数目。因为该溶药器避免了加药过程中反复抽拉注射器活塞，以及穿刺胶塞而造成的药液污染和杂质带入，实现的是一完全密闭状态下的操作。尤其是三通装置的使用可以一次完成对多支药物的抽吸，使西林瓶穿刺次数减少，减少了微粒的来源，而且溶药器的侧孔针头也能明显地减少微粒的产生。溶药器的双腔针头的气体通道的针柄侧壁安装了滤器，可防止大气中的微粒进入药液。液体通道的管腔中间也设置了滤器，滤器的孔径为 $0.45\mu m$，采用先进的微孔滤膜作为过滤介质，具有流量大、密度高等优点，最大限度地截留了药液中的不溶性微粒，使得该溶药器在整个混合调配过程中具有全密闭性和滤器的过滤作用，可以起到近似超净工作台的作用，因此使用该溶药器，配液环境对复配液中不溶性微粒的含量影响甚微。加药数目的增多，复配液微粒数目明显增加，也是因为在加药过程中需要反复地穿刺，增加了微粒的来源，使用新型溶药器调配时，因上述原因加药数目的增加对复配液中不溶性微粒的含量影响也不大，因此对复杂用药意义重大。

二、静脉药物配置新手法

PIVAS 实现的是药物集中调配，随着医院用药尤其是静脉注射用药量的增加，调配人员工作量也呈逐年上升的趋势，国内某家医院对传统的静脉药物调配手法加以改进。现介绍如下：

（一）去西林瓶盖方法

采用"瓶盖互剔法"（图 3-24），（西林瓶）左手将几支药瓶盖向上握住，右手将一支药瓶盖向下握住并与左手握的瓶盖相扣，依次剔开药瓶塑料盖；（安瓿）用左手握 2ml 五支/5ml 三支/10ml 两支成一排，右手拿砂轮向右划痕安瓿瓶颈，再用 75% 乙醇消毒液喷洒安瓿瓶颈，用浸湿的无菌纱布包住安瓶瓶颈将其依次折断。

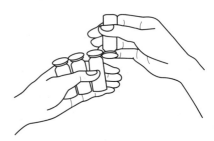

图 3-24　瓶盖互剔法

（二）药品混合调配手法

将开封的药品放置左边、液体放置右边；（西林瓶）左手用食指与中指夹 2 支西林瓶、中指与无名指夹 2 支西林瓶或中指与无名指夹 1 支，无名指与小指夹一支西林瓶（图 3-25），右手持注射器依次注入溶媒，放至振动器上摇匀，消毒后左手食指和中指夹 2 支西林瓶、中指和无名指夹 1 支西林瓶、无名指与小指夹 1 支西林瓶，吸取药液，随后注入输液袋，（安瓿）左手食指、中指、无名指、小指，相互夹住足够多的安瓿瓶（图 3-26），右手持注射器抽吸药物即可。操作期间保持开放窗口及无菌区域不被污染。

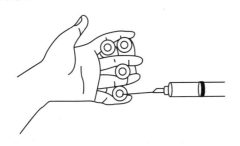

图 3-25　药品调配手法（西林瓶）

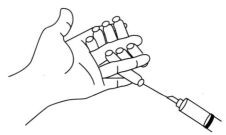

图 3-26　药品调配手法（安瓶）

该手法混合调配结果经试验表明不影响药液质量。

该医院经过两年半的数据统计，改进手法无论在单种药、多种药、单支药、多支药的混合调配速度都大大高于传统手法，以 2011 年平均调配总量在 52 余万份药品为例，速率提升 10%（除开打包药品），则改进手法要比常规手法年均多调配 5.2 万份药品，大大提高了工作效率，故极具实际应用推广性。

目标检测

一、单选题

1. 水平层流洁净台在使用之前，开启紫外灯灭菌照射（　　）
   A. 30min
   B. 45min
   C. 50min
   D. 1h
   E. 2h

2. 开放窗口是指（　　）
   A. 工作台面上的无菌物品或调配操作时的关键部位需保证第一洁净的空气从其流过
   B. 工作台面上的无菌物品或调配操作时的关键部位需保证放置在台面外区
   C. 该无菌物品或关键部位与高效过滤器之间的物体阻碍
   D. 在水平层流洁净台中调配时前窗不可高过安全警戒线
   E. 以上都不对

3. 下列关于静脉用药集中调配注意事项，说法错误的是（　　）
   A. 不得采用交叉调配流程
   B. 静脉用药调配所用的药物，如果不是整瓶（支）用量，则必须将实际所用剂量在输液标签上明显标识，以便校对
   C. 若有两种以上粉针剂或注射液需加入同一输液时，应当严格按药品说明书要求和药品性质顺序加入
   D. 对肠外营养液、高危药品和某些特殊药品的调配，应当制定相关的加药顺序调配操作规程
   E. 调配过程中，输液出现异常或对药品配伍、操作程序有疑点时应当停止调配，报告当班护士

4. 下列关于成品输液的检查、核对操作，说法错误的是（　　）
   A. 检查输液袋（瓶）有无裂纹，输液应无沉淀、变色、异物等
   B. 进行挤压试验，观察输液袋有无渗漏现象
   C. 不需要核对所用输液和空西林瓶与安瓿的药名、规格、用量等是否相符
   D. 核检非整瓶（支）用量的患者的用药剂量和标识是否相符
   E. 各岗位操作人员签名是否齐全，确认无误后核对者应当签名或盖签章

5. 经核对合格的成品输液，用适宜的塑料袋包装，放置于有病区标记的密闭容器内加锁或加封条，送至各病区后，由（　　）开锁或启封
   A. 药师
   B. 护士
   C. 医生
   D. 病人
   E. 病人家属

6. 在发生锐器伤的处理流程中，下列哪一项是不正确的（　　）
   A. 立即由伤口近心端向远心端轻轻挤压，尽可能挤出损伤处的血液
   B. 立即按压伤口，尽可能避免损伤处流出血液

    C. 立即用肥皂水或清水冲洗伤口

    D. 用 0.5% 的碘伏，对创面进行消毒，并包扎伤口

    E. 用 75% 的乙醇，对创面进行消毒，并包扎伤口

7. 水平层流洁净台中具有灭菌功能的部分是（   ）

    A. 日光灯   B. 白炽灯   C. 紫外灯

    D. 红外灯   E. 风机

8. 药师核对输液成品后，按（   ）分类，登记数量

    A. 调配时间   B. 药品价格   C. 药品类型

    D. 用药时间   E. 病区和批次

9. 水平层流洁净台中，打开后的安瓿应放在（   ）

    A. 内区   B. 工作区   C. 外区

    D. 内区和工作区   E. 工作区和外区

10. 在混合调配的加药过程中，只许在规定使用时间点提前两个小时加药，其目的是（   ）

    A. 防止拿错药物   B. 提高工作效率

    C. 减轻工作人员的工作负担   D. 需进一步核查药物

    E. 降低药物在输液中发生变化和被污染的几率

二、多选题

1. 静脉用药集中调配操作前的校对内容是药品的（   ）

    A. 名称   B. 价格   C. 数量

    D. 有效期   E. 规格

2. 关于水平层流洁净台的说法，正确的是（   ）

    A. 水平层流台创造了局部百级的洁净环境

    B. 水平层流工作台主要用于调配对人员有危害的药物

    C. 应将水平层流台划分为 2 个区域，即内区和外区

    D. 尽量避免在工作台面上摆放过多的用品

    E. 避免把物体放置过于靠近高效过滤器

3. 下列关于静脉药物混合调配操作的说法，正确的是（   ）

    A. 通过传递窗接收已排好的静脉输液药品，核对标签内容与药篮内的药品是否相符

    B. 用 75% 乙醇消毒输液袋（瓶）的加药口后，放置在层流工作台的中央区域

    C. 从安瓿中抽吸药液，注射器针尖斜面朝上，靠在安瓿瓶颈口，拉动针栓，抽吸药液

    D. 需在调配好的输液袋标签上签字确认

    E. 通过传递窗将已调配好的输液袋送出，经核对药师核对

4. 在静脉药物混合调配抽取药液时，下列哪一项是不正确的操作（   ）

    A. 注射器针尖斜面应当朝上，紧靠安瓿瓶颈口抽取药液

    B. 注射器针尖斜面应当朝上，针尖伸入安瓿瓶中部抽取药液

    C. 注射器针尖斜面应当朝下，紧靠安瓿瓶颈口抽取药液

D. 注射器针尖斜面应当朝下，针尖伸入安瓿瓶中部抽取药液

E. 不考虑注射器针尖斜面朝向，紧靠安瓿瓶颈口抽取药液

5. 静脉用药集中调配操作前的准备工作有（　　　）

A. 在调配操作前1h，按操作规程启动洁净间和层流工作台净化系统

B. 操作间室温控制于18℃~26℃、湿度40%~65%、室内外压差符合规定

C. 接班工作人员应当先阅读交接班记录，对有关问题应当及时处理

D. 按更衣操作规程，进入洁净区操作间，用蘸有75%乙醇的无纺布擦拭层流洁净台内部

E. 将摆好药品容器的药车推至水平层流洁净操作台附近相应的位置

三、简答题

1. 简述静脉用药混合调配操作的程序。

2. 简述成品输液的检查、核对操作过程。

项目四　危害药品及抗生素药物调配技术

学习目标

知识目标

1. 掌握危害药品及抗生素药物相关术语的含义、分类及调配工作流程；
2. 掌握危害药品及抗生素药物调配操作步骤及加药混合的操作方法；
3. 掌握危害药品及抗生素药物相关的安全防护知识；
4. 熟悉生物安全柜的相关知识；
5. 熟悉常用的抗生素药物与输液剂的配伍变化；
6. 熟悉危害药品与抗生素药物调配中常出现的问题以及解决方法；
7. 了解处理危害药品的工作人员的健康监测。

技能目标

1. 能够熟练按照流程及操作要求调配危害药品及抗生素药物；
2. 明确抗生素类药物与危害药品所使用生物安全柜的不同之处，并能熟练进行清洁、操作与维护工作；
3. 能够熟练进行人员防护、药物溢出的处理、危害药品及抗生素药物调配后的医疗废物处理。

　　化学治疗是癌症治疗的三大疗法之一。目前临床使用的抗肿瘤药物均有不同程度的毒副作用，药物在消灭肿瘤细胞的同时也破坏正常细胞。化疗药的毒性不仅对病人产生副作用，对调配用药和执行化疗的医护人员的健康同样造成威胁，有一定的潜在危害。肿瘤细胞与正常细胞之间缺少根本性的代谢差异，几乎所有的抗癌化疗药物都对正常组织或细胞有程度不同的损害，特别是对增殖活跃、不断更新的造血细胞、生殖细胞、消化道黏膜组织和毛囊。例如：5-氟尿嘧啶（抗肿瘤药物）静脉注射会产生静脉炎；有些抗肿瘤药物外溢至皮下可引起局部组织坏死；生殖细胞分裂较快，很容易受抗肿瘤药物，尤其是烷化剂类药物的影响，男性睾丸萎缩、精子减少，女性子宫内膜增生低下及不育是应用烷化剂后常见的毒副作用；相当多的抗癌药可影响染色体，引起畸胎或流产；由于抗癌药本身大多也是致癌物质，并抑制身体细胞免疫功能，接触抗癌药后若干年有可能对健康产生不利影响。

　　抗生素是一类具有杀灭或抑制细菌生长的药物，主要用于治疗各种细菌感染引起的疾病。抗生素的不良反应有过敏反应、毒性反应、二重感染、局部刺激等，如果长期处于接触抗生素的工作环境中，且没有做好足够的劳动保护，则会对人体产生一定程度的危害。

静脉用药集中调配中心的工作人员，在什么样的环境下工作，采用什么样的仪器设备、使用什么样的调配方法和工具才能避免上述药物对调配人员身体的危害，如何安全地进行危害药品和抗生素药物的调配和做好自身的职业防护是本项目学习的主要目的。

工作任务一　危害药品调配操作实训

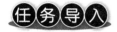

典型案例： 患儿 2 岁因肾母细胞瘤入院化疗，采用顺铂（CDDP）+长春新碱（VCR）+依托泊苷（VP16）+环磷酰胺（CTX）化疗。前几次化疗均使用 CDDP：35mg，本次采用了 75mg。化疗后患儿出院医嘱已经开出，在出院的前一天晚上发现，患儿肝、肾功能衰竭，其中谷丙转氨酶（ALT）达到 5000μ/L。后经抢救，患儿因肝肾功能、骨髓功能衰竭死亡。

代理律师提出医院存在过错：

1. 医院采用 CDDP75mg，相当于 $200mg/m^2$。严重超出药物使用的极量；

2. 医院超大量使用 CDDP，未充分使其水化；

3. 医院未对患者化疗反应进行观察；

4. 化疗前告知为按常规化疗，但实际使用了超大极量的 CDDP。

医方认为无过错：

1. 对患儿的治疗符合常规，考虑到手术及几次化疗效果不好，采用了超大剂量的 CDDP 化疗；

2. 患儿为肿瘤晚期类似病人，预后（预后是指预测疾病的可能病程和结局）差，即使不发生此次意外，患儿生存期也很短。

鉴定结论及判决：

1. 医生超常规使用顺铂，未充分水化、碱化，同时未严密观察病人违反诊疗常规；

2. 医生在超常规使用顺铂前没有进行风险告知，不符合医疗规范；

3. 医院对患儿的死亡承担主要责任。

庭审中医方提出患儿系农村户口应按照农村标准赔偿，经律师举证证明患儿随做生意父母在南方某大城市生活已经超过 1 年，应当按照城镇人口赔偿。法院判决医院按照当地城镇人口标准予以损失赔偿。

注： 1. ALT 的英文全称是 alanine transaminase，中文叫丙氨酸转移酶。酶是细胞内一种蛋白质，作用是催化细胞内的蛋白质合成或分解。ALT 是催化细胞内蛋白质合成过程中的丙氨酸的转运，所以叫丙氨酸转移酶。ALT 主要存在于肝细胞内，其他组织内含量极少或没有，所以很有特异性，即 ALT 升高即表示肝脏受损。引起血清 ALT 升高的原因有多种，如药物性肝炎、脂肪肝性肝炎、病毒性肝炎、毒素引起的肝炎、酒精性肝炎等等。

2. CDDP 与 DDP 通用，均可表示顺铂。

此案例因用药不当导致病患死亡，其中药师审方、药物调配等多个环节均有审查与核对把关，出现这样的结果说明上述环节没有按规定要求进行正确的审核工作，也说明化疗药物的特殊性和危险性，其使用前的任何一个环节出现纰漏，都会给患者、患者家属造成巨大的精神和身体伤害，同时也会给医院、相关工作人员及环境带来恶劣的影响和损失，如何正确地进行化疗药物调配显得尤为重要。

任务分析

本任务的学习主要是在前三个项目的基础上，从理论上明确危害药品、化疗药物和细胞毒性药物的含义；危害药品暴露的危害；比较危害药品与普通静脉药物在调配各个环节中的不同之处，包括：清洁消毒、二级库贮存、药品请领、审方、摆药、贴签与核对、调配与核对、清场、成品输液核对、包装与运输，以及在整个工作流程中的环境控制要求、人员防护，突发事件的预案与处理（危害药品的溢出处理）；能够熟练按照调配工作流程进行危害药品的调配操作，熟练加药调配的操作方法以及注意事项，掌握生物安全柜的使用和日常维护、掌握相关医疗废物的处理技能。

相关知识

一、危害药品概述

1. 危害药品的含义　2010 年 4 月，卫生部办公厅印发的《静脉用药集中调配质量管理规范》十四条中，规定了危害药品的含义，即指能产生职业暴露危险或者危害的药品，即具有遗传毒性、致癌性、致畸性，或对生育有损害作用以及在低剂量下可产生严重的器官或其他方面毒性的药品，包括肿瘤化疗药品和细胞毒性药品。

【全国卫生专业技术资格考试考点提示】 危害药品的含义

2. 化疗药物的含义　系指对病原微生物（细菌、螺旋体、衣原体、支原体、立克次体、真菌、病毒等）、寄生虫、恶性肿瘤所致疾病的治疗药物，简称化疗药。化疗药物根据病原体的不同，分为三大类：主要包括抗微生物、抗寄生虫药物和抗恶性肿瘤药物，后者简称抗肿瘤化疗药物或抗肿瘤药物。抗肿瘤化疗药物可杀灭肿瘤细胞。这些药物能作用在肿瘤细胞生长繁殖的不同环节上，抑制或杀死肿瘤细胞，是当前治疗肿瘤的主要手段之一。

目前临床使用的抗肿瘤化学治疗药物均有不同程度的毒副作用，有些严重的毒副反应是限制药物剂量或使用的直接原因。它们在杀伤肿瘤细胞的同时，又杀伤正常组织的细胞，尤其是杀伤人体中生长发育旺盛的血液、淋巴组织细胞等，而这些细胞与组织是人体重要的免疫防御系统，破坏了人体的免疫系统，癌症就可能迅速发展，造成严重后果。化疗药的毒副反应分近期毒性反应和远期毒性反应两种。近期毒性反应又分为局部反应（如局部组织坏死、栓塞性静脉炎等）和全身性反应（包括消化道、造血系统、免疫系统、皮肤和黏膜反应、神经系统、肝功能损害、心脏反应、肺毒性反应、肾功能障碍及其他反应等）。远期毒性反应主要是生殖功能障碍及致癌作用、致畸作用等。此外，化疗药由于其毒副作用，有时还可出现并发症，常见的有感染、出血、穿孔、尿酸结晶等。

因此，在有效的肿瘤化疗中，毒副作用几乎是不可避免的。这些毒副反应因病人的个体差异、具体的化疗方案而各有不同，但是在医生的指导下，用药时采取一定的预防措施，均可以减轻、控制，甚至避免这些毒副作用，同时停用化疗药物后上述毒副反应均可很快减轻、甚至消失。为了有效控制肿瘤，这些毒副反应是可以接受而不必太畏惧。

典型案例：2014 年 1 月 18 日，患者王某因"左耳听力下降伴耳鸣 5 天"为主诉入住某县人民医院，诊断：①突发性耳聋；②分泌性中耳炎；③高血压病。住院治疗期间，医生在开电子处方时误把药物"长春西汀"写为化疗药"长春新碱"，并给患者静脉输液 6 天，导致患者全身浮肿、腹痛、肠梗阻、脱发等症状，造成严重伤害，发生医疗纠纷。

案例分析：患者的主治医生在诊断正确的情况下，开电子处方时按照药名拼音的前几个字母，在键盘上敲了 C、C、X，匆忙回车确认，结果电脑上以首选的长春新碱错误的取代长春西汀下医嘱。一周后，当患者发生严重中毒现象时，医院多名大夫一起给患者会诊，才发现这一致命的错误。

长春西汀主要治疗耳鸣、耳聋，而长春新碱是化疗药物，其适应证是白血病及恶性淋巴瘤、乳腺癌、支气管肺癌，其毒副作用很大，主要有：①神经系统毒性　以周围神经病变多见，如深反射消失、感觉异常、肌无力，也可见喉神经麻痹、腓神经麻痹、肠麻痹、暂时性尿潴留，严重者出现大小便失禁；②消化道反应　恶心、呕吐、腹痛、便秘，严重时出现肠麻痹；③骨髓抑制较轻，剂量较大或用药时间长者可出现白细胞和血小板下降；④其他　局部刺激、脱发、皮疹、发热、男性生殖功能失常等。

长春新碱用法用量：成人，静脉注射（临用前加氯化钠注射剂适量，使其溶解）。每次 $1.0 \sim 1.4 \mathrm{mg/m^2}$ 或 $0.02 \sim 0.04 \mathrm{mg/kg}$（不能超过 2mg），每周 1 次。而患者王某被错用该药物后，使用剂量未变，但药频次由每周 1 次变为每天一次，造成患者短时间内超大剂量使用化疗药长春新碱，从而引起不良反应发生。

经双方协商，自愿达成协议，该县人民医院一次性赔偿王某误工费、营养费、精神损失费等。

结论：①由于医生工作不认真、粗枝大叶、不负责任给患者造成了巨大的身体伤害和精神伤害，增加了患者的经济负担，同时医院除了经济损失外，其信誉受到极大的影响；②整个医疗事故中，输注患者的药液要经过很多审核的环节，遗憾的是均没有发现这个错误，除了医院的管理问题，还涉及所有工作人员的职业道德和敬业精神不足的问题；③医院药局工作人员职业素质亟待提高。

抗肿瘤化疗药物在临床静脉用药中占相当大的比例，同时化疗药物的调配对于人员、环境、设备、工作程序和医疗废物的处理等方面都有着特殊要求。在普通环境中调配化疗药物，不但不能保证无菌操作，更为严重的是，在调配过程中药物的任何微小散出都将给环境和医护人员的身体造成危害，包括细菌耐药突变与致癌因素污染。因此，化疗药物的调配及处理方法，需要药学工作者给予更严格的管理，以保证向患者提供标准化、高质量的最终产品。最终产品应无任何固体微粒污染、各活性成分及载体在治疗过程中相容并且稳定、降低治疗成本和医务人员的职业风险。

二、抗肿瘤药物的分类

抗肿瘤药物又包括细胞毒类抗肿瘤药和非细胞毒类抗肿瘤药两大类。

（一）细胞毒性药物的含义

是指一类可有效杀伤免疫细胞并抑制其增殖的药物，也称细胞毒类药物。可用于抗恶性肿瘤（如环磷酰胺等），也用作免疫抑制剂。可通过皮肤接触或吸入等方式造成包括生殖系统、泌尿系统、肝肾系统的毒害，还有致畸作用。

（二）细胞毒性药物分类

以作用机制为依据，细胞毒性药物可分类为：

1. 影响核酸生物合成的药物　包括：①二氢叶酸还原酶抑制剂：如甲氨蝶呤；②胸苷酸合成酶抑制剂：如氟尿嘧啶；③嘌呤核苷酸互变抑制剂：如巯嘌呤；④核苷酸还原酶抑制剂：如羟基脲；⑤DNA 多聚酶抑制剂：如阿糖胞苷。

2. 影响 DNA 结构与功能的药物　包括：①烷化剂：如氮芥、环磷酰胺、噻替派、白消安、卡莫司汀等；②破坏 DNA 的铂类配合物：如顺铂、卡铂等；③破坏 DNA 的抗生素类：如丝裂霉素、博来霉素等；④拓扑异构酶抑制剂：如喜树碱类、鬼臼毒素衍生物等。

3. 干扰转录和阻止 RNA 合成的药物　如放线菌素、多柔比星、柔红霉素等。

4. 抑制蛋白质合成与功能药物　包括：①微管蛋白活性抑制剂：如长春新碱、紫杉醇类等；②干扰核蛋白体功能的药物：如三尖杉生物碱类；③影响氨基酸供应的药物：如 L 门冬酰胺酶。

以药物的结构类型为依据，细胞毒性药物还可分为：①生物碱类：如紫杉醇、长春瑞滨、多西他赛、羟基喜树碱等；②代谢类：如吉西他滨、阿糖胞苷、替加氟、甲氨蝶呤等；③抗生素类：如表柔比星、吡柔比星、伊达比星、丝裂霉素、米托蒽醌等；④烷化剂类：如异环磷酰胺、达卡巴嗪等；⑤铂剂类：如顺铂、奥沙利铂等。

（三）非细胞毒类抗肿瘤药

包括调节体内激素平衡药、分子靶向药物。

三、危害药品（肿瘤化疗药品和细胞毒性药品）暴露的危害性及严格管理的必要性

美国医院药师协会（ASHP）颁布肿瘤化疗药品和细胞毒性药品操作指南，将具有致癌性、致畸胎或损伤生育、生殖系统毒性、低剂量致系列器官损伤的药物归为危害药品，并根据毒性强弱分为 3 类管理。

据统计，全世界 40 余年来筛选过的化合物多达 50 万种，经临床验证目前超过 50 多种的肿瘤化疗药品和细胞毒性药品用于治疗肿瘤。肿瘤化疗药品几乎都是细胞毒性药品，不能区别正常细胞和肿瘤细胞，在治疗癌细胞（杀死）的同时，正常细胞的生长、繁殖亦受到影响（也有同样的毒副作用）。尤其是对分裂、增殖比较快的细胞如骨髓造血细胞、胃肠道黏膜上皮细胞等。根据其作用机制可分为 4 类：①干扰核酸合成；②干扰蛋白质合成；③直接与 DNA 结合，影响其结构和功能；④改变机体激素平衡而抑制肿瘤。临床和实验室已证明，这些药物中许多品种对人和动物是诱变剂、致癌物

或致畸胎物。由国际癌症研究机构（IARC）公布，最强的致癌剂是烷基化试剂（如环磷酰胺、盐酸氮芥）。AHSP认为，所有对动物致癌的药品均对人类有致癌性。那么，对于从事处理肿瘤化疗药品和细胞毒性药品及暴露于这些药物下的人员，在没有任何保护措施的情况下，很可能吸入药物粉尘或雾滴，或者通过皮肤直接接触，这将会带来严重的不良后果，其中包括脏器损害及患肿瘤疾病、早产及造成胎儿畸形等。

（一）危害药品暴露的危害性

1983年，Hillcoat等报道一些肿瘤患者的原发肿瘤经化学药物治疗后得到有效控制，生存期延长，但在6~10年后却继发其他肿瘤，研究认为其发生原因与使用化疗药物有关。无数例证已证实暴露于危害药品的潜在危害与不良后果的关系。人们通过对未采用生物安全柜调配化疗药物的工作间空气进行检测，发现5-氟尿嘧啶浓度达0.12~82.26ng/cm^3，某些工作场所的药物浓度甚至接近病人的治疗浓度，这就意味着可以通过呼吸吸入化疗药物，并可导致对直接接触化疗药物的医务工作者的身体健康产生不良影响。

另外，通过对肿瘤药房工作站的表面、洗涤槽、柜顶擦拭实验，检出环磷酰胺浓度范围为0.005~0.035ng/cm^2。

检查从事细胞毒性药物操作护士的尿液，结果查出诱变性物质，程度随工作周增加而增加，当停止操作2天后，尿中诱变性物质降低。

通过检查测定尿液中硫醚浓度也可确定污染情况。硫醚是烷化剂的代谢产物与谷胱甘肽的偶合物，可以作为评估从事肿瘤化疗人员被动污染量度的直接方法。

人们陆续发现，长期暴露在细胞毒性药物下的人员，如药师、医师、护士有可能发生染色体异常，包括姊妹染色体断裂，结构畸变。

研究发现，细胞毒性药物对生殖系统的影响表现在女性的子宫或男性的睾丸机能紊乱或永久性不育。

此外，已知或怀疑一些抗肿瘤药物通过母乳影响婴儿生长发育。其他诸如工作人员肝损害、患肿瘤甚至癌症等均有报道。

目前，美国职业安全和健康官方网站（OSHA）先后发布了危害药品尿液中原形及其代谢物测定、DNA损伤、微核诱导、姐妹染色体改变、染色体畸变、尿液微生物诱变试验等专题的研究与综述，表明暴露于细胞毒性药物的药厂工作人员和肿瘤化疗操作人员，可发生以下几方面的不良反应：①接触性皮炎和湿疹；②荨麻疹和变态反应；③恶心、呕吐、头晕；④肝、肾损害；⑤女性月经紊乱、早产、异位妊娠；⑥子女出现畸形；⑦患肿瘤；⑧染色体改变。以上不良反应国内未见系统的研究报道，但从单个药物的基础与临床研究结果来看，这些不良反应普遍存在。

典型案例：患者女，48岁，于某年8月13日入某医院行右腋下恶性淋巴瘤切除术，术后恢复良好，该年10月20日行第三次化疗，选择血管为左侧肘关节头静脉，静脉穿刺一针见血，证实针头在血管后，缓慢静推，当时无阻力、无肿胀、无疼痛。当化疗药物进行一半时，患者主诉有轻度疼痛，护师认为是化疗药物本身对血管刺激性强而引起的疼痛，故边解释边静推完药物。不久后患者询问上次打针部位有硬肿应如何处理，护师告之热敷即可。患者热敷整个肘部，疼痛不仅未见好转反而加重，于第二天来诊，皮肤有数个大小不等的水疱，皮肤红肿，为防止组织坏死，立即行盐水20ml 加地塞米松 5mg，局部环形封闭，冰袋冷敷 24h，硫酸镁温敷，3 天后病情恶化，局部表皮溃破，皮肤暗红色，质变硬韧，左上肢功能障碍，表明局部开始坏死。局部处置两个月左上肢，于 12 月 20 日在臂丛麻醉下行局部病灶坏死清除、后痊愈出院。

案例分析：

1. 医务工作者不熟悉或者没有高度重视化疗药物的毒性反应和危害，导致此案例发生；

2. 医务工作者对工作责任心不强，没有及时检查患者的用药部位，在患者受到化疗药物损伤提出疑问后，仍然没有认真核查，使患者再次错失治疗时机。

结论：

1. 医务工作者，包括静脉调配工作人员要了解化疗药物的毒性反应。由于大多数化疗药物均缺乏选择性，在抑制和杀死肿瘤细胞的同时，对机体正常组织也具有一定的毒性反应，并对血管刺激性较大，一旦渗漏于皮下组织可引起化学性损伤；

2. 能正确处理化疗药物外漏。除了护理人员对患者的正确处理外，还包括静脉调配工作过程中发生泄漏的预案、正确处理办法，既要保护环境不受污染，更要注意工作人员的自我保护；

3. 加强与危害药品接触人员的防护意识与健康意识教育，包括病人、护理人员、医生及静脉调配工作人员等。

（二）严格管理的必要性

多年以来，药品生产企业的危害药品生产基本按照生化药品的高标准、高要求进行，并不容易出现即时的和明显的毒副作用，特别是实施药品生产质量管理规范（GMP）之后更是如此。日前，未见有关暴露在危害药品环境中多长时间以及多高药物浓度会造成多大危害的研究报道。因此，实际工作中难以科学确定换岗期限，这就容易引发劳动纠纷并产生由危害药品造成的职业损害。

在储运过程中产生危害的机会相对比较少，却不容忽视。因为储运人员基本上都是非专业人员，缺乏危害药品知识和操作的训练，当出现药物包装损坏甚至破碎等情况时，易处理不当，从而受到损伤，严重情况还会影响到周围环境，造成更大危害。

一般认为，危害药品在使用环节产生危害的可能性最大。调配的设备与环境条件、人员素质与健康状况、药物的理化性质、操作难易程度和废弃物与污物的处理等都与危害密切相关。因此，必须建立危害药品严格管理的法规制度。

四、可能接触危害药品的途径及解决办法

接触危害药品对人体会产生严重的危害。产生危害主要是通过被动吸入药物的粉尘或雾化物，吸入通过皮肤、口鼻、被污染的食物或在污染区吸烟等途径实现。那么，可能接触危害药品的途径及解决办法有哪些？下面我们就此讨论这个问题。

（一）调配前的准备工作　包括静脉用药集中调配中心的拆包装、摆药时危害药品或成品输液袋的破裂或渗漏。

1. 安瓿或西林瓶外可能黏附有危害药品的药物粉尘或微粒，致使在拆包装时可能

扩散至工作坏境中；摆药时盛装危害药品的容器或核对时成品输液袋的破裂或渗漏，由皮肤黏膜或呼吸道进入人体，造成潜在危害。

2. 解决办法 危害药品在调配前的拆包装应在专用的负压拆包台上进行；摆药和成品核对时也应在专用的工作台上进行，其相对独立无干扰的区域，避免可能发生的环境污染风险。拆包台或摆药台内部的空气净化系统可使拆包台或摆药台在工作状态中保持台面的相对负压，以减少因药物粉尘或微粒的扩散造成的潜在危害风险，最大程度避免被人体摄入，对工作人员的健康进行有效防护。

（二）在调配操作间的工作

1. 危害药品 在使用前往往要进行调配，在调配工作中掰开危害药品的安瓿时药粉或药液、玻璃碎片飞溅等，都可能产生药物泄漏、粉尘或雾化，可能产生污染的情况有：①从药瓶中抽出针头时；②使用注射器或滤器移取药品时；③敲开安瓿时；④从装满药物的注射器中排出空气时；⑤药瓶破碎、倾倒、溢溅时；⑥被危害药品污染的手套、工作服、使用过的注射器、药瓶处置不当时等。

2. 解决办法 ①混合调配工作人员按 PIVAS 操作规程进行调配前的防护准备，包括洗手、穿戴一次性防护服、戴一次性口罩、手套，必要时戴护目镜等；②在规定的生物安全柜内按照标准工作流程和操作手法工作以进行安全防护，包括避免人流与物流频繁出入、调配物品合理放置、危害药品溶配、抽吸和加药防护；③处理危害药品废弃物的安全防护，包括针头与针筒、空安瓿、空西林瓶，以及操作人员使用的橡胶手套和防护服等；④危害药品调配区域和设备使用前后的处理，包括洁净操作间的洁净与消毒等；⑤危害药品的溢出处理，参见本任务总结与问题防治。

（三）发生在病人治疗时

当对患者进行治疗时，装有危害药品的注射器连接处如发生渗漏，直接污染皮肤并产生雾化。某些药物渗漏引起患者严重的组织损伤，形成组织坏死和结痂、肿痛、溃疡，详见上一典型案例。

病人化疗后，其呕吐物、排泄物在 48 小时内均含有较高浓度的化疗药物或危害性代谢产物。如当患者接受环磷酰胺（CTX）治疗后，分泌大量 CTX 及其诱变性代谢物，工作人员若在无防护情况下进行护理或清扫，检查工作人员尿液或用尿浸试纸检查都显示有 CTX 的存在。解决办法：医护人员按规定在工作环境中做好自身防护工作。

五、常用危害药品配制方法及注意事项见表 4-1

表 4-1　常用危害药品配制方法及注意事项

序号	名称	储藏	溶解	溶解后	稀　释	使用方法及注意事项
1	替加氟注射液	遮光	—	—	日剂量 800～1000mg 溶于 500ml 5% GS 或 0.9% NS	①忌与硫酸镁合用，两药混合后出现理化、药理、药动学及药效学方面的配伍禁忌；②本药呈碱性，且含碳酸盐，避免与酸性药物合用；③含钙、镁离子的药物禁止合用

序号	名称	储藏	溶解	溶解后	稀释	使用方法及注意事项
2	注射用去甲斑蝥素	遮光,密闭	静脉注射用适量注射用水溶解,静脉滴注也用注射用水溶解	—	静滴,加入到5%葡萄糖250~500ml中缓慢滴入	与其他抗恶性肿瘤药、放疗药合用,有时会加重骨髓抑制
3	卡莫司汀(卡氨芥)	遮光	—	避光,8h室温,24h冷藏	5% GS 或 0.9% NS 250~500ml	可静滴。与甲氰咪胍配伍会增加骨髓毒性
4	氮芥	遮光	0.9% 氯化钠10ml	用前配制,开封后10分钟内注入体内	5% GS 或 0.9% NS 20~40ml	可用于动脉注射、静注(静脉冲入法)及腔内注射,但少用于腹腔注射。不能肌注和皮下注射,也不能静滴。如果外漏,用0.25%硫代硫酸钠(生理盐水或1%普鲁卡因)局部注射,冷敷6~12小时
5	环磷酰胺	遮光	0.9% 氯化钠20-30ml	—	—	可静注(缓慢),肌内注射;注射剂稀释后不稳定,应于2~3小时内使用;别嘌醇、苯二氮䓬类、阿霉素、吗啡及盐酸哌替啶可使其毒性增加;氯霉素使其作用降低
6	异环磷酰胺	遮光	注射用水1g/25ml	48h冷藏	0.9%氯化钠或林格氏溶液500~1000ml	可滴注(1~2小时),静注,随后第4及第8小时静注美司钠,美司钠的剂量为异环磷酰胺20%;本品可增强抗凝血药及降血糖药的作用
7	阿糖胞苷	遮光	—	—	注射用水,5% GS 或10% GS、0.9% NS	24h室温,7天冷藏(4℃)。可静注(静注时浓度≤0.5mg/ml)、静滴、皮下注射、鞘内注射。与肝素、胰岛素、甲氨蝶呤、5-氟尿嘧啶、青霉素钠、乙氧萘胺青霉素、苯四异恶唑青霉素、甲基强的松龙琥珀酸钠配伍禁忌
8	甲氨蝶呤	遮光	注射用水50mg/2ml	遮光	5% GS 或 10% GS、0.9% NS 绒毛膜癌、恶性葡萄胎、10~20mg溶于500ml中,急性白血病10~30mg,一周1~2次,儿童,一次 20~30mg/m²,一周一次	可静注、静滴、动脉给药(24小时)、鞘内注射及皮下注射;可能与叶酸、水杨酸、磺胺类、皮质类固醇激素、四环素、氯霉素、对氨基苯甲酸、丙磺舒、苯妥英、青霉素、维甲酸类、利尿药、胺碘酮、乙醇等发生药物相互作用;5-氟尿嘧啶、阿糖胞苷、泼尼松龙磷酸钠、口服氨基糖苷类会降低甲氨蝶呤的疗效

续表

序号	名称	储藏	溶解	溶解后	稀释	使用方法及注意事项
9	5-氟尿嘧啶	遮光	—	—	5%GS、0.9%NS	可静滴、静注、瘤内注射、腔内注射，但不可鞘内注射；与甲氨蝶呤合用，应先给予甲氨蝶呤，4~6小时后再给予5-氟尿嘧啶；使用本药时不宜饮酒或同时服用阿司匹林类药物，以减少消化道出血的可能
10	呋喃氟尿嘧啶（喃氟啶，替加氟）	遮光	—	—	5%GS、0.9%NS	可静滴 遇冷析出结晶，温热溶解后摇匀使用 避免与含钙离子及镁离子及酸性的药物合用。与含人参制剂、甲氧氯普胺配伍可能提高药效

注：GS为葡糖糖注射液，NS为氯化钠注射液的英文缩写。

六、调配操作危害药品注意事项

根据我国《静脉用药集中调配操作规程（2010）》第六条的相关内容，调配操作危害药品需要从以下几个方面注意：

1. 危害药品调配应当重视操作者的职业防护，调配时应当拉下生物安全柜防护玻璃，前窗玻璃不可高于安全警戒线，以确保负压；

2. 危害药品调配完成后，针头与针筒应完整丢弃，不得折断、套回针头或压碎针筒以避免意外针刺伤和尽量减少潜在的意外暴露；

3. 药师对调配好的危害药品进行成品复核后，必须将留有危害药品的西林瓶、安瓿等废弃物丢弃于专用密闭容器中并密封；

4. 调配危害药品用过的一次性注射器、手套、口罩及检查后的西林瓶、安瓿等废弃物，按规定由本医疗机构统一处理；

七、对危害药品操作人员的健康监测

1. 定期对接触危害药品的工作人员体检，至少每年一次，包括：肺、肝、肾、生殖系统功能、皮肤、血液等，并建立健康档案；

2. 对妊娠与哺乳期妇女应调离岗位，对长期从事调配危害药品工作的人员，要定期进行工作岗位轮换；

3. 调配人员必需穿上非透过性、无絮状物防静电材料制成的连体洁服、工作鞋、戴防护口罩和护目镜、戴双层手套（内面为聚氯乙烯手套，外面为无粉的乳胶手套）。

八、危害药品使用的生物安全柜的清洁、使用与维护

我国《静脉用药集中调配质量管理规范（2010）》第五条第三款规定：静脉用药集中调配中心应当配置百级生物安全柜，供抗生素类和危害药品静脉调配使用。

我国现版《静脉用药集中调配质量管理规范》第十二条规定：生物安全柜属于垂直层流台，通过层流台顶部的高效过滤器，可以过滤99.99%的0.3μm以上的微粒，使操作台空间形成局部100级的洁净环境，并且通过工作台面四周的散流孔回风形成相对负压，因此，不应当有任何物体阻挡散流孔，包括手臂等。用于调配危害药品的生物安全柜，应当加装活性炭过滤器用于过滤排出的有害气体。

（一）生物安全柜的作用

生物安全柜（以下简称安全柜）是通过高效过滤器、进（送）排风系统等制造了一个空气屏障，对操作人员、实验样品和操作环境提供保护。生物安全柜是一种安全的微生物实验和生产的专用设备，适用于对操作过程中的人员、产品及环境进行的保护。前窗操作口向内吸入的负压气流用于保护人员的安全；经高效过滤器过滤的垂直下降气流用于保护产品；气流经高效过滤器过滤后排出保护环境不受污染。它能将操作区域内已被污染的空气通过独立的过滤通道人为地控制排放至室外。因此，具有可以有效地保护操作者的安全和保持环境的良好作用。

（二）生物安全柜的清洁与消毒

1. 每天在操作开始前，使用75%的乙醇擦拭工作区域的顶部、两侧及台面，顺序应当从上到下，从里向外；

2. 在调配过程中，每完成一份成品输液调配后，清理操作台上废物，并用常水擦拭，必要时再用75%的乙醇消毒台面；

3. 每天操作结束后，彻底清场，先用常水清洁，再用75%乙醇擦拭消毒；

4. 每天操作结束后打开回风槽道外盖，先用蒸馏水清洁回风槽道，再用75%乙醇擦拭消毒。

（三）生物安全柜（BSC-1300 Ⅱ B2）的操作使用与维护

1. 操作面板按钮介绍

操作面板上有五个液晶按钮，见图4-1BSC-1300 Ⅱ B2型安全柜操作屏示意图，它们分别是：

（1）送风机按钮"🌀"：控制送风机运行和停止；

（2）照明按钮"💡"：控制荧光灯开启和关闭；

（3）杀菌按钮"💡"：控制紫外灯开启和关闭；

（4）插座按钮"⏻"：控制插座电源接通和切断；

（5）静音按钮"🔇"：可暂时消去报警声。

设备运行时，在LCD显示窗口中动态显示设备运行状态、以及各类故障信息。

2. 操行流程

（1）调配工作前的准备　连接固定好排风机及联管（建议用φ250mmPVC硬管），并保证管道连接处不泄漏，启动排风机，检查排风机正反转方向。打开安全柜电源开关，操作屏亮。此时必须先将玻璃移门完全关闭后，再按"💡"按钮开启紫外灯，实施紫外线杀菌操作。

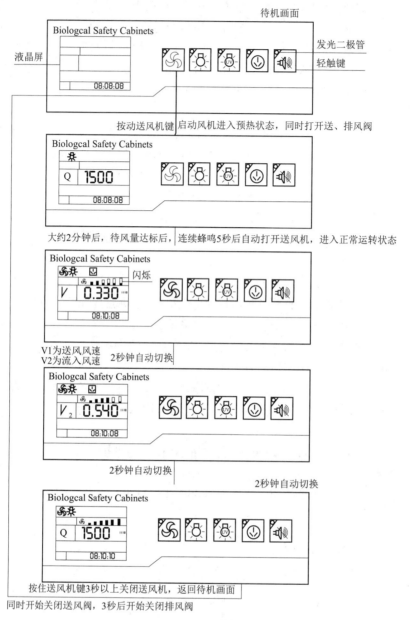

图 4-1　BSC-1300 Ⅱ B2 型安全柜操作屏示意图

注意：此时操作人员必须远离设备，以免紫外线灼伤眼睛和皮肤，对人身造成伤害。

为了保护操作者，安全柜具有"杀菌操作的联锁与定时"功能。控制系统在杀菌操作连续运行三十分钟后，自动关闭紫外灯。在杀菌过程中，一旦打开移门或开启荧光灯，系统就会自动关闭紫外灯。

杀菌操作结束后，打开移门至 200mm 高度，按"⊞送风机"钮启动安全柜的同时启动排风机。进入预热状态（液晶屏显示预热画面），并自动开启排风阀，检测排风量，历经约 2 分钟后，发出提示声音信号持续 5 秒，自动转入正常运行状态。

注意：启动排风机运行时，移门不要在完全关闭的状态，此时可能有风机过流自动保护的情况发生。

（2）正式进行调配工作　当排风风量达标后（标准状态应在 $1400\text{m}^3/\text{h} \sim 1600\text{m}^3/\text{h}$），蜂鸣提示自动进入送风机运行状态（显示运行画面见图 4-1），液晶屏显示运行状态，循环检测下降气流流速（出厂设定值 0.35m/s）、流入气流流速（出厂设定值 0.55m/s），自动微调控制送风风速和流入风速。送风机与排风系统联动，只有排风风量达到出厂设定值时，才允许送风机开启。当送风机运行时，移门必须打开到离台面 200mm 高度，如果门被关闭则立即会发出提示声音信号。为了实现工作区域的自净，应在生物安全柜正常运行三十分钟后，再开始正式调配操作。

设备运行时出现以下情况，即发出报警信号：①下降气流流速和流入气流流速超出设定范围；②排风风量超出设定范围；③移门开启高度超过 200mm，同时立即自动关闭荧光灯；④送风机故障，此时，显示屏出现故障画面，按动操作面板上的静音钮，可暂时消去报警声音（报警信息继续闪烁），5 分钟后如故障未消除，则报警声再次出现。

（3）结束调配的操作　当操作结束时，要继续保持正常运行 10 分钟后再关机。关机时，按住"🌀送风机"按钮 3 秒以上关闭送风机，系统会自动关闭排风阀，待排风阀全部关闭后自动关闭安全柜所有输出，恢复到待机状态（蜂鸣提示），同时请关闭外排风机。

在正式调配工作前或结束后，可实施紫外灯灭菌操作。

只能在送风机未运行的状态下，才允许开启紫外灯，并与移门和荧光灯完全关闭状态联动控制（在移门和荧光灯完全关闭状态下，才允许紫外灯开启。打开移门或打开荧光灯，则立即自动关闭紫外灯）。

3. 故障报警　当下降气流流速偏离额定状态时，控制系统即发出报警声，"V1"闪烁并直观地显示"E1"，提醒操作者注意检查运行状态。

当流入气流流速偏离额定状态时，系统即发出报警声，"V2"闪烁并直观地显示"E2"，提醒操作者注意检查运行状态。

当排风风量偏离额定状态时，系统即发出报警声，"P"闪烁并直观地显示"E3"，提醒操作者注意检查运行状态。

当风机运行过程中发生过流、过载故障时，系统则立即停止风机运转，发出报警声，显示"🛠"。

当移窗开启高度超过 200mm 时，系统即发出报警声，显示"▭"，提醒操作者及时将门移至安全高度。

当高效过滤器的阻力大于设定值时，系统即发出报警声，显示"◆"，提示操作者应及时更换高效过滤器。

在进行设备检修时，按动"🔇"按钮可暂时消去报警声，继续显示故障图案，5 分钟后如故障仍未消除，则报警声再次出现。

4. 操作注意事项

（1）安全柜备有两个防溅型插座　可供杀菌加热器等辅助设备插入使用。注意：所用辅助设备的功耗不允许超过插座的最大负荷（~220V，3A）；

（2）有1至2位调配人员提前半小时先启动生物柜循环风机和紫外线灯，关闭前窗至安全线处，30分钟后关闭紫外线灯，然后用75%乙醇擦拭生物安全柜顶部、两侧及台面，顺序为从上到下、从里到外进行消毒，然后打开照明灯后方可进行调配；

（3）紫外线灯启动期间，不得进行调配，工作人员应当离开操作间；

（4）紫外线灯应当定期检测，如达不到灭菌效果时，应当及时更换灯管；

（5）所有静脉用药调配必须在离工作台外沿20厘米，内沿8~10厘米，并离台面至少10厘米区域内进行；

（6）调配时前窗不可高过安全警戒线，否则，操作区域内不能保证负压，可能会造成药物气雾外散，对工作人员造成伤害或污染洁净间；

（7）调配人员进行操作时，动作应轻缓，以免干扰气流的平衡；

（8）不要将物品置于吸风槽内或吸风槽上方，或在安全柜的移门前频繁快速走动，以免造成气流不平衡而影响安全柜的性能；

（9）其他器具的使用不得妨碍安全柜内的气流，不得妨碍调配工作的安全性。此外，带入安全柜内的物品要能够进行杀菌处理，最好是能够实施抛弃处理；

（10）生物安全柜的回风道要定期用蒸馏水擦拭清洁后，再用75%乙醇消毒；

（11）生物安全柜每月做一次沉降菌监测，方法：将培养皿打开，放置在操作台上半小时，封盖后进行细菌培养，菌落计数；

（12）生物安全柜根据自动监测指示，及时更换过滤器的活性炭。

（四）每年要对生物安全柜进行各项参数的检测，以保证生物安全柜运行质量，并保存检测报告

【全国卫生专业技术资格考试考点提示】 生物安全柜的操作规程

任务准备

成立项目小组（4~6人为一项目小组），组内人员按实际工作需要查阅相关资料，分工协作完成下列学习任务的准备工作。

一、论文准备工作

根据危害药品部分的学习目标，借助网络及图书馆等手段查阅相关资料等，综合相关知识与内容，形成一篇文献摘录。

二、器材准备工作

1. 个人防护器材　个人防护器材包括：洁净服1套/人，洁净口罩2副/人、无粉乳胶手套与聚氯乙烯手套各1副/人，护目镜一副/人、工作鞋1双/人；

2. 相关用品　输液标签、75%乙醇、无菌无纺布、药篮；签字笔；锐器盒；医用砂轮；医用垃圾桶；生物安全柜；注射器、针筒、5%葡萄糖注射液、0.9%氯化钠注射液、危害药品等。

三、相关知识的准备工作

复习相关内容，包括：《有机化学》、《药理学》、《药物化学》、《临床药物治疗学》等，熟悉常用危害药品的商品名和化学名（同一药品）、规格、使用剂量、配伍禁忌、溶解性等内容，做好实际工作的理论准备。

四、生物安全柜清洁与维护的准备工作

1. 操作人员进入洁净区域的准备工作 熟练进行该部分的准备工作，穿好防护服，由控制区进入洁净区（一更、二更）。

2. 危害药品调配人员准入和设备要求 ①调配操作间、一更更衣室、二更更衣室均为负压，并与外界保持压力梯度；②避免频繁的物流及人员的进出，避免毒性微粒的气溶胶或气雾带入周边环境；③危害药品的调配只允许授权的人员进行操作，因此在调配操作间门口应有醒目的标记和说明；④用于调配危害药品的专用Ⅱ级生物安全柜带有醒目的标记说明；⑤要在调配区域张贴有处理药物液滴以及皮肤或眼睛意外接触的处理过程。

3. 熟读《静脉用药集中调配操作规程》 第十二条生物安全柜清洁、使用操作规程，查阅相关资料，与水平层流洁净台进行比较，进而熟悉生物安全柜维护工作的程序和操作。

4. 生物安全柜的准备 首先，在开始调配前先用无菌纱布（或无菌无纺布）擦拭安全柜的台面和四壁，用过的纱布与其他危害性废物一起处理。将一张一面吸水一面防水的垫布置于安全柜内的工作台面上，该垫在遭溅洒污染或调配工作完成后立即抛弃。

其次，在调配药物前应当准备好所有调配及用药时需要的药品和器材，这样可减少对柜内气流的影响，从而减少对人员的污染。

五、核对、调配与清场准备工作

1. 核对准备工作 在项目三中的任务二对此项要求已经阐述，因此不再赘述；进一步熟悉危害药品的名称及英文缩写，复习项目二中有关危害药品的配伍内容，进一步掌握核对工作的基本操作步骤；熟悉危害药品在复核时要注意的安全问题。

2. 调配与清场准备工作 熟练掌握调配与清场的程序、要求和注意事项等内容，详见项目三中的任务二，在此不再赘述。

六、成品输液核对、包装与发放的准备工作

在熟练掌握一般成品输液的核对、包装与发放操作规程的基础上，重点比较危害药品与一般成品输液的不同之处，可参看《静脉用药集中调配质量管理规范》第十一条相关内容。

任务实施

以项目小组为单位，虚拟工作角色，交替进行各岗位实训，确保每位学生能在此

次实训的不同工位上进行实训，并达到相互配合、协调完成整个实训项目的任务。

一、操作人员进入操作间

提前做好准备工作，按规定标准换洁净防护服（包括洗手、换洁净防护服、工作鞋、戴手套、口罩、帽子、护目镜等），进入洁净区操作间，按操作规程启动洁净间和生物安全柜净化系统，操作间室温度（T）、湿度（RH）、室内外压差按要求符合规定，并确认其处于正常工作状态，操作人员记录并签名。

二、摆药实训

危害药品要单独摆药，摆药后必须再次复核才能传递至配液操作间，经调配人员复核后执行配液工作。

三、生物安全柜的清洁实训

以项目小组为单位，在模拟实训基地按照洁净区生物安全柜的清洁、消毒程序进行操作工作的实际演练。

四、危害药品调配操作实训

（1）生物安全柜的操作；

（2）通过传递窗接收预调配静脉输液药品　从危害药品专用传递窗接收已摆好药物的药框并检查，如有破损、泄露、无输液标签或输液标签不清的不得调配；

（3）核对标签内容与药篮内的药品是否相符　核对输液标签内容与药物是否相符，核对用法、时间、药物剂量、批次等；

（4）用75%乙醇消毒输液袋（瓶）的加药口后，放置在生物安全柜工作台的中央区域，注意所有的物品均应轻拿轻放于生物安全柜内，任何物体在安全柜内放置的位置都不能阻碍吸风口，以维持相对负压；

（5）熟练一次性注射器拆包装及准备的操作，并需注意如下操作　检查空针的有效期及密封性（不漏气），无误后，从撕口处撕开，固定针头，防止针栓同针筒分离。取出空针，再次固定针头，使针头与刻度在同一水平面上；

（6）熟练从安瓿中抽吸药液，加入输液袋中的操作　调配安瓿类危害药品的操作时还须注意：①针筒中的液体不能超过针筒长度的3/4，防止针栓从针筒中意外滑落。手不得握住活塞，只能持活塞柄。为保持其无菌性，调配过程中，应将其放于铺好的无菌盘内；②在调配危害药品过程中使用的针筒和针头，应避免挤压、敲打、滑落，以及在丢弃针筒时，须将针帽套上，应立即丢入锐器盒中再处理，这样可以防止药物液滴的产生和针头刺伤；③操作中注意双手姿势不能阻碍流经药瓶及注射器的气流；④整个操作过程中，严禁用力过大或操作不当导致使针头对着高效过滤网喷溅而造成污染堵塞。

（7）熟练溶解西林瓶中的药物，加入输液袋中的操作　调配西林瓶类危害药品的操作时还须注意：①进针时西林瓶应与针筒成45°，针尖斜面向上，稍用力进针，防止橡胶碎屑进入瓶内；②在向西林瓶中加入液体时，应当去除与液体等量的空气，以防止西林瓶内产生过高压力；③从西林瓶中抽取液体前，必须先确认瓶中药品已完全溶解；④抽液体前向瓶内注入少量空气，以便造成轻微压力，便于液体抽吸。

（8）细胞毒泵用药的调配　细胞毒泵近年来广泛应用于大剂量氟尿嘧啶等药物的持续灌注，其调配技术使用频繁，操作过程须注意的事项有：①操作时首先在调配前根据药物的总量，计算好需要稀释的液体体积；②调配药物顺序为先加稀释液，后加药物；③注药时避免因为用力过度或加药的速度太快损坏细胞毒泵内的单向阀而导致药液外流；④每次加药前不要打开太多安瓿，避免不慎把开口的安瓿药液瓶碰倒，造成药液流失和环境污染；⑤为了减少药液中肉眼看不见的微粒、玻璃碎屑等微粒，可使用过滤器连接注射器，药液经过滤网过滤后再注入细胞毒泵。

（9）难溶药物的处理　调配一些难溶的粉针剂如环磷酰胺等，溶解时每瓶溶媒量不能过少，一般为8~10ml，这样振摇时可加快药物粉末的溶解；有些药物振摇后会产生大量泡沫，因此振摇后放置1~2分钟，使混合溶液的泡沫破裂，便于吸取；从冰箱中取出的药物，需要在室温下放置5分钟左右，以便于抽取或溶解。

（10）将调配好的输液袋，空西林瓶、安瓿放入篮子内（注意避免扎破输液袋），在输液袋标签上签字确认，注意：所有用过的器材包括污染的器材应立即分类丢置于生物安全柜的一次性专用垃圾袋内密封后放于专用容器中。

五、核对、清场岗位操作

操作过程中需注意如下事项：调配人员应仔细核对已调配病区、已调配批次的数量以及药篮只数，调配后留下的危害药品空瓶、空安瓿和残留药液，将其全部放入规定的专用垃圾袋密封处理，与成品输液及备份输液标签通过传递窗一并送入成品核对区，以供核对药师核查。巡视该调配批次输液的生物安全柜工作台及预调配药品摆放区，确保无遗留物品。同时应用75%酒精清洁生物安全柜工作台，污针筒、毁形针头、污物应集中放置污物区专用容器中，由专人按规定送本院统一处理。

六、成品输液核对操作

七、成品输液包装和分送实训

经核对合格的危害药品成品输液外包装上要有醒目的标记即"警告：细胞毒性药物"以示区别；危害药品运输时应使用防碎和易清洗的运输工具，或放置于加锁的运输车或运输箱内，由下送人员送至科室，尽量使运送距离保持最短；运输车或运输箱内，在随手可及的地方备有"溢出工具袋"，袋内应包括一次性手套、护目镜、吸附剂、塑料背面吸水垫、至少2只厚塑料袋，还应备有收集玻璃碎片的一次性药匙及能防破的容器。

检查评议

对于该任务的完成情况主要从工作前准备情况、具体工作（操作）情况、处理工作中产生问题能力方面、工作结束后的清场情况、团队合作与纪律情况，以及实训工作报告书写质量等几个方面进行评价，详细内容见表4-2。

表 4-2　任务完成检查评议表

评价内容	分值	评定等级			得分
		A（权重 1.0）	B（权重 0.7）	C（权重 0.4）	
学习与工作态度	10	态度端正，学习方法多样，上课认真，积极主动，责任心强	学习态度较好，学习主动性不强，上课认真，有责任心	学习态度较差，被动学习，上课不认真	
工作前准备情况	25	理论问题研究与学习到位，实际操作所需准备工作齐全有序，有工作前准备情况记录	准备工作一般，基本能满足完成该项任务	准备工作差，不能满足完成本项工作任务	
实际工作（操作）情况	35	按规定进入工作区域；理解危害药品的危害性与特殊性；按要求使用生物安全柜；按规定接收危害药品输液标签并贴在相应位置；摆药准确、迅速；能够完全按照相关要求和程序完成危害药品的调配操作；能解决常见的问题、纠正错误；核对与传递正确；核对成品输液、包装与发放工作正确；按要求进行生物安全柜及操作间的清洁与维护；正确处理危害药品所产生垃圾；整个实训过程有交接、有记录，团队合作与纪律情况非常好	能按流程完成工作任务，对理论部分内容掌握尚可，能解决工作中出现的一般问题。团队合作与纪律较好。	完成工作任务质量较差，对理论部分内容掌握不好，不能解决工作中出现的一般问题。团队合作与纪律差	
工作结束清场情况	20	按规定清场工作进行迅速、完成质量较好，工作台面整洁	按规定进行清场工作，工作台面较整洁	能进行清场工作，工作台面较凌乱	
工作报告撰写质量	10	报告格式规范、内容完整、字迹清晰	报告格式较规范、内容较完整、字迹较清晰	报告的格式、内容基本符合要求	

任务完成总计得分：

任务总结及问题防治

危害药品调配过程中易出现药物溢出，可按照以下方法进行污染及医疗废物的处理。

一、溅洒（溢出）的处理程序

在危害药品的调配过程中，所有物品均应小心轻放，有序处理，尽量避免溅洒或溢出的发生。但规范的操作并不能绝对避免意外的发生，因此，必须做好防范和应急工作。必须制定处理溢出物的程序并坚决执行，在准备阶段和其他阶段都应如此。

1. 溅洒（溢出）的处理原则　①在危害药品调配和贮存的区域应具备处理溢出的工具，必须熟悉它们的使用方法；②在危害药品的调配过程中，可用无菌塑料包裹有吸收力的薄布片或有吸收力的麻料来吸收少量的溢出物；③清除溢出物的人员必须穿戴好防护服、双层手套和眼罩；④涉及少量药剂轻微溢出的，可用吸收力强的拖把来清除。较严重的溢出除吸收并擦拭外，该区域最后应用强碱来清洗；⑤所有被溅出物污染的物料和废弃物必须废弃并按照《医疗废物管理条例》相关部分列出的方法来处理；⑥被溅出药剂污染的人员必须脱去被污染的衣服，受到污染的部位必须用肥皂清洗或用水冲刷。若有针刺更应正确处理。

2. 具体操作处理程序

（1）溢出包　在所有危害药品准备、调配、使用、运输和丢置的地方都应准备溢出包。包中的物件应有：1件由无渗透性纤维织成的有袖的工作服；1双鞋套；两双乳胶手套；1双备用乳胶手套；1副化学防溅眼镜（护目镜）；1个呼吸面罩；1个一次性灰尘盘（收集碎玻璃）；1个塑料小笤帚（将碎物或其他物质扫入盘中）；两块塑料背面的吸收手巾；两块一次性海绵（一块擦除溢出液体，一块擦洗溢出物祛除后的地板等）；1个装尖锐物的锐器盒；两个大而厚的一次性垃圾袋。

（2）小量溢出的处理　小量溢出是指在生物安全柜以外体积<5ml的溢出。当发生小量溢出时，首先正确评估暴露在有溢出物环境中的每一个人。如果有人的皮肤或衣服直接接触到危害药品，必须立即用肥皂和清水清洗被污染的皮肤。专业人员应立即清除掉溢出的小量药物，操作程序如下：①穿好工作服，戴上两副无粉末的乳胶手套，戴面罩；②如果溢出药物会产生汽化，则需要戴呼吸器；③液体应用吸收性的织物布块吸干并擦去，固体应用湿的吸收性织物布块擦去；④用小铲子将玻璃碎片收拾起并放入防刺的容器中；⑤防刺容器、擦布、吸收垫子和其他被污染的物品都应丢置于专门放置危害药品的垃圾袋中；⑥危害药品溢出的地方应用清洁剂反复清洗3遍，再用清水洗干净；⑦凡要反复使用的物品应当由专业人员在穿戴好个人防护用品的条件下用清洁剂清洗2遍，再用清水清洗；⑧放有危害药品污染物的垃圾袋应封口，再放入另一个放置危害药品废物的垃圾袋中。所有参加消除溢出物人员的防护工作服应丢置在外面的垃圾袋中；⑨外面的垃圾袋也应封口并放置于危害药品废物专用一次性防刺容器中；⑩记录如下信息：药物名称，大概的溢出量；溢出如何发生；处理溢出的过程；暴露于溢出环境中的人员、病人及其他人员，通知相关人员注意药物溢出。

（3）大量溢出的处理　大量溢出是指在生物安全柜以外体积>5ml的溢出。当出现危害药品的大量溢出时，首先正确评估暴露在有溢出物环境中的每一个人。如果有人的皮肤或衣服直接接触到危害药品，必须立即用肥皂和清水清洗被污染的皮肤。溢出地点应被隔离出来，要有明确的标记提醒该处有药物溢出；大量危害药品的溢出必须由受训人员清除，处理程序如下：①必须穿戴好个人防护用品，包括里层的乳胶手套、鞋套、外层操作手套、防溅眼镜；②如果是可能产生气雾或汽化的危害药品溢出，必须佩带防护面罩；③轻轻将吸收药物织物布块或防止药物扩散的垫子覆盖在溢出的液体危害药品之上，液体药物则必须使用吸收性的织物吸收掉；④轻轻将湿的吸收性垫子或湿毛巾覆盖在粉状危害药品之上，防止药物进入空气中去，然后用湿垫子或毛巾将药物除去；⑤将所有被污染物品放入溢出包中备有密封的装危害药品废物的垃圾袋中；⑥当危害药品完全被除去以后，被污染的地方必须先用清水冲洗，再用清洁剂清洗3遍，清洗范围应由小到大的进行；⑦清洁剂必须彻底用清水冲洗干净；⑧所有用来清洁危害药品的物品必须放置在一次性密封危害药品废物垃圾袋中；⑨放有危害药品污染物的垃圾袋应封口，再放入另一个放置危害药品废物的垃圾袋中。所有参加清除溢出物员工的个人防护用品应丢置在外面的垃圾袋中；⑩外面的垃圾袋也应封口并放置于危害药品废物专用一次性防刺容器中。

记录以下信息：药物名称；大概的溢出量；溢出如何发生；处理溢出的过程；暴露于溢出环境中的人、病人及其他人员；通知相关人员注意药物溢出。

（4）生物安全柜内的溢出　在生物安全柜内体积<15ml 的溢出，其清除过程与小量的溢出处理相同。在生物安全柜内的药物溢出>15ml 时，在清除掉溢出危害药品和清洗完危害药品溢出的地方后，应该对整个安全柜的内表面进行另外的清洁。处理过程如下：①使用工作手套将任何碎玻璃放入位于安全柜内的防刺容器中；②安全柜的内表面，包括各种凹槽之内，都必须用清洁剂彻底的清洗；③当溢出的危害药品不在一个小范围或凹槽中时，额外的清洗（如用特殊 pH 的肥皂来清除不锈钢上的化学物质）也是需要的；④如果溢出药物污染了高效空气过滤器，则整个安全柜都要封在塑料袋中，直到高效空气过滤器被更换。

二、危害药品调配过程中医疗废物的处理

1. 所有尖的医疗废物应放在防穿孔的容器中，如锐器盒等。对于废弃的针，应有防止针刺受伤可能性的技术。

2. 所有危害药品废物必须放在合适的袋中并封口，保证不发生泄漏。

3. 所有盛装危害药品废物的容器必须标识，以表示危害药品废物的存在。

三、危害药品调配过程中常见问题及纠正

（一）给药浓度不当问题

不同剂量的药物产生的作用是不同的，临床上应用的既可获得良好疗效又较安全的剂量称为治疗量或常用量。药物剂量过大，不仅容易导致药物蓄积而产生不良反应，而且药物毒性会给患者身体造成伤害甚至死亡。本项目导入工作任务一的案例就是一个很好的例证，分析如下：

案例分析：

顺铂注射剂说明书中对其用法用量的规定为静脉用药 20~30mg/m²，溶于生理盐水 200~500ml 中静滴，连用 3~5 天（总量 150mg），间隔 3~4 周重复，可重复用药 3~4 疗程。大剂量 CDDP 疗法（HD-CDDP）：80~120mg/m²，溶于生理盐水或 3%氯化钠 200ml 中静滴，并采用水化与甘露醇、呋塞米输注的方法，以减轻肾脏毒性。一般在大剂量 CDDP 之前先补液（生理盐水或 5%葡萄糖盐水注射液）1000~2000ml，加 10%氯化钾 20ml。CDDP 之后继续输液 5000ml（每 1000ml 液体给氯化钾 20mmol）。输液 CDDP 给药之前 12 小时开始，持续到 CDDP 滴完后 24 小时为止。为促进利尿，输注 CDDP 之前先快速静滴 20%甘露醇 125ml，CDDP 之后再给予 20%甘露醇 125ml 快速静滴，已达到利尿的目的，一般每日液体总量 3000~4000ml，并根据尿量适当使用呋塞米。此疗法每 3 周 1 次，可重复 3~4 次。据此，本案例中两岁儿童用药存在多处错误。包括：

1. 用药浓度超过治疗量，即最大剂量 80~120mg/m²，达到 200mg/m²，导致患

者中毒；

2. 患者为 2 岁儿童，医嘱处方没有考虑患者年龄问题，审方、调配环节等一系列审核环节也没有注意这个问题，造成本可以避免的危害事件发生；

3. 用药期间，特别是大剂量给药时，没有按照说明书给予水化、利尿措施，以及补充电解质；

4. 大剂量给药时，没有密切观察液体超负荷的病症；

5. 在用药治疗前、中、后没有注意检测患者的血、尿及肝肾功能等血检指标。

结论：

1. 由于医院工作失误导致患儿提前死亡，给患儿及家属造成巨大伤害，医院在蒙受经济损失的同时，其信誉也受到极大的影响；

2. 输注患儿的大剂量危害药品要经过很多审查、核对环节，遗憾的是均没有发现这个致命的错误。另外，整个医疗事故中，医院没有观察到患儿的异常表现和进行必要的血液检测。医院的管理不到位，相关工作人员的敬业精神、职业道德和职业素质欠缺是这起医疗事故的根本原因；

3. 医院整体的业务水平亟待提高，包括医生、护士及药局工作人员等。

其他需要注意浓度问题的药物有　①多西他赛注射液终浓度≤0.9mg/ml；②紫杉醇注射液终浓度≤1.2mg/ml；③异环磷酰胺终浓度≤4%；④依托泊苷终浓度≤0.25mg/ml；⑤表柔比星终浓度≤2mg/ml。上述危害药品如不注意溶媒量，药物浓度过高，会增加药物的刺激性，极易导致患者静脉炎的发生。因此在审方过程中必须严格按照"四查十对"进行工作。

（二）载体选用不当

药师在审方过程中发现载体选用不当在不合理医嘱中出现频率较高，主要原因是医师对药物的溶解度不甚了解所致，如下例所示。

处方：

5% GS　　　250ml×1 瓶　用量：250ml

吉西他滨　　0.2g×8 支　用量：1.6g

吉西他滨注射剂说明书中注明其药物需溶于 100ml 生理盐水中，在半个小之内用完，滴注时间过长会给病人带来严重的不良反应，其疗效也会随着滴注的时间延长逐渐下降，同时毒副作用逐渐增大，如果生理盐水的用量改为 250ml，则后果显而易见。

药物的成分复杂多样，有些对载体的 pH 值敏感，如卡铂须溶于 5% GS 溶液中；奈达铂要避免使用 pH 值偏酸的溶媒，该药须溶于 0.9% 氯化钠注射 500ml 溶液中；吡柔比星应使用 5% 葡萄糖注射液（pH 值 3.2~5.5）溶解，该药在 0.9% 氯化钠注射液中因溶媒 pH 的原因，可导致效价降低或出现浑浊；奥沙利铂应加入 5% 葡萄糖注射液 250~500ml 溶液中，该药说明书规定不要与碱性的药物或介质、氯化物、碱性制剂等一起使用。

因为危害药品对患者和医务工作者的身体影响巨大，实际工作中要求工作人员对本职工作从理论到实际操作都必须熟知和熟练，常见危害药品在调配过程中易出现的问题是工作中的重点，必须予以足够重视。

任务拓展或知识拓展

一、危害药品的请领与保管

我国《静脉用药集中调配操作规程（2010）》第八条，药品的储存管理与养护中明确指出"对高危药品应设置显著的警示标志"。因此在其请领与保管的管理方面需要注意如下事项：

1. 危害药品登记项目包括：上日转入量、入库量、发药量、退药量、现存量、登记人员签名及备注。上、下午班次工作人员均需认真清点药品，认真填写，遇有疑问，立即询问。

2. 危害药品登记记录本由相关工作人员负责填写，填写时要求字体工整，字迹清晰。书写有误时，用红色笔在原处签名，不得有涂改、粘、擦，且使用统一颜色笔书写，资料保存1年。

二、配液机器人在危害药品调配中的应用

图4-2为国内首台化疗药物全自动静脉注射液体配制机器人，在国内某医院投入

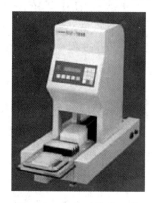

图4-2 全自动静脉注射液体配制机器人

使用，该设备对患者和医务人员提供安全保护的同时，有效提高了化疗药品调配的精确度，进一步提高了治疗效果。

危害药品能作用在肿瘤细胞生长繁殖的不同环节上，根据病人的病理诊断和分期，选择调配不同的药物和剂量，抑制或杀死肿瘤细胞，是目前治疗肿瘤的主要手段之一。但其本身具有很强的毒性污染，能对人体和环境造成一定伤害。

传统的危害药品调配采用人工方法，在流程跟踪上不够健全，也无法量化。据了解，普通的生物安全柜并不能完全消除药品在人工调配过程中存在的安全隐患，对工作人员具有一定潜在的伤害。此外，由于人工调配在精确度上的局限性，使危害药品在调配及发放过程中对患者也存在潜在危险。

危害药品全自动配液机器人分为药品配置区、装卸区、空气处理区、废物处理区及电子舱。在危害药品调配过程中，操作人员从传递窗口将药品放入药品架，药品在密封状态下进入生物安全柜；调配区内的机械臂能完成人工调配流程中的所有操作；调配好的成品输液通过药品检测系统的测试，并配有是否合格的标识，药品调配过程中产生的医疗废物自动投入到废物箱，保证了安全处理。

配液机器人在一个全封闭状态下进行工作，它对危害药品的调配在自动、封闭、净化的条件下进行，达到安全、净化的目的。

该设备对患者和医务人员提供安全保护的同时，有效提高了危害药品调配的精确度，精确率达到98%以上。实现了危害药品调配过程中患者、药物的正确性，计量和调配方法及时间的精确性，进一步提高了治疗效果。该设备也同样适用于普通静脉注

射液体的调配。

三、危害药品产生的医疗废物的销毁

1. 调配危害药品所产生的废物不能机械压缩。

2. 调配危害药品过程中所产生的医疗废物应该焚化。合适的焚化炉应该以瓦斯为燃料。必须有危害药品废物焚化的书面记录。如果当地的焚化设备不能满足要求，危害药品废弃物应运到另一符合要求的焚化炉。受控的卫生掩埋一般来说是不可取的。如果采用也只能作为暂时手段。

目标检测

一、单项选择题

1. 关于细胞毒性药物说法错误的是（　　）

　　A. 可有效杀伤免疫细胞并抑制其增殖的药物

　　B. 可用于抗恶性肿瘤

　　C. 可用作免疫抑制剂

　　D. 细胞毒性药物可用水平层流洁净台调配

　　E. 可通过皮肤接触或吸入等方式造成包括生殖系统、泌尿系统、肝肾系统的毒害

2. 危害药品的污染途径不包括（　　）

　　A. 药品未开启时　　　　　　　　B. 使用注射器或滤器移取药品时

　　C. 从药瓶中抽出针头时　　　　　D. 药瓶破碎、倾倒、溢溅时

　　E. 敲开安瓿时

3. 下列关于生物安全柜表述错误的是（　　）

　　A. 危害药品静脉调配应使用生物安全柜

　　B. 生物安全柜属于垂直层流台

　　C. 生物安全柜属于水平层流台

　　D. 操作台空间形成局部 100 级的洁净环境

　　E. 工作台面四周的散流孔回风形成相对负压

4. 生物安全柜的清洁与消毒顺序应为（　　）

　　A. 从上到下，从里向外　　　　　B. 从下到上，从里向外

　　C. 从上到下，从外向里　　　　　D. 从下到上，从外向里

　　E. 从左到右

5. 危害药品的核对、包装与发放操作规程与普通药物不同之处，重点在（　　）

　　A. 日期　　　　　B. 用量　　　　　C. 时间

　　D. 操作人　　　　E. 标识

6. 生物安全柜的操作面板上"8"表示的是（　　）

　　A. 送风机按钮　　　B. 照明按钮　　　C. 杀菌按钮

　　D. 插座按钮　　　　E. 静音按钮

7. 对生物安全柜进行以下（　　）操作不会导致报警

    A. 移门高度超过安全线以上　　　　B. 送风机运行时出现过流过载故障

    C. 下降气流流速超过设定范围　　　　D. 流入气流流速超过设定范围

    E. 排风风量没达到设定范围

8. 病人化疗后，其呕吐物、排泄物在（　　）小时内含化疗药物的较高浓度或危害性代谢产物

    A. 48　　　　　　　B. 60　　　　　　　C. 72

    D. 84　　　　　　　E. 96

9. 危害药品进行调配操作时，应从（　　）接收静脉输液药品

    A. 由调配人员带入　　B. 由专人带入　　　C. 传递窗

    D. 洁净室门　　　　　E. 以上都不对

10. 调配危害药品过程中使用的针筒和针头，操作或注意事项错误的是（　　）

    A. 应避免挤压、敲打、滑落　　　　B. 在丢弃针筒时，须将针帽套上

    C. 应丢入锐器盒中　　　　　　　　D. 应丢入垃圾袋中

    E. 需防止药物液滴的产生和针头刺伤

二、多项选择题

1. 关于危害药品说法正确的是（　　）

    A. 能产生职业暴露危险或者危害的药品

    B. 可具有遗传毒性、致癌性、致畸性

    C. 可对生育有损害作用

    D. 在低剂量下可产生严重的器官或其他方面毒性的药品

    E. 包括肿瘤化疗药品和细胞毒性药品

2. 按规定需要由本医疗机构统一处理的是（　　）

    A. 调配危害药品用过的一次性注射器

    B. 危害药品调配完成后，核对所使用的记录笔

    C. 调配危害药品用过的手套

    D. 调配危害药品用过的口罩

    E. 危害药品调配检查后的西林瓶、安瓿等废弃物

3. 危害药品调配完成后，调配人员应仔细核对（　　）

    A. 已调配病区　　　　　　　　B. 已调配批次的数量

    C. 已调配批次的药篮只数　　　　D. 调配后留下的药品空瓶

    E. 调配后留下的药品空安瓿

4. 为了保护操作者，生物安全柜具有"杀菌操作的联锁与定时"功能，指的是（　　）

    A. 生物安全柜是一种安全的微生物实验和生产的专用设备

    B. 控制系统在杀菌操作连续运行三十分钟后，自动关闭紫外灯

    C. 在杀菌过程中，一旦打开移门或开启荧光灯，系统就会自动关闭紫外灯

    D. 生物安全柜经高效过滤器过滤的垂直下降气流可保护产品

    E. 气流经高效过滤器过滤后排出保护环境不受污染

5. 生物安全柜的操作注意事项表述错误的是 （　　　）

    A. 应提前半小时先启动生物柜循环风机和紫外线灯

    B. 紫外线灯启动期间，不得进行调配

    C. 紫外线灯可以持续开启

    D. 生物安全柜消毒后方可进行调配

    E. 紫外线灯启动时方可进行调配

三、简答题

1. 危害药品可能发生的不良反应有哪些？

2. 简述危害药品调配人员准入条件及设备要求。

3. 请查阅相关资料写出下列抗肿瘤药物（危害药品）的相应英文缩写。

环磷酰胺（　　　）、甲氨蝶呤（　　　）、博来霉素（　　　）、氟尿嘧啶（　　　）、阿糖胞苷（　　　）、顺铂（　　　）、卡铂（　　　）、异环磷酰胺（　　　）、草酸铂（　　　）、氟尿嘧啶脱氧核苷（　　　），盖诺（　　　）、阿霉素（　　　）、表阿霉素（　　　）、吡柔比星（　　　）、长春新碱（　　　）、足叶乙苷（　　　）、卫猛（　　　）、尼莫司汀（　　　）、卡氮芥（　　　）、环己亚硝脲（　　　）、甘磷酰芥（　　　）、甲环亚硝脲（　　　）、多西氟尿啶（　　　）、6-巯基嘌呤（　　　）、硫代鸟嘌呤（　　　）、氟尿脱氧核苷（　　　）、喃氟啶（　　　）、吉西他滨（　　　）、氟尿己胺（　　　）、羟基脲（　　　）

4. 根据项目小组的文献摘录撰写论文，自拟题目，论文核心词为：危害药品合理使用、危害药品与环境、危害药品与防护。

工作任务二　抗生素药物调配操作实训

任务导入

典型案例：患者，女，27岁。以往身体健康，无药物过敏史。因上呼吸道感染住院。遵医嘱给予青霉素800万单位加入生理盐水250ml静滴。用药两日，无任何不适感觉。第3天9：00值班护士用刚刚加完氨苄西林的注射器抽取青霉素给该患者静滴，输液全过程无不适。当晚20：00，患者双上臂出现散在的皮疹；次日眼睑及手足背轻度红肿；第三日上述症状明显加重，面部及四肢红肿明显，睁眼困难，全身呈出血丘疹及小形荨麻疹，有的融合成片，其中，以臀部、下肢最为明显，患者感觉全身瘙痒难以忍受，怕冷怕风，胸闷憋气，腹部隐痛。经查体诊断为重复使用抽取过氨苄西林的一次性注射器抽取药物青霉素所致氨苄西林过敏反应。经对症治疗，24小时后全身症状略有减轻，转为周身发热，继续治疗3日，症状逐渐消失，15天后皮疹及瘙痒消失，臀部及双上臂有轻度色素沉着，30天后色素沉着消失，预后良好。

此案例中因一次性注射器被错误的二次使用，使两种抗生素同时作用患者体内，从而导致患者产生严重的过敏性反应，虽因治疗及时没有给患者留下后遗症，但是，发病期间给患者带来的影响是方方面面的。该事件中除了护士的业务素质较差外，出现这样的结果还说明没有有效地执行三查七对，在关键环节把关不严，这是本案例发生的重要原因之一，同时，也说明抗生素的特殊性和危险性，其使用前的任何一个环节出现纰漏，都会给患者、患者家属造成巨大的精神和身体伤害，同时也会给医院和工作人员带来恶劣的影响和经济损失，因此，正确进行抗生素药物的调配十分必要。

任务分析

本任务的学习主要从理论上明确抗生素类药物的含义、分类、作用机理、作用特点和不良反应，以及抗生素类药物的体外物理化学配伍变化；明确抗生素类药物与危害药品所使用的生物安全柜不同之处，并能熟练进行清洁与维护；比较抗生素类药物与危害药品在调配各个环节中的不同之处，包括：抗生素药物的二级库贮存、药品请领、审方、摆药、贴签及核对、调配、再核对、成品输液运输、清场，以及在整个工作流程中的环境控制要求、人员防护等；能够熟练进行抗生素的调配操作、环境的维护、正确使用相应生物安全柜、正确处理相关废弃物。

相关知识

一、抗生素及抗菌药的含义

1. 抗生素 是由各种微生物（包括细菌、真菌、放线菌属）产生的代谢产物，低浓度时能杀灭或抑制其他微生物的物质。抗生素包括天然抗生素和人工半合成抗生素两类，前者由微生物产生，后者是对天然抗生素进行结构改造而获得的半合成产品。

2. 抗菌药 指对细菌有抑制或杀灭作用的药物，包括抗生素和人工合成抗菌药（磺胺类和喹诺酮类等）。

二、抗生素药物的分类

1. β-内酰胺类 青霉素类和头孢菌素类的分子结构中含有β-内酰胺环。近年来又有较大发展，如硫酶素类（thienamycins）、单内酰环类（monobactams），β-内酰酶抑制剂（β-lactamadeinhibitors）、甲氧青霉素类（methoxypeniciuins）等。

2. 氨基糖苷类 包括链霉素、庆大霉素、卡那霉素、妥布霉素、丁胺卡那霉素、新霉素、核糖霉素、小诺霉素、阿斯霉素等。

3. 四环素类 包括四环素、土霉素、金霉素及强力霉素等。

4. 氯霉素类 包括氯霉素、甲砜霉素等。

5. 大环内酯类 临床常用的有红霉素、白霉素、无味红霉素、乙酰螺旋霉素、麦迪霉素、交沙霉素等。

6. 其他类抗生素 如磷霉素、林可霉素、克林霉素、万古霉素等。

三、抗生素药物的作用机理

1. 阻碍细菌细胞壁的合成 可导致细菌在低渗透压环境下膨胀破裂死亡。哺乳动物的细胞没有细胞壁，不受这类药物的影响。

2. 影响细胞膜的通透性 与细菌细胞膜相互作用，增强细菌细胞膜的通透性、打开膜上的离子通道，让细菌内部的有用物质漏出菌体或电解质平衡失调而死。

3. 抑制蛋白质合成　与细菌核糖体或其反应底物（如 tRNA、mRNA）相互所用，抑制蛋白质的合成——这意味着细胞存活所必需的结构蛋白和酶不能被合成，某些抗生素对细菌核糖体具有高度选择性，抑制蛋白质合成，产生抑菌或杀菌作用；

4. 影响叶酸及核酸代谢　磺胺类、甲氧苄啶抑制四氢叶酸的合成，导致核酸代谢障碍，细菌生长繁殖受到抑制。

四、抗生素药物的作用特点

1. 直接作用于菌体细胞　抗生素能选择性地作用于菌体细胞 DNA、RNA 和蛋白质合成系统的特定环节，干扰细胞的代谢作用，妨碍生命活动或使停止生长，甚至死亡。而不同于无选择性的普通消毒剂或杀菌剂。

2. 具有选择性抗菌谱　抗菌药抑制或杀灭病原微生物的范围，称抗菌谱。抗生素的作用具有选择性，不同抗生素对不同病原菌的作用不一样。

3. 有效作用浓度　抗生素是一种生理活性物质。各种抗生素一般都在很低浓度下对病原菌就发生作用，这是抗生素区别于其他化学杀菌剂的又一主要特点。各种抗生素对不同微生物的有效浓度各异，通常以抑制微生物生长的最低浓度作为抗生素的抗菌强度，简称有效浓度。有效浓度越低，表明抗菌作用越强。

五、抗生素类药物的不良反应

抗生素药物的不良反应包括：①神经系统毒性反应；②造血系统毒性反应；③肝、肾毒性反应；④胃肠道反应；⑤抗生素可致菌群失调，引起维生素 B 族和 K 缺乏；⑥抗生素的过敏反应一般分为过敏性休克、血清病型反应、药热、皮疹、血管神经性水肿和变态反应性心肌损害等。⑦抗生素后遗效应是指停药后的后遗生物效应。

六、抗生素使用的生物安全柜的清洁、维护及使用

（一）生物安全柜的清洁与消毒
与项目四中的工作任务一相关内容一致，在此不再赘述。

（二）生物安全柜的操作使用与维护
A2 型二级生物安全柜与 B2 型二级生物安全柜本质上的区别在于排气特征上，由此导致在结构、工作原理和过程上有细微的差别。

1. A2 型二级生物安全柜的气流特征　长期接触抗生素类药物对静脉药物调配工作人员的身体具有一定的影响，因此，在允许循环化学气体的操作条件下（微量气溶胶），可以使用外接排放管道盖（exhaust collar）的 A2 型二级生物安全柜。排放管道盖与一般硬管不同的是有可吸入空气的进气孔；排放管道盖与外排管道连接，然后接到一个外排风机。排放管道盖上的进气孔对于 A2 型二级生物安全柜通过内置风机保持进气流和下沉气流的平衡至关重要。如果使用密封的外接风管，进气流将会过强可能导致生物安全柜对产品的保护失效；而排放管道盖上的进气孔可以从室内吸入空气，而不会影响安全柜内的气流平衡。此条件只适用于微量有毒化学物质，因此，A2 型二级生物安全柜可用于抗生素类药物的静脉调配工作，其气流特征包括：

（1）A2型二级生物安全柜送风为垂直单向气流方式，具有独特的负压风道设计，可使风速风压保持均匀，保证了工作区域气流的稳定均匀，有效地防止药品之间的交叉污染并延长高效过滤器使用寿命，降低气流噪声。其前窗气流速度最小量或测量平均值应至少为0.5m/s。70%气体通过HEPA过滤器再循环至工作区，30%的气体通过排气口过滤排出。

（2）台面为高速吸风槽的设计，避免工作腔内不洁气溶胶向安全柜外泄漏，独特的"无阻碍回风洁净设备"的应用，也防止外界空气对工作腔内的影响，从而有效地保护了操作者环境和药品的安全。

2. B2型二级生物安全柜的气流特征　B2型二级生物安全柜可同时提供生物性和化学性的安全控制，可以操作挥发性化学品和挥发性核放射物作为添加剂的微生物实验。危害药品产生的气溶胶对静脉用药调配工作人员的身体影响较大，因而在工作区域不允许循环化学气体或气溶胶等，那么，就必须使用装备硬管的B2型二级生物安全柜。由于B型生物安全柜不是独立平衡系统，它的内置风机只能制造下沉气流，生物安全柜依赖外排风机制造进气流。这种型号的生物安全柜在安装和维护时会较为复杂，因为外排风机必须与内置风机保持平衡，否则将导致对操作人员或产品的安全性能的失效，因此，B2型二级生物安全柜可用于危害药品的静脉调配工作，其气流特征包括：

（1）B2型二级生物安全柜为100%全排型安全柜，无内部循环气流，工作区内送风为垂直单向气流方式，由于采取了负压风道设计和气流均匀分布的措施，保证了工作区域气流的稳定均匀，从而有效地防止药品之间的交叉污染。延长高效过滤器使用寿命，降低气流噪声。

（2）B2型二级生物安全柜同样具有台面前的高速吸风槽的设计，以及独特的"无阻碍回风洁净设备"应用，使得工作腔内的不洁气溶胶不能向安全柜外泄漏，也防止了外界空气对工作腔内的影响，从而有效地保护了操作者环境和药品的安全。排风经高效过滤器过滤后，100%的向室外全排放。

3. 操作界面的设置：见图4-3　BSC-1300ⅡA2型安全柜操作屏示意图。

4. 操作流程

（1）调配工作前的准备　打开安全柜电源开关，操作屏亮。此时必须先将玻璃移门完全关闭后，再按"🔘杀菌"按钮开启紫外灯，实施紫外线杀菌操作。

注意：此时调配人员必须远离设备，以免紫外线灼伤眼睛和皮肤，对人身造成伤害。为了保护调配者，安全柜具有"杀菌操作的联锁与定时"功能。控制系统在杀菌操作连续运行三十分钟后，自动关闭紫外灯。在杀菌过程中，一旦打开移门或开启荧光灯，系统就会自动关闭紫外灯。杀菌操作结束后，打开移门至200mm高度，按"🌀送风机"按钮启动风机运行，为了实现工作区域的自净，保持设备在此状态运行十分钟后再开始正式调配工作。

注意：启动风机运行，移门不要在完全关闭的状态，此时可能有风机过流自动保护的情况发生。

（2）正式进行调配工作　按动"🔘照明"按钮开启荧光灯，将移门保持在200mm安全高度开始正式作业。安全柜出厂检测时，已将工作区风速调节在额定范围，

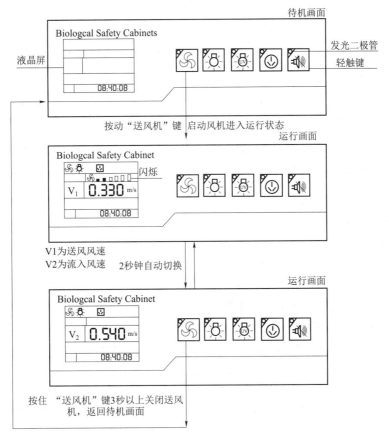

图 4-3　BSC-1300ⅡA2 型安全柜操作屏

启动风机后，自动进入标准的额定状态运行，调配者不必进行风速调节，操作屏上动态显示运行状态及其他信息。

注意：调配工作时请不要将移门开启超过 200mm 高度，若超过此安全高度，则有气流不能平衡的危险，可能会引起不洁气溶胶外漏，而危害调配者。

安全柜工作腔内部设有两个备用防溅型插座，供实验辅助设备使用，并具有独立的过流过载保护线路，不会影响安全柜的可靠运行。

注意：①务必在"切断备用插座电源"的状态下，将辅助设备的电源插头插入"备用插座"，再按"⊙插座"按钮接通备用插座电源。使用结束时，必须再次先按"⊙插座"按钮，及时切断插座电源，然后才能将辅助设备的电源插头拔出；②所用辅助设备的功耗不得超过插座的最大负荷（220V，3A）。

（3）调配工作结束　调配工作结束时，请保持风机运行十分钟后再关闭。关机时，按住"⚙送风机"按钮持续 3 秒钟以上，可关闭风机。

请注意：操作结束时，必须先关闭送风机，待风机停止运转后，再切断设备电源。

5. 故障报警　当下降气流流速偏离额定状态时，控制系统即发出报警声，"V1"闪烁并直观地显示"E1"，提醒操作者注意检查运行状态。

当流入气流流速偏离额定状态时，系统即发出报警声，"V2"闪烁并直观地显示"E2"，提醒操作者注意检查运行状态。

当风机运行过程中发生过流、过载故障时，系统则立即停止风机运转，发出报警声，显示"⚙"。

当移窗开启高度超过 200mm 时，系统即发出报警声，显示"▭"，提醒操作者及时将门移至安全高度。

当高效过滤器的阻力大于设定值时，系统即发出报警声，显示"◈"，提示操作者应及时更换高效过滤器。

在进行设备检修时，按动"🔊静音"按钮可暂时消去报警声，继续显示故障图案，5 分钟后如故障仍未消除，则报警声再次出现。

6. 操作注意事项

（1）操作者进行工作时，动作应轻缓，以免干扰气流的平衡。

（2）不要将物品置于吸风槽内或吸风槽上方，或在安全柜的移门前频繁快速走动，以免造成气流不平衡而影响安全柜的性能。

（3）其他器具的使用请不得妨碍安全柜内部气流，不得妨碍操作的安全性。

（4）带入安全柜工作腔内的器具或物品最好为可抛弃处理的，或者能够进行杀菌处理。

七、抗生素类药物的配伍变化与相应的解决办法

在某些情况下，对于抗生素药物的配伍医师只考虑到联合用药的协同和累加作用，而忽视了药效学中的互斥作用。常见的配伍变化有：

1. 两种药物联合后产生的变化 ①青霉素与庆大霉素联用时，在体外混合，青霉素的 β-内酰胺环可使庆大霉素部分失活而降低疗效。因此凡是氨基糖苷类与 β-内酰胺类联用时，都应分别溶解、分瓶输注；②某些抗菌药物的联用，除协同作用外毒性也增加。不同种类抗菌药物联用也可致某些毒性增加，如氨基糖苷类与具有肾毒性的头孢菌素联用可致肾毒性增强，与强效利尿剂联用，可使耳毒性增强。

2. 遇水或遇酸碱后产生的变化 ①青霉素类药物遇湿后会加速分解，在溶液中不稳定，时间越长则分解越多，使药效降低甚至消失，而且产生加速分解。所以青霉素类药物应在用前溶解配制，以保证疗效和减少不良反应的发生；②头孢菌素类与青霉素类相同，在溶液中稳定性较低且易受 pH 值的影响，其在酸性或碱性溶液中会加速分解，所以，应严禁与酸性药物（如维生素 C、氨基酸等）或碱性药物（如氨茶碱等）配伍。青霉素类与头孢菌素类最好采用注射用水或等渗氯化钠注射液作溶媒，若溶解在葡萄糖液中，往往使主药分解增快而导致疗效降低；③红霉素、卡那霉素、新生霉素也不宜加在葡萄糖液中，两性霉素 B 不能溶在生理盐水中。

3. 由于时间而引起的药物变化 青霉素类药物的杀菌疗效主要取决于血药浓度的高低，短时间内达到较高的血药浓度对治疗有利。若采用静脉给药时宜将一次剂量的药物溶在 100ml 液体中，于 0.5~1 小时内滴完；青霉素类药物结构的特殊性使其在溶液中的稳定性较差，分解半衰期较小，因此调配此类药物最好临用现配。

此外，抗生素与输液的配伍也可影响抗生素的疗效（见表 4-3）。因此在联合用药和

配伍时，应全面考虑这些副作用和不良反应，以做到安全、合理、有效地使用抗生素类药物。静脉用药集中调配人员在调配抗生素类药物时尤其要注意这方面的配伍变化。

表 4-3 常用抗生素药物与输液的配伍表

药品名称	配伍比率	输液名称						
氟化钠	mg/ml	葡萄糖	注射用水	复方化钠（林格液）	乳酸钠林格液	碳酸氢钠	复方乳酸钠山梨醇	复方乳酸钠葡萄糖
青霉素钠（钾）	=	□	▽ ▽	□	□	□	▽	□
苯唑青霉素钠	=	□	▽	□	□	□	▽	□
氨苄青霉素钠	=	□	▽	□	□	□	▽	□
羧苄青霉素钠	=	□	▽	□	□	□	▽	□
硫酸链霉素	=	○	▽	○				
硫酸卡那霉素	=	○	○	○				
硫酸庆大霉素	=	○	○	○				○
硫酸妥布霉素	=	○	○	○				
硫酸丁胺卡那霉素	=	○	○	○				
头孢唑林钠	=	○	⌄ * *	○	○	○		○
头孢拉定钠	=	○	○	○	○	○	▽	
头孢孟多酯钠	=	○	○	○	○	○	▽	○
头孢呋新钠	=	○	○	○				
头孢噻肟钠	=	○	○	○				
头孢哌酮钠	=	○	⌄ * *	○				
头孢唑肟钠	▬	○	⌄ 中 中	○				
头孢三嗪钠	=	○	○	○				
头孢他定钠	=	○	○	○				
头孢美唑钠	=	○	○	○				
拉他头孢钠	=	○	○	○				
盐酸林可霉素		○	○	○	○	○		○
磷酸氯林霉素		○	○	○	↓	↓		↓
磷霉素钠		○	○	○	↓	↓		↓
对氨水杨酸钠								

注：＊每 500ml 葡萄糖液中预加 5%碳酸钠液 0.25ml 或维生素 C 注射液 20ml（2g），使 pH 成为 5.7~6.7，可减少分解，配液后立即使用。

＊遇有混浊或沉淀，可添加 5%碳酸氢钠注射液 0.5~1ml，即可溶解，立即使用（其他头孢类药物也可按此法处理）。

符号说明：＝（任何浓度）

↓（混浊或沉淀，不可配伍）

▽（降解，不可配伍）

○（稳定，可配伍）

□（尚稳定，必须立即使用）

⌄（可配伍，若产生沉淀可调节 pH 使溶解，无碍使用）

＊其他抗生素应用的配伍变化，可看最新版静脉注射药物理化性质配伍禁忌表

任务准备

成立项目小组（4~6人为一项目小组），组内人员按实际工作需要查阅相关资料，分工协作完成任务准备工作。

一、论文准备工作

请就抗生素类药物的相关内容，借助网络及图书馆等手段查阅相关资料等，综合相关知识与内容，形成一篇文献摘录。

二、操作前准备工作

1. 仪器、物品准备 A2型二级生物安全柜、输液标签、医用砂轮、75%乙醇溶液、无菌无纺布、药篮、签字笔、锐器盒、注射器、5%葡萄糖注射液、0.9%氯化钠注射液、洁净服1套/人，洁净手套1副/人，洁净口罩1副/人、抗生素药品等。

2. 知识准备复习 《有机化学》、《药理学》、《药物化学》、《临床药物治疗学》、《药剂学》中以往学过的相关知识和内容，其中，对《药剂学》中的药物配伍变化、生物药剂学章节重点复习。熟记常用抗生素类药物与输液的配伍表。

三、洁净区清洁与维护的准备工作

熟读我国《静脉用药集中调配操作规程（2010）》第四条相关内容。

1. 洁净区清洁准备工作按要求，熟练进行该部分工作，穿好防护服，由控制区（通过一更、二更）进入洁净区。

2. 观察洁净区与二次更衣室之间的压力表，调整压差为5~10Pa负压差（抗生素类、危害药品静脉用药调配的洁净区与二次更衣室之间应当呈5~10Pa负压差）。

3. 在调配操作前30分钟，按操作规程启动洁净间和工作台净化系统，并确认其处于正常工作状态，操作间室温、湿度及室内外压差应符合相关规定，图4-4为抗生素调配操作间里压强指示表与调配区标识。

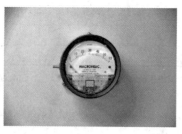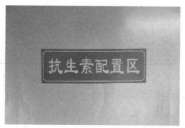

图4-4 抗生素调配间的压强指示表与配置（调配）区标识

四、生物安全柜清洁与维护的准备工作

1. 熟读我国《静脉用药集中调配操作规程（2010）》第十二条生物安全柜清洁、使用操作规程，查阅相关资料，与B2型二级生物安全柜进行比较，进而熟悉A2型二

级生物安全柜维护工作的程序和操作。

2. 生物安全柜的准备工作。

五、摆药与核对、调配与清场准备工作

1. 摆药与核对准备工作　我国《静脉用药集中调配操作规程（2010）》第四条中规定应当做过敏性试验或者某些特殊性质药品的输液标签，应当有明显标识；进一步熟悉常用抗生素药品的商品名和化学名（同一药品）、规格、配伍禁忌、溶解性等内容；复习项目二中有关抗生素药品的配伍内容，熟练掌握摆药与核对工作的理论基础。

2. 调配与清场准备工作　熟练调配与清场的程序、要求和注意事项等内容，熟记常用抗生素类药物与输液的配伍表内容，避免调配时错误的发生。

六、成品输液核对、包装与发放的准备工作

除熟练掌握一般成品输液的核对、包装与发放操作规程外，尚需比较与抗生素类药物的核对、包装与发放操作规程不同之处，重点在于核对需要做皮试的抗生素类药物，还应检查空安瓿或空西林瓶所标示的批号，确保一组输液所用药品为同一批号，避免因批号不同可能导致患者输注后发生过敏反应的风险。

任务实施

以项目小组为单位，虚拟工作角色，交替进行各岗位实训，确保每位学生能在此次实训的不同工位上进行实训，并达到相互配合、协调完成整个实训项目的工作任务。

一、操作人员进入操作间

提前做好准备工作，按规定标准换洁净服（洗手、戴口罩、戴帽子，换洁净服、换工作鞋），进入洁净区操作间，按操作规程启动洁净间和生物安全柜净化系统，操作间温度（T）、湿度（RH）、室内外压差按要求符合规定，并确认其处于正常工作状态，操作人员记录并签名。

二、生物安全柜的清洁实训

在模拟实训基地熟练地进行生物安全柜的清洁、消毒操作工作。

三、抗生素药物无菌调配操作实训

（1）生物安全柜的操作。

（2）按输液标签核对抗生素药品名称、规格、数量、有效期等信息的准确性和药品完好性，确认无误后，进入加药混合调配操作程序。通过传递窗接收静脉输液药品，将摆好药品容器的药车推至操作台附近相应的位置。

（3）核对输液标签内容与准备调配的药品是否相符。

（4）用75%乙醇消毒输液袋（瓶）的加药口后，放置在生物安全柜工作台的中央区域。

（5）熟练进行一次性注射器拆包装及准备的操作。

（6）熟练从安瓿中抽吸药液，加入输液袋中的操作。

（7）熟练溶解西林瓶中的药物，加入输液袋中的操作。

（8）将调配好的输液袋，空西林瓶、空安瓿放入药篮内（注意避免扎破输液袋），在输液袋标签上签字确认。

（9）调配操作人员按要求应及时仔细核对调配后留下的抗生素药品空瓶、空安瓿和残留药液，一并放入规定的一次性专用废物袋密封后放于专用容器中处理，与成品输液及备份输液标签一并送出，供核查，并核对该调配病区、该调配批次的数量，检查该调配批次输液的生物安全柜工作台及预调配药品摆放区，确保无遗留物品。

（10）将污针筒、毁形针头、污物全部集中放置污物区专用容器中密封后，由专人按规定送指定处统一处理。

（11）通过传递窗将已调配好的输液袋送出，用专用外包装袋包装后送入成品核对区，经核对药师核对。

四、成品输液核对、清场岗位操作

重点注意如下操作：核对需要做皮试的抗生素成品输液，检查空安瓿或空西林瓶所标示的批号，确保一组输液所用药品为同一批号；清洁、消毒生物安全柜工作台，为下一批次调配工作做准备。

五、成品输液包装和分送实训

经核对合格的抗生素成品输液外包装上要有标识。

六、调配注意事项

根据我国《静脉用药集中调配操作规程（2010）》第六条相关内容的要求，抗生素类药物的调配需注意以下几点：

（1）不得采用交叉调配；

（2）静脉用药调配所用的药物，如果不是整瓶（支）用量，则必须将实际所用剂量在输液标签上明显标识，以便校对；

（3）若有两种以上粉针剂或注射液需加入同一输液时，应当严格按药品说明书要求和药品性质顺序加入；

（4）调配过程中，输液出现异常或对药品配伍、操作程序有疑点时应当停止调配，并报告；发生调配错误应当及时纠正，重新调配并记录。

检查评议

对于该任务的完成情况主要从工作前准备情况、具体工作（操作）情况以及处理工作中遇到问题能力、工作结束后的清场、团队合作与纪律情况，实训工作报告书写质量等几个方面进行评价，详细内容见表4-4。

表 4-4 任务完成检查评议表

评价内容	分值	评定等级			得分
		A（权重 1.0）	B（权重 0.7）	C（权重 0.4）	
学习与工作态度	10	态度端正，学习方法多样，上课认真，积极主动，责任心强	学习态度较好，学习主动性不强，上课认真，有责任心	学习态度较差，被动学习，上课不认真	
工作前准备情况	25	理论问题研究与学习到位，实际操作所需准备工作齐全有序，有工作前准备情况记录	准备工作一般，基本能满足完成该项任务	准备工作差，不能满足完成本项工作任务	
实际工作（操作）情况	35	按规定标准进入工作区域；完全理解抗生素的特殊性；按要求正确使用 A2 型二级生物安全柜；按规定接收输液标签并贴在相应位置；摆药准确、迅速；能够完全按照相关要求和程序完成配置操作；熟记常用抗生素药物与输液的配伍表，能解决常见的问题、纠正错误；核对与传递正确；核对成品输液、包装与发放工作正确；按要求进行生物安全柜及操作间的清洁与维护；正确处理医疗废物；整个实训过程有交接、有记录，团队合作与纪律情况非常好	能按流程完成工作任务，对理论部分内容掌握尚可，能解决工作中出现的一般问题。团队合作与纪律较好	完成工作任务质量较差，对理论部分内容掌握不好，不能解决工作中出现的一般问题。团队合作与纪律差	
工作结束清场情况	20	按规定清场工作进行迅速、完成质量较好，工作台面整洁	按规定进行清场工作，工作台面较整洁	能进行清场工作，工作台面较凌乱	
工作报告撰写质量	10	报告格式规范、内容完整、字迹清晰	报告格式较规范、内容较完整、字迹较清晰	报告的格式、内容基本符合要求	

任务完成总计得分：

任务总结及问题防治

一、抗生素类药物在调配工作中常见问题及纠正

1. 物质的溶解是溶质和溶剂的分子或离子相互作用的过程。在调配前应对要调配药品的溶解性质充分了解，尤其是抗生素类药物，一定要熟记常用抗生素药物与输液的配伍表内容。在调配过程中要细心，要注意观察调配过程中药液外观的变化，出现异常情况应及时上报并纠正。

2. 调配过程中，输液出现异常或对药品配伍、操作程序有疑点时应当停止调配，并报告；发生调配错误应当及时纠正，重新调配并记录。本工作任务导入中提到的案例是因静脉用药调配时混用一次性注射器，从而导致患者发生过敏反应的医疗事故，案例分析如下：

案例分析：

本例患者已静滴 2 日青霉素，无任何不良反应，第三天使用抽取过氨苄西林的一次性注射器抽取青霉素给患者滴注，结果出现了案例中提到的中毒过敏性反应。患者在此期间未用过其他药物，也未食用致敏食物，故可排除其他因素，而确定是氨苄西林过敏导致不良反应的发生。

结论：

注意一次性注射器的规范使用，杜绝使用同一注射器抽取不同药物，特别是抗生素类药物，否则可能导致医疗事故的发生，从而给患者造成生理与心理伤害，这种情况如果发生在静脉用药集中调配中心，结果不堪设想，因此，除了在工作中要严格地执行相应制度和工作流程外，调配抗生素的操作人员在工作中一定要有高度的责任心和良好的职业素养，只有这样才能从根本上保证患者的安全用药。

二、抗生素类药物在成品输液核对、包装、分送过程中应注意的问题

1. 成品输液复核清场　核对者自传递窗取得成品输液经质量检查、复核无误后，应将调配篮内的药品空瓶、空安瓿、空输液袋等分类放入规定的盛器内，并与调配篮一同置于规定的区域内统一清洗、消毒、处理。

2. 包装清场　包装人员在完成某病区、某批次的成品输液封口包装后，仔细核对装箱数量无误，包装区域无成品输液时，再行清洁包装区域，准备启动另一病区、另一批次的封口包装工序。

三、抗生素类药物请领与保管应注意的问题

在二级药库内抗生素按特殊药品予以登记、并随时盘点进行动态管理。因此，需注意其出入库的流程和记录，做到出现问题有据可依。其发药登记及特殊抗生素调配登记项目包括：科室、特殊抗生素调配总量、批号、药师审核签名、调配时间、调配人员签名等。

任务拓展或知识拓展

一、抗生素在调配及使用过程中易对人体产生常见的危害

1. 过敏反应　青霉素类、头孢菌素类等可使人产生过敏反应，需要用相应的抗菌、抗病毒药物治疗，常见的过敏反应为药疹、皮炎和药热等，严重者会引发过敏性休克，抢救不及时可危及生命。

2. 毒性反应　抗生素引起的常见毒性反应包括听觉神经损害、造血系统障碍、肾损害、肝损害及胃肠道反应。毒性反应的性质和程度，因药物种类及患者个体差异而有所不同。

3. 二重感染　老年人、婴幼儿、体弱者、腹部手术者及滥用抗生素者较易发生。二重感染一般较难控制，且具有很大的危险性，需要用相应的抗菌、抗病毒药物治疗。

4. 耐药性　大多数细菌对抗生素可产生耐药性。随着抗生素的广泛应用及不合理用药导致的抗生素滥用，致使耐药菌株日益增多，影响疾病的治疗，甚至会因无敏感

抗生素控制感染而产生严重后果。

5. 局部刺激 抗生素肌肉注射,多数可引起局部疼痛,静脉注射也可能引起血栓性静脉炎。

抗生素类药物较易引起过敏反应,在抗生素类药物调配过程中,尤其要引起注意,如静脉用药调配操作人员对所调配的抗生素类药物有过敏史,要避免进行此类药物的调配。同时,静脉用药集中调配中心应每年或每半年进行人员的健康检查,并建立健康档案。

二、抗生素的使用原则

临床应用抗生素时必须考虑以下几个基本原则:

1. 严格掌握用药适应证,凡属可用可不用的尽量不用,而且除考虑抗生素的抗菌作用的针对性外,还必须掌握药物的不良反应和体内过程与疗效的关系。

2. 发热原因不明者不宜采用抗生素,除病情危重且高度怀疑为细菌感染者外。发热原因不明者不宜用抗生素,因抗生素用后常使致病微生物不易检出,且使临床表现不典型,影响临床确诊,延误治疗。

3. 病毒性或估计为病毒性感染的疾病不用抗生素。抗生素对各种病毒性感染并无疗效,对麻疹、腮腺炎、伤风、流感等患者给予抗生素治疗是无益的。咽峡炎、上呼吸道感染者 90% 以上由病毒所引起,因此除能肯定为细菌感染者外,一般不采用抗生素。

4. 皮肤、黏膜局部尽量避免应用抗生素,因皮肤与黏膜局部用抗生素后易发生过敏反应且易导致耐药菌的产生。因此,除主要供局部用的抗生素如新霉素、杆菌肽外,其他抗生素特别是青霉素 G 的局部应用尽量避免。在眼黏膜及皮肤烧伤时应用抗生素要选择适合的时期和合适的剂量。

5. 严格控制预防用抗生素的范围,在下列情况下可采用预防治疗:

(1)风湿热病人,定期采用青霉素 G,以消灭咽部溶血链球菌,防止风湿热复发。

(2)风湿性或先天性心脏病进行手术前后用青霉素 G 或其他适当的抗生素,以防止亚急性细菌性心内膜炎的发生。

(3)感染灶切除时,依治病菌的敏感性而选用适当的抗生素。

(4)战伤或复合外伤后,采用青霉素 G 或四环素族以防止气性坏疽。

(5)结肠手术前采用卡那霉素,新霉素等作肠道准备。

(6)严重烧伤后,在植皮前应用青霉素 G 消灭创面的溶血性链球菌感染。或按创面细菌和药敏结果采用适当的抗生素防止败血症的发生。

(7)慢性支气管炎及支气扩张症患者,可在冬季预防性应用抗生素(限于门诊)。

(8)颅脑术前 1 天应用抗生素,可预防感染。

6. 强调综合治疗的重要性。在应用抗生素治疗感染性疾病的过程中,应充分认识到人体防御机制的重要性,不能过分依赖抗生素的功效而忽视了人体内在的因素,当人体免疫球蛋白的质量和数量不足、细胞免疫功能低下,或吞噬细胞性能与质量不足时,抗生素治疗则难以奏效。因此,在应用抗生素的同时,应尽最大努力使病人全身状况得到改善；采取各种综合措施，以提高机体抵抗能力，如降低病人过高的体温；注意饮食和休息；纠正水、电解质和酸碱平衡失调；改善微循环；补充血容量；处理原发性疾病和局部病灶等。

三、合理应用抗生素的方法

（一）合理应用抗生素的关键问题

安全有效使用抗生素，即在安全的前提下确保有效，这是合理使用抗生素的基本原则。选择药物和规范用药是合理使用抗生素的两个关键性问题。

（二）抗生素的选择

1. 掌握不同抗生素的抗菌谱 选择抗生素药物的抗菌谱要与所感染的微生物相适应，最常见的两种抗生素抗菌谱如下：

（1）青霉素类药物的抗菌谱 主要包括一些球菌和革兰阳性菌。链球菌是引起上呼吸道感染的重要病原菌，它对青霉素保持敏感，临床应用首选青霉素。不能用青霉素的宜选择红霉素或第一代头孢菌素而不宜用庆大霉素，因链球菌对氨基糖苷类抗生素常不敏感，因而无效；

（2）头孢菌素类药物的抗菌谱 头孢菌素为广谱抗生素。一、二、三、四代头孢菌素的抗菌作用各有特点。第一代头孢菌素对 G^+ 菌抗菌作用较二、三代强，但对 G^- 菌的作用差；第二代头孢菌素对 G^+ 菌作用略逊于第一代，对 G^- 菌有明显作用，对厌氧菌有一定作用，但对铜绿假单胞菌无效；第三代头孢菌素对 G^+ 菌的作用不及第一、二代，对 G^- 菌包括肠杆菌类、铜绿假单胞菌及厌氧菌有较强的作用；第四代头孢菌素对 G^+ 菌、G^- 菌均有高效，对 β-内酰胺酶高度稳定，可用于治疗对第三代头孢菌素耐药的细菌感染。

2. 根据抗生素对致病菌的敏感度进行选择 致病菌对抗生素的敏感度不是固定不变的，各种致病菌对不同抗菌药的敏感性不同，相同菌种不同菌株对同一种抗生素的敏感性也有差异，加之抗生素的广泛使用，使细菌耐药性逐年有所增加，因此借助正确的药敏结果，可以帮助临床医师正确选用抗生素药物，增加临床感染治疗成功率。

3. 根据感染疾病的严重程度及其规律进行选择 ①重症深部感染选择抗菌作用强，血与组织浓度较高的抗生素。如早期金葡菌败血症，头孢噻吩与头孢唑啉都有效；②病程较长者并已引起深部感染的金葡萄败血症，头孢唑林的抗感染疗效明显优于头孢噻吩。因为头孢唑林血浓度与组织浓度均比头孢噻吩高，其半衰期也较长，因此感染部位可达到较高浓度，所以深部感染时应选用头孢唑啉；③酰脲类青霉素不仅具有强大抗链球菌与绿脓杆菌的作用，还具有血浓度、组织浓度较高，膜穿透力较强等临床药理特点，因此对链球菌属、绿脓杆菌引起的肺部感染、肾盂肾炎、亚急性细菌性心内膜炎等有较好的疗效。

4. 根据各种药物在体内过程的特点进行选择 抗生素药物在体内存在着吸收、分布、代谢及排泄过程。

（1）吸收过程 抗生素药物的吸收程度和速率与品种和给药途径有关，一般口服 1~2 小时，肌注后 0.5~1 小时药物吸收入血，血药浓度达高峰。①口服吸收完全的抗生素：有氯霉素、氯洁霉素、氯林可霉素、头孢立新、阿莫西林、利福平、强力霉素等，口服后一般均可吸收给药量的 80%～90%；②口服青霉素类抗生素的吸收：易被胃酸破坏，口服氨苄青霉素、苯唑青霉素类可被胃酸破坏，口服后只吸收给药量的 30%～40%；③口服吸收甚少的抗生素：氨基糖苷类，头孢菌素类的大多数品种、多粘菌素类、万古霉素、两性霉素 B，口服后均吸收甚少，约为给药量的 0.5%～3.0%。由于各类药物的吸收过程的差异，在治疗轻、中度感染时，可选用病原菌对其敏感、口服易吸收的抗生素而对较重的感染宜采用静脉给药。

（2）分布　进入血液循环的抗生素药物，呈游离状态者，其分子小，可迅速分布至各组织和体液中，到达感染部位。不同的抗菌药物其分布特点亦不同。①治疗骨感染选择的抗生素：氯洁霉素、洁霉素、林可霉素、磷霉素、氟喹诺酮类中的某些品种在骨组织中可达较高浓度，在治疗骨感染时可选用上述骨浓度高的抗菌药物；②治疗前列腺组织感染选择的抗生素：前列腺组织中抗菌药物浓度大多较低，但红霉素、磺胺甲基异噁唑、甲氧苄氨嘧啶、四环素、氟喹诺酮类在前列腺液和前列腺组织中可达有效浓度；③治疗脑膜炎选择的抗生素：脑脊液药物浓度可达血液浓度均低，但有些药物对血脑屏障的穿透性好，在脑膜炎症时脑脊液药物浓度可达血液浓度的 50%～100%，如氯霉素、磺胺嘧啶、青霉素、氨苄青霉素、异烟肼、5-氟胞嘧啶、甲硝唑等均属此类；苯唑青霉素、头孢立新、红霉素、多粘菌素、万古霉素、两性霉素 B 等对血脑屏障穿透性则较差；④治疗真菌性脑膜炎选择的抗生素：两性霉素 B 用于治疗真菌性脑膜炎时可辅以该药鞘内注射。抗菌药全身用药后分布至浆膜腔和关节腔中，局部药物浓度可达血浓度的 50%～100%，除个别情况，一般不需局部腔内注药；⑤妊娠期感染选择的抗生素：抗生素药物可穿透血-胎盘屏障进入胎儿体内，透过胎盘较多的抗菌药物有氨苄青霉素、羧苄青霉素、氯霉素、呋喃妥因，青霉素 G、磺胺类、四环素类，此类药物致胎儿血清浓度与母体血清浓度之比率达 50%～100%；庆大霉素、卡那霉素、链霉素的上述比率达 58% 左右，头孢菌素、氯洁霉素、多黏菌素 E、苯唑青霉素等为 10%～15%；红霉素等在 10% 以下；⑥妊娠期感染不宜选择的抗生素：妊娠期应用氨基糖苷类抗生素时，可损及胎儿第八对颅神经，发生先天性耳聋，四环素类可致乳齿及骨骼发育受损，因此妊娠期要避免应用有损胎儿的抗菌药物。

（3）代谢　部分抗生素药物可在体内代谢，如氯霉素在肝内与葡萄糖醛酸结合失去抗菌活性；头孢噻肟在体内代谢生成去乙酰头孢噻肟，与药物原形共同存在于体内，去乙酰头孢噻肟亦具抗菌活性，但较原药低。

（4）排泄　①治疗下尿路感染选择的抗生素。下尿路感染时多种抗生素均可应用，但最好选择毒性小、使用方便，价格便宜的磺胺类、呋喃类、喹诺酮类等，这是因为大多数抗生素药物从肾脏排泄，尿药浓度可达血药浓度的十至数百倍，甚至更高；②治疗肝胆系统感染选择的抗生素。林可霉素、利福平、头孢唑酮、头孢三嗪等主要或部分由肝胆系统排出体外，因此胆汁浓度高，可达血浓度的数倍或数十倍；氨基糖苷类和广谱青霉素类如氨苄青霉素、氧哌嗪青霉素等在胆汁中亦可达一定浓度。病情较重的胆系感染，可选择广谱青霉素类与氨基糖苷类联合应用，也可选择头孢菌素类。除口服不吸收的抗生素药物外，大多数抗生素药的粪浓度较尿浓度低。某些由肝胆系统排泄，经肝肠循环的药物如红霉素、四环素、利福平等在粪中排泄浓度较高，约达 $50\sim600\mu g/g$。参见表 4-5，所列药物仅供参考。

表 4-5 常见病原微生物及其疾病的抗菌药物选择

病原微生物	主要疾病	首选药物	备选药物
革兰阳性菌 金黄色葡萄球菌	疖、痈、呼吸道感染、败血症、脑膜炎、骨髓炎、心内膜炎	青	头一、万、SMZ+TMP、亚胺、氟
溶血性链球菌	蜂窝织炎、扁桃体炎、中耳炎、呼吸道感染、猩红热、败血症	青	头一、万、红
草绿色链菌、肠球菌	心内膜炎、败血症、泌尿道感染	青+链	头一、万
肺链球菌 (肺炎链球菌)	大叶性肺炎、脑膜炎	青	红、林可、头一、亚胺
白喉杆菌	白喉或带菌者	青+白喉	红、四
破伤风杆菌	破伤风	青+破伤风	甲
炭疽杆菌	炭疽病、皮肤、内脏感染	青	环丙、红
革兰阴性菌 脑膜炎双球菌	流行性脑膜炎、败血症	青	头三、磺嘧
淋球菌	淋病	头曲	头三、大
克雷伯杆菌肺炎	肺炎、泌尿道感染	头二、头三	亚胺、氨基糖
流感嗜血杆菌	肺炎、脑膜炎、中耳炎	SMZ+TMP	头三、阿奇
伤寒杆菌	伤寒、副伤寒	氟	氯、SMZ+TMP、阿
百日咳杆菌	百日咳	大环	氨苄
大肠杆菌	泌尿道感染、胆道感染、呼吸道感染、败血症	头二、头三	庆、氨苄、氟
痢疾杆菌	细菌性痢疾	氟	SMZ+TMP、阿奇
变形杆菌	泌尿道感染、胆道感染、败血症	氨苄	庆、头三
绿脓杆菌	烧伤及创伤感染、败血症，小儿肠炎、腹泻、继发性化脓感染	环丙	广谱青、氟
军团菌	军团病	大环	多西、利
幽门螺杆菌	慢性胃炎；消化性溃疡	奥+阿+克	阿+甲+铋
鼠疫杆菌	鼠疫	链、四	庆、SMZ-TMP
霍乱弧菌、副霍乱弧菌	霍乱、副霍乱	四	氟、SMZ-TMP
耐酸性菌结核杆菌	各种结核病	异、利	对氨基、乙硫、丙硫
麻风杆菌	麻风病	氨苯砜、利	氟
真菌 (念珠菌)	深部真菌病、阴道及肠道真菌病、皮肤指甲真菌病	两性、制霉、灰黄	伊曲
螺旋体	钩端螺旋体病、回归热	青	四、红
立克次体	斑疹伤寒、恙虫病	四	红
肺炎支原体	非典型肺炎	红	四、氟

注：表中简写：青（青霉素）；庆（庆大霉素）；阿奇（阿奇霉素）；林可（林可霉素）；万（万古霉素）、利（利福平）；大环（大环内酯类抗生素）；头一（第一代头孢菌素）；头二（第二代头孢菌素）；头三（第三代头孢菌素）；链（链霉素）；阿（阿莫西林）；氨苄（氨苄西林）；四（四环素）；异（异烟肼）；甲（甲硝唑）；红（红霉素）；广谱青（广谱青霉素）；氨基糖（氨基糖苷类抗生素）；氟（氟喹诺酮类）；丙硫（丙硫异烟胺）；SMZ+TMP（复方新诺明）；白喉（白喉抗毒素）；破伤风（破伤风抗毒素）；磺嘧（磺胺嘧啶）；卡那（卡那霉素）；呋唑（呋喃唑酮）；两性（两性霉素B）；制霉（制霉菌素）；灰黄（灰黄霉素）；乙硫（乙硫异烟胺）；氯（氯霉素）；亚胺（亚胺培南）；大（大观霉素）；头曲（头孢曲松）；环丙（环丙沙星）；多西（多西环素）；奥+阿+克（奥美拉唑+阿莫西林+克拉霉素）；阿+甲+铋（阿莫西林+甲硝唑+铋剂）；伊曲（伊曲康唑）；对氨基（对氨基水杨酸钠）

四、抗生素的联合应用与配伍

联合应用抗生素目的是为了提高疗效降低毒性、延缓或避免抗药性的产生。不同种类抗生素联合应用可表现为协同、相加、无关、拮抗四种效果。按其作用性质可分为四类：①繁殖期杀菌剂：如 β-内酰胺类等；②静止期杀菌剂：如氨基糖苷类、多粘菌素类；③速效抑菌剂：四环素类、氯霉素类、大环内酯类等；④慢效抑菌剂，如磺胺类。不同种类的抗生素可产生迥然不同的效果。

1. 抗菌药联合应用后其结果有以下几种情况：协同、相加、无关或拮抗作用。①繁殖期杀菌剂与静止期杀菌剂联用后获协同作用的机会增多；②速效抑菌剂与繁殖期杀菌剂联合可产生拮抗作用；③速效抑菌剂之间联合一般产生相加作用，速效与慢效抑菌剂联用也产生相加作用；④静止期杀菌剂与速效抑菌剂联用可产生协同和相加作用；⑤繁殖期杀菌剂与慢效抑菌剂联用呈无关作用。繁殖期、静止期杀菌剂、速效抑菌剂联合应用，常发生协同和相加作用。

2. 联合用药适应证。临床没有明确指征不宜联合应用抗生素，不合理的联用有时不仅不能增加疗效，反而降低疗效，增加不良反应和产生耐药性机会。因此要严格控制联合用药。以下 5 种情况可作为联合应用抗生素的参考指征：①混合感染；②严重感染；③感染部位为一般抗生素药物不易透入者；④抑制水解酶的菌种感染；⑤为防止耐药菌株的发生而需要长期使用抗生素类药物者，而该类细菌极易产生抗药性，如结核菌。

3. 常见病原菌的联合用药在病原菌敏感性情况不明时，可根据临床所见判断可能的病原菌，并凭经验选用抗生素进行治疗，药敏试验有结果后，再根据药敏试验选用抗生素。

（1）葡萄球菌感染　约90%的葡萄球菌株能产生青霉素，对青霉素 G、氨基苄青霉素及四环素高度耐药。近年来对红霉素、卡那霉素耐药率也升高，而对庆大霉素、氯霉素、强力霉素等耐药率低，对头孢噻吩、头孢吡啶、万古霉素及利福平极少耐药。败血症等严重感染时，联合用药以杀菌药物为优，如①庆大霉素加红霉素或氯霉素；②头孢噻吩或万古霉素加利福平。也有人主张以红霉素或先锋霉素为基础联合应用其他抗生素，如①红霉素加氯霉素；②红霉素加庆大霉素或卡那霉素；③红霉素加利福平或杆菌肽；④先锋霉素加庆大霉素或卡那霉素；⑤先锋霉素加万古霉素或杆菌肽。

（2）肠杆菌感染　肠杆菌科也是较常见的致病菌，且耐药菌株多。大多数大肠杆菌对链霉素、四环素耐药，但对氯霉素、复方新诺明及呋喃妥英、氟哌酸等耐药率低，氨基糖苷类抗生素对革兰阴性杆菌作用有其优点，但因耐药菌株多，所以常需联合用药，如①氨基糖苷类加广谱青霉素；庆大霉素或丁胺卡那霉素加氨苄青霉素或氧哌嗪青霉素；②氨基糖苷类加头孢菌素（头孢唑啉、头孢呋肟等）。

（3）绿脓杆菌感染　绿脓杆菌为较顽固的致病菌，常导致院内交叉感染，且耐药现象越来越重，多采用联合用药。临床上多采用庆大霉素或丁胺卡那霉素与多粘菌素、磺苄青霉素、呋苄青霉素或氧哌嗪青霉素联合。

（4）变形杆菌感染　以卡那霉素或庆大霉素为基础，联合应用氨苄青霉素或羧苄青霉素。

（5）伤寒杆菌感染 伤寒杆菌耐药率不断上升，甚至出现耐多种药物的菌株。临床上可选用庆大霉素、氟哌酸、呋喃唑酮等药物联合应用。

（6）链球菌感染 青霉素类对某些链球菌的抗菌作用可因与氨基糖苷类联用而加强，如草绿色链球菌性心内膜炎和肠球菌感染时用青霉素加链霉素（或其他氨基糖苷类抗生素）效果很好。

掌握影响抗生素疗效的各种因素。成功的抗生素治疗，不仅取决于对抗菌谱的了解，而且还取决于抗生素在感染部位应该能够达到的抑菌或杀菌浓度。为此必须了解抗生素的药代动力学特点和规律，从而建立最佳给药方案，掌握影响抗生素疗效的各种因素。如果剂量太小，给药时间间隔过长，疗程太短，给药途径不当，均可造成抗生素治疗的失败。为了确保抗生素的疗效，不仅应该给予足够的药物总量，而且要掌握适当地给药时间间隔和选用适当的给药途径。例如中效磺胺，应照其 $T_{1/2}$ 间隔一日给药 2 次，过少不能维持其作用。而繁殖期杀菌性药物（如青霉素、头孢菌素），则要求快速进入体内在短期内达到较高血浓度，以发挥杀菌作用。如胆囊炎病人采用氨苄青霉素口服，虽可吸收，但在囊壁和胆汁中浓度很低，改为静注其浓度可随用量增加而增高；脑膜炎病人须用易透过血脑屏障的药物以使其在脑组织中达到有效的药物浓度；抗生素治疗中要尽量排除各种治疗障碍（如脓肿引流不畅、泌尿道或呼吸阻塞等），还要注意病人的肝肾功能。大多数抗生素主要由肾脏排泄，当肾功不良时易发生蓄积中毒，应注意调整剂量和给药间隔时间。必要时进行血药浓度监测。某些抗生素在肝脏中代谢灭活，肝功能不良时应适当调整剂量或避免使用。关于抗生素的给药时间和给药次数，许多专家提出有别于传统的方式方法，如青霉素半衰期 $T_{1/2}$ 为 0.65~0.7h，用药后 3~4h 约 90% 已排泄，6h 血药浓度已低于 MIC（最低抑菌浓度），因此有专家强调，青霉素给药时间应是间歇性的，将每日一次注药改为 2~3 次分输。传统的给药法大部分时间血药浓度低于 MIC，增加了细菌产生耐药的可能性。选择适当的给药时机，如术前预防用药应改在围手术期而不是术后。病原菌产生耐药性使药物失效一直是抗生素治疗中的大问题。有目的地选择抗生素避免频繁更换或中断，使血药浓度保证达到 MIC 水平及减少外用等，都是避免耐药菌产生的重要方面。

五、新生儿感染性疾病抗生素的应用

新生儿由于各器官功能不健全，对抗生素要严格控制剂量，且不可随意加大剂量，以免导致不良后果。附新生儿抗生素剂量（表4-6）供参考。

表4-6 新生儿期抗生素剂量

抗生素	每千克每天剂量			
日龄<7 天	日龄>7 天			
体重<2kg	>2kg	<2kg	>2kg	
青霉素 G▲	5 万~7.5 万 U（2）*	5 万~7.5 万 U（2）	7.5 万~10 万 U（3）	10 万~15 万 U（4）
氨苄青霉素▲	50mg（2）	75mg（3）	75mg（3）	100mg（4）
羧苄青霉素	200mg（2）	300mg（3）	300mg（3）	400mg（4）
苯唑青霉素	50mg（2）	100mg（3）	100mg（3）	200mg（4）

抗生素	每千克每天剂量			
日龄<7天	日龄>7天			
体重<2kg	>2kg	<2kg	>2kg	
氧哌嗪青霉素	100mg（2）	150mg（3）	150mg（3）	200mg（4）
氯霉素	25mg（2）	25mg（1）	25mg（1）	50mg（2）
庆大霉素	4mg（2）	4mg（2）	6mg（3）	6mg（3）
卡那霉素	15mg（2）	20mg（2）	25mg（3）	25mg（3）
丁胺卡那霉素	15mg（2）	20mg（2）	25mg（3）	25mg（3）
妥布霉素	4mg（2）	4mg（2）	6mg（3）	6mg（3）
头孢唑啉	40mg（2）	50mg（2）	50mg（3）	60mg（3）
头孢氨噻肟	50mg（2）	75mg（2）	75mg（3）	100mg（4）
万古霉素	30mg（2）	30mg（2）	45mg（3）	45mg（3）

▲治疗化脑时剂量加倍；＊括号内数字指每天用药次数。（1）治疗化脑时日龄大于7天小于2kg者剂量可调整至50mg；（2）大于2kg可用至75kg；（3）黄疸者慎用。

目标检测

一、单项选择题

1. 关于抗生素的表述 正确的是（   ）

　　A. 抗生素包括天然抗生素和人工半合成抗生素两类

　　B. 主要用于治疗肿瘤类疾病

　　C. 一般情况下对其宿主会产生严重的副作用

　　D. 抗生素一般抗菌作用具有专一性

　　E. 以上都不对

2. 头孢菌素属于（   ）类别的抗生素药物

　　A. β-内酰胺类　　　B. 氨基糖苷类　　　C. 四环素类

　　D. 氯霉素类　　　　E. 大环内酯类

3. 抗生素的作用具有（   ）

　　A. 广泛性　　　　　B. 选择性　　　　　C. 普遍性

　　D. 系统性　　　　　E. 专一性

4. 抗生素区别于其他化学杀菌剂的主要特点是（   ）

　　A. 各种抗生素一般都在很低浓度下对病原菌就发生作用

　　B. 作用具有普遍性

　　C. 各种抗生素一般都在很低浓度下对病原菌就发生作用

　　D. 具有无选择性

　　E. 以上都不对

5. 关于抗生素作用特点说法正确的是（   ）

　　A. 抗菌作用越强，表明有效浓度越低

B. 抗菌作用越强，表明有效浓度越高

C. 有效浓度越低，表明抗菌作用越强

D. 有效浓度越高，表明抗菌作用越强

E. 以上都不对

6. 抗生素类药物的不良反应不包括（　　　）

A. 过敏反应　　　　B. 胃肠道反应　　　　C. 造血系统毒性反应

D. 肝、肾毒性反应　E. 生殖系统反应

7. A2 型生物安全柜与 B2 型生物安全柜本质上的区别在于（　　　）

A. 排气特征　　　　B. 外形　　　　C. 规格尺寸

D. 生产商　　　　　E. 以上都不对

8. A2 型生物安全柜的气流特征说法错误的是（　　　）

A. 30% 循环，70% 排放　　　　　　　B. 送风为垂直单向气流方式

C. 具有负压风道设计　　　　　　　　D. 台面为高速吸风槽的设计

E. 应用"无阻碍回风洁净设备"

9. 关于抗生素药物的作用机理不正确的是（　　　）

A. 阻碍细菌细胞壁的合成，导致细菌在低渗透压环境下膨胀破裂死亡

B. 与细菌细胞膜相互作用，增强细菌细胞膜的通透性、打开膜上的离子通道，
让细菌内部的有用物质漏出菌体或电解质平衡失调而死。

C. 与细菌核糖体或其反应底物（如 tRNA、mRNA）相互作用，抑制蛋白质的
合成

D. 阻碍细菌 DNA 的复制和转录

E. 促进细菌 DNA 的复制和转录

10. A2 型生物安全柜前窗气流速度最小量或测量平均值应至少为（　　　）

A. 0.1m/s　　　　B. 0.2m/s　　　　C. 0.3m/s

D. 0.4m/s　　　　E. 0.5m/s

二、多项选择题

1. 生物安全柜供（　　　）静脉用药调配使用。

A. 肠外营养液　　　B. 普通输液　　　　C. 危害药物输液

D. 抗生素药物输液　E. 细胞毒性药物输液

2. 生物安全柜设备运行时出现以下情况，即发出报警信号（　　　）

A. 下降气流流速和流入气流流速超出设定范围

B. 排风风量超出设定范围

C. 移门开启高度超过 200mm

D. 送风机故障

E. 移门开启高度低于 200mm

3. 关于 A2 型生物安全柜表述正确的是（　　　）

A. 50% 气体通过 HEPA 过滤器再循环至工作区

B. 50% 的气体通过排气口过滤排出

C. 30% 的气体通过排气口过滤排出

D. 70%气体通过 HEPA 过滤器再循环至工作区

E. 100%气体通过排气口过滤排出

4. B2 型二级生物安全柜适用于（　　　）静脉调配工作

　　A. 抗生素类药物　　　B. 抗肿瘤药品　　　　C. 细胞毒性药品

　　D. 普通药物　　　　　E. 以上都不对

5. 关于生物安全柜工作腔内备用防溅型插座的表述正确的是（　　　　）

　　A. 供实验辅助设备使用

　　B. 具有独立的过流过载保护线路，不会影响安全柜的可靠运行

　　C. 所用辅助设备的功耗不得超过插座的最大负荷（220V，3A）

　　D. 务必在"切断备用插座电源"的状态下，将辅助设备的电源插头插入"备用插座"，再按"插座"按钮接通备用插座电源

　　E. 使用结束时，必须先按"插座"按钮，切断插座电源，才能将辅助设备的电源插头拔出

三、简答题

1. 抗生素类药物的不良反应有哪些？

2. 比较水平层流洁净工作台与生物安全柜在结构上、清洁消毒与操作流程上的差异。

项目五　肠外营养药物调配技术

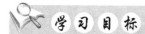

知识目标

1. 掌握肠外营养药物的含义、分类、构成、特点、输入途径、适应证；
2. 掌握肠外营养液调配的工作流程及操作步骤；
3. 掌握肠外营养液调配技术与相关的稳定性知识；
4. 熟悉肠外营养液调配质量要求与特征；
5. 熟悉一次性使用静脉营养输液袋的组成、各部件的作用与要求，以及标记与标志的相关内容。

技能目标

1. 具有正确使用一次性静脉营养输液袋的能力；
2. 能够熟练按照操作流程及工作要求调配出合格的肠外营养液；
3. 能够保证已经调配完成的肠外营养液在一定时间内保持稳定；
4. 具有初步判断肠外营养液配伍变化的能力。

　　一袋已经调配完成的肠外营养液外观是乳白色液体。该乳白色输液属何种剂型？根据《药剂学》课程中液体药剂、注射剂等章节的相关内容，外观相近的乳剂、脂肪乳注射液与肠外营养液有何区别与联系？它们在环境控制、稳定性及影响因素、制备方法、操作技术、使用设备与质量要求上又有何不同？追本溯源的目的是解决问题，这些问题是本项目重点讨论的内容。

工作任务　肠外营养药物调配操作实训

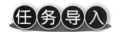

典型案例：

　　在上海某设计院工作的周女士因患急性肠扭转切除全部小肠，从而完全丧失了通过人体消化系统从食物中摄取营养的能力。在当时的医学条件下，像周女士这样的病例几乎无法长期生存下去。

　　然而，就在此时恰逢代表国际先进水平的全静脉营养产品首次引入中国。在得知了周女士的情况后，供应商决定长期无偿向她提供生存所需的全套全静脉营养产品。此后，全静脉营养产品源源不断地输入周女士体内，使她像正常人一样生活至今，并在依靠全静脉营养维持生命 6 年后成功地生下了女儿。她女儿成为世界上完全依靠人工全静脉营养孕育的第一人，周氏母女的事例也因此被载入吉尼斯世界纪录。现在周女士一家幸福地生活在上海，她本人正朝着又一项新的世界纪录迈进——依靠人工全静脉营养维持生命最长时间的纪录。

案例分析：

此案例说明因各种原因导致人体不能主动摄取食物维持生命的难题，在科学发展的时代得到了良好的解决，使患者的生存质量得到改善，生命质量得到保障。因此，按我国《静脉用药集中调配操作规范（2010）》调配肠外全静脉营养液，保证安全用药非常重要。

怎样的全静脉营养成分才能维持人体正常的生命活动？因不同疾病引起的营养缺失，需要的静脉营养是否相同？多种营养素混合在一起使用的好处显而易见，但是否会产生配伍禁忌？如何避免这种情况发生？调配全静脉营养液是否需要特殊程序和技法？与本书项目三、项目四的方法有何不同？怎样才能调配出临床合格的肠外营养液？这些都是本工作任务要探讨的问题。

任务分析

本任务的学习主要是通过比较《药剂学》课程中乳剂、脂肪乳注射液的构成、类型、乳化剂的种类、制备方法与技术、质量要求与稳定性等内容，进而掌握肠外营养液的含义、组成成分（营养成分）、特点、质量要求、稳定性等方面的特性。在掌握静脉用药集中调配的技术基础上，学会按照肠外营养药物调配的工作流程、操作步骤、加约调配的操作方法、调配技术及要求调配出合格、稳定的肠外营养液。

相关知识

一、肠外营养的相关概念

1. 肠外营养（parenteral nutrition，PN）　是经静脉途径供给营养作为经胃肠道摄取和利用营养物质不能或不足的患者的营养支持，提供包括氨基酸、脂肪、糖类、维生素及电解质和微量元素等在内的营养要素，为患者的康复或生长需求提供必要的基质。

2. TPN　全部营养从胃肠外供给称全胃肠道外营养或肠外营养（total parenteral nutrtion，TPN），又称为全静脉营养制剂、全肠外营养或静脉高营养（intravenous hyperlimentation，IVH），它是将机体所需的营养素按一定的比例和速度以静脉滴注方式直接输入体内的注射剂，即不经口也不经胃管或胃肠造口，而是经静脉输注营养液来供应病人所需要的全部营养物质，也就是肠外营养作为患者唯一的营养来源。它能供给病人足够的能量，合成人体或修复组织所必需的碳水化合物、氨基酸、脂肪酸、维生素、电解质和微量元素，使病人在不能进食或高代谢的情况下，仍可维持良好的营养状况，增进自身免疫能力，促进伤口愈合，帮助机体渡过危险的病程。它是良好营养剂，其混合配制需按一定的规程，并严格遵循无菌操作的要求。肠外营养的途径有周围静脉营养和中心静脉营养。

3. TNA 全营养混合液（total nutrients administration，简称 TNA），也叫肠外营养液，俗称"三升袋"：是把各种营养液在体外预先混合在三升聚合材料袋内，然后再输入体内。也称"全合一（all in one，简称 AIO）"营养液。1988 年美国肠内与肠外营养协会颁布的规定中称之为全营养混合液。典型的 TNA 是指将每天所需的营养物质，包括碳水化合物、脂肪乳、氨基酸、电解质、维生素、微量元素和水等营养物质，通过无菌混合技术，按比例混合在由聚合材料制成的输液袋内，以外周或中心静脉插管直接输入机体。TNA 处方成分复杂，有时可达 50 种以上，其中很多成分不稳定，存在相互作用。因此，保证 TNA 质量及其使用安全性尤为重要。

全静脉营养制剂或肠外营养（TPN）与全营养混合液（TNA）的区别在于前者是广义角度对患者营养支持的一种阐述，指的是完全从静脉供给病人所需的全部营养要素，使病人在不能进食的情况下仍然可以维持良好的营养状况，体重增加，伤口愈合，儿童可以继续生长发育等；后者相对狭义，通常肠外营养在配制习惯上或从配制的角度称为全营养混合液（TNA），与全静脉营养制剂（TPN）没有本质的区别，只是 TPN 使用频率更高一些。

全静脉营养制剂中的脂肪乳剂物理性质不稳定，在电解质、不适当的 pH 值及高渗环境下，乳滴融合，甚至破乳。葡萄糖与某些氨基酸混合后可以分解（Maillard 反应）。存放时间过久、温度过高、光线照射，以及微量元素和维生素相互作用等也会降低全营养混合液的稳定性。因此，肠外营养制剂均是现配现用。为简化操作，部分药厂已采用批量化生产的办法制造出双腔袋或三腔袋，分别包含微量元素和维生素的葡萄糖溶液、氨基酸和脂肪乳剂，中间有隔膜，互不接触。使用时只要稍加挤压，即可推开隔膜而混合成"全合一"营养液。配制方便，使用简单，保存时间延长，如三腔袋卡文（Kabiven），产品配方能满足一些病人的基本需要，对于少数危重病人配方则需考虑其个体化问题。

二、全静脉营养制剂的应用与适应证

凡是患者不能进食、不应进食或进食量严重不足，均可应用肠外营养液。常见的适应证有：

1. 胃肠道梗阻 包括婴儿先天性肠道闭锁，胃肠道梗阻等。

2. 胃肠道吸收功能障碍 ①短肠综合征：广泛小肠切除大于 70% ~ 80%，即全肠或小肠大部分切除术后营养障碍、营养不良患者的术前准备；②小肠疾病：免疫系统疾病、肠缺血、炎性肠病、胃肠道外瘘、多发肠瘘；③放射性肠炎；④严重腹泻、顽固性小儿腹泻、顽固性呕吐大于 7 天。

3. 重症胰腺炎 包括胰腺外瘘或大部分胰腺切除术后。先输液抢救休克或 MODS，待生命体征平稳后，若肠麻痹未消除、无法完全耐受肠内营养，则属肠外营养适应证。

4. 高分解代谢状态 严重烧伤、大面积烧伤、严重复合伤、严重感染等。

5. 营养不良 蛋白质、热量缺乏型营养不良常伴胃肠功能障碍，无法耐受肠内营养，如：肾功能衰竭、肝功能衰竭；恶性肿瘤接受化疗而全身情况较差者；大手术后较长时期不能进食者。

以上情况，患者都需要靠静脉营养输液维持基本营养物质（糖、蛋白质、脂肪等）及其他物质（如维生素）的摄入。

三、全静脉营养制剂的组成

全静脉营养成分包括水、碳水化合物、氨基酸、脂肪、维生素以及电解质和微量元素。

1. 水　水分占成人体重的50%～70%，对维持机体内环境稳定和正常代谢起重要作用。一般成人每日生理需要量为30～40ml/（kg·d）。

2. 碳水化合物　葡萄糖是最常用的碳水化合物，是肠外营养热能的主要来源，具体如下：①主要提供能量物质和生物合成所需的碳原子；②机体所有组织、器官都能利用碳水化合物；③高浓度（25%，50%）葡萄糖溶液渗透压高，对静脉壁刺激性大，不能经周围静脉输注；④来源丰富，价格低廉，监测方便；⑤50%～70%的非蛋白热量小于7g/（kg·d）。

3. 氨基酸　氨基酸为TPN的唯一氮源，目前临床上多用复方氨基酸液提供生理性静脉蛋白质营养，它由8种人体必需氨基酸和8～12种常见非必需氨基酸组成，用于满足机体合成蛋白质的需要。具体如下：①蛋白质含氮量16%，蛋白质系数为6.25；②成人在基础需要量的情况下，每日最低供应量为氮0.1～0.2g/（kg·d），即复方氨基酸0.7g/（kg·d）；③实际上，由于希望得到较好的正氮平衡，每日至少应供应复方氨基酸1g/（kg·d）；④热量与氮之比为（100～150）：1，此时氨基酸利用最佳；⑤分平衡型和特殊型；⑥芳香氨基酸（aromaticamino-acids，AAA）包括苯丙氨酸，酪氨酸和色氨酸，主要在肝脏代谢。支链氨基酸（branched chain amino-acids，BCAA）包括缬氨酸、亮氨酸和异亮氨酸，属EAA，主要在肌肉代谢，可通过血脑屏障，在肝性脑病时应用。

谷氨酰胺，主要是肠细胞能量的来源，具有保护肠道屏障功能，防止肠道菌群易位，提高机体免疫功能，但因其水溶性差，目前应用二肽物质（丙氨酰-谷氨酰胺）。

4. 脂肪　脂肪是TPN中重要的营养物质。以乳剂（脂肪乳）形式用于临床。脂肪乳剂具有：①高能物质，每克氧化产热9.3kcal，为葡萄糖的2.3倍，20%～30%的非蛋白热量，应激状态可达50%，<2g/（kg·d）；②颗粒直径<0.6μm，几乎无渗透压并发症；③肝脏对脂肪乳剂中间代谢和转运具有重要作用，单脂肪乳剂为非蛋白能源时，可发生酮症；④价格昂贵，约为葡萄糖的15倍；⑤脂肪乳剂最大用量为2g/（kg·d）；⑥对肝功能不良病人，选用（1:1）LCT/MCT乳剂［脂肪乳（中链及长链复合剂）］；⑦鱼油（ω-3脂肪酸）具有调节免疫功能、减轻炎症反应和抑制血小板聚集等功能；⑧一般主张采用双能源系统；⑨肿瘤组织缺乏降解脂肪的关键酶，很少利用脂肪供能。

5. 维生素　维生素在人体代谢和生理功能上占有重要地位，三大营养成分的正常代谢及某些生化、生理功能都需要各种维生素的参与，处于应激状态的危重病人对维生素的需求量可显著增加。维生素分为水溶性、脂溶性两类，短期禁食（2～3周）不会产生脂溶性维生素缺乏。机体无水溶性维生素储备。用于TPN的维生素制剂有复合水溶性维生素（含维生素 B_1、B_2、B_6、B_{12}、维生素 C、生物素、烟酰胺、泛酸及叶酸等）、复合脂溶性维生素（含维生素 A、D_2、E、K_1）等。

6. 电解质 电解质主要维持血液的酸碱平衡和水盐平衡，维持正常渗透压和机体细胞正常的生理功能，是组织和体液的重要成分，具有维持机体内环境的恒定和营养代谢的功能，包括 Na^+、K^+、Mg^{2+}、Ca^{2+}、PO_4^{3-}、Cl^-，值得强调的是电解质的每天补给量不是固定不变的，应根据疾病情况，根据血、尿定期检测结果予以调整。在这些电解质中，磷的补充不可忽视，它是细胞内的主要阴离子，是缓冲系统的一部分，参与 TPN 能量储存、细胞膜组成、红细胞 2,3-磷酸葡萄糖转移酶的氧转运系统，是促进合成代谢的重要元素。无机磷在配制中与 Mg^{2+}、Ca^{2+} 易形成沉淀，所以一般不用，而使用有机磷制剂，如格利福斯，可避免沉淀产生，用于配制全静脉营养液安全、可靠。

7. 微量元素 微量元素具有重要的生理功能，可维持神经肌肉的应激性，维护各种酶的活性，长期应用 TPN 会发生微量元素的缺乏，应及时补充。最常用的复方微量元素制剂如安达美注射液，内含铁、锌、锰、铬、铜、硒、钼、氟、碘等的每日正常需要量。

四、全静脉营养制剂的优点

1. 各种营养成分同时均匀输入体内，各司其职，最接近生理条件，同时避免了各种物质分别输注时的一些副作用和可能发生的不良反应，有利于营养素的充分吸收、有利于机体更好地代谢和利用，可有效提高 TPN 的疗效。

2. 避免了采用传统多瓶输液剂输注时出现在某段时间中某种营养剂输入较多，而另一种（些）营养剂输入较少甚至未输入的不均匀输入现象。在临床应用中，由于高渗葡萄糖和脂肪乳剂在其中均被稀释，从而减轻对静脉内膜的损害，有效地减少了败血症和血栓性静脉炎的发生，减少了代谢性并发症的发生率。

3. 避免过度营养，各营养要素组成合理的热氮比，达到较佳的节氮效果，节约营养液，减少费用。

4. 溶液稳定性好，便于配制规范化、标准化。

5. 一次性使用静脉营养输液袋（简称静脉营养输液袋）皮薄质软，在大气挤压下随着液体的排空逐渐闭合，无需空气进入袋内，降低气栓发生，减少肠外营养液的污染机会。

6. 基本上是"一日一袋式"的输液方法，不必像传统多瓶输液时需要更换输液瓶和反复插入瓶塞针，因此，减轻了护理工作量，缩短了肠外营养液调配的时间，简化了输液设备。

五、全静脉营养制剂的输入途径

用于肠外营养输注的静脉置管途径可分为周围静脉导管（PVC）与中心静脉导管（CVC）。中心静脉置管又可分为经外周穿刺置入中心静脉导管（PICC）、直接经皮穿刺中心静脉置管、隧道式中心静脉导管（CVTC）、输液港（Port）。主要使用经周围静脉（PVC）、经中心静脉（CVC）和经周围置中心静脉（PICC）三种途径。其中，中心静脉营养是经由中心静脉给予，通常是由腔静脉给予，即导管末端位于上腔静脉下 1/3 处或上腔静脉与右心房交接处；周围静脉营养是经由周围静脉给予，即导管末端位于周围静脉，通常在手或前臂处。

选择输注途径时，需考虑下列因素：TPN 的渗透压值，预计 TPN 持续时间，患者既往静脉置管病史，静脉走向，出凝血情况，护理环境，潜在疾病等。

中心静脉置管得到越来越多的广泛应用，包括肠外营养液输注，血制品输注等。应用中心静脉导管（CVC）可显著减少周围静脉穿刺次数，减少化学性静脉炎的发生，减轻患者痛苦，但也会引起某些并发症。因此，须由经过专门培训的人员进行置管和维护，操作时必须严格遵守无菌操作规则。

全肠外营养液渗透压不是很高时，对静脉刺激较小，时间不超过 2 周者，可选择外周静脉，如肘正中静脉。对于需要长期营养支持者，经中心静脉导管输入为宜，留置针要每日用 125U/ml 肝素盐水冲洗，保持导管通畅，进针点保持无菌状态，每周 2 次换药；如有滑脱，及时更换贴膜；如有红、肿、热，或者导管堵塞要及时拔管进行细菌培养。拔管后按压穿刺点 1~2 分钟，防止空气进入。

六、全静脉营养制剂的质量要求和特征

1. pH pH 应调整在人体血液缓冲能力范围内。健康人血液的 pH 约为 7.4，平时只有极微小的改变。在这一 pH 范围内，各组织及其酶系统才能进行正常的代谢活动。所以，在配制此类输液时，对于 pH 的调整一方面应考虑药液维持本身稳定性的需要，另一方面必须注意被调整药液的 pH 在血液缓冲能力的范围以内。

2. 渗透压 血浆渗透压一般为 280~320mmol/L，与 0.9% NaCl 注射液的渗透压相当。当输入低渗透压溶液时，水分子将进入细胞内，严重时可有溶血现象。若输入高渗溶液，细胞内水分子逸出而发生细胞皱缩，由于体内有中枢神经系统参与的调节机制，仅输入与血浆渗透压差异不大或差异虽大但输入量较小时，机体可以调整。但若注入量大或速率较快，机体调节失控，将引起细胞脱水，严重者可导致血栓形成。另外，输液的渗透压过高对血管刺激较大，尤其是外周静脉为全静脉营养的途径时，可以引起静脉炎、静脉栓塞，使全静脉营养不能进行。

3. 无菌，无热原

4. 微粒异物不能超过规定 目前各国药典中规定的微粒最大应不超过 $10\mu m$。

5. 无毒性 对于某些输液如水解蛋白，要求不能含有引起过敏反应的异性蛋白。

七、全静脉营养制剂的稳定性

1. 脂肪乳剂的稳定性 脂肪乳剂由三酰甘油、磷脂、甘油及水组成，其稳定性由机械和静电排斥力维持。因同一磷脂分子具有亲水和疏水两极，故能在脂肪颗粒周围形成薄膜，使脂肪颗粒之间互相分隔。磷脂能使脂肪颗粒表面带负电荷，可阻止脂肪颗粒的聚集和融合，维持乳剂的稳定。如温度升高、pH 降低及加入电解质等多种因素可减弱其相互之间的排斥力，从而增加凝聚机会。

2. 葡萄糖液 葡萄糖液为酸性液体，其 pH 为 3.5~5.5，而脂肪乳剂的 pH 在 8 左右，故不能直接与脂肪乳剂混合，否则会因 pH 的急速下降，而破坏脂肪乳剂的稳定性。

3. 氨基酸液 氨基酸分子因其结构特点，可形成正或负分子，因而具缓冲和调节 pH 的作用。在较氨基酸等电点高的 pH 环境中，氨基酸分子带负电荷；反之，带正电荷。氨基酸量越多，缓冲能力越强，故 TPN 中应有较高浓度的氨基酸，其液量通常不要少于葡萄糖液量。

4. 电解质 TPN 中电解质的阳离子达一定浓度时，可中和脂粒表面的负电荷，减弱其相互间的排斥力，促使脂粒凝聚。阳离子的价愈高，中和负电荷的能力愈强，因此，为保持肠外营养输液的稳定性，其配方中电解质的含量应有限制。

5. 维生素 某些维生素（如维生素 A，维生素 B_2）的化学性质不稳定，遇到紫外线会降解，遇到空气会发生氧化；又如维生素 C 降解后可以和钙发生反应形成不稳定的草酸钙。另一些维生素可被容器或输液装置吸收（维生素 A）。据报道，脂肪乳剂有保护某些维生素免受因紫外线照射而发生降解的作用。

6. 微量元素 已有研究表明，微量元素制剂在营养液中经高温或冷冻 24h 后仍可保持稳定。

7. 贮存温度及时间 随着温度的升高，脂粒运动增加，其相互碰撞机会增加，易发生凝聚。有研究发现，TPN 液在室温（22℃~25℃）下 36h 内完全稳定，但在室温下 48h 或 35℃下 12h 后脂粒开始聚集和融合；在 4℃下冷藏 7 天，再于室温下放置 48h，则出现脂肪微粒破坏，故调配好的注射液应在室温条件下 24h 内使用。

8. TPN 的 pH TPN 的最终 pH 应控制在 5~6 之间，在此 pH 范围内 TPN 的稳定性最大。因为，pH<5 时，可导致中性脂肪颗粒凝聚，使脂肪乳丧失稳定性。pH 偏高，可使微量元素注射液中的铜、铁、锌等产生沉降作用，对葡萄糖及氨基酸产生褐变反应。维生素 B_1、维生素 B_2、维生素 B_6、维生素 C 等在 pH 偏高时，其结构不稳定，易破坏失效，甘油磷酸钠（格利福斯）易产生磷酸盐沉淀，维生素 C 易产生草酸盐沉淀，所以须将 TPN 液的 pH 调整在 5~6 范围之间。每种协定 TPN 处方均应检测实际的 pH 值。常用的注射液 pH 范围见表 5-1。

表 5-1 常用注射液的 pH 范围

品　名	pH 范围	备　注
葡萄糖注射液	3.2~5.5	——
葡萄糖氯化钠注射液	3.5~5.5	——
0.9%氯化钠注射液	4.5~7.0	——
复方氯化钠注射液	4.5~7.5	含 Ca^+
乳酸钠林格注射液	6.0~7.5	含 Ca^+
复方乳酸钠葡萄糖注射液	3.6~6.5	含 Ca^+
灭菌注射用水	5.0~7.0	——

9. 贮液袋 贮存 TPN 液的 PVC 袋可释放出增塑剂 DEPH（diethlhery phthalate），它对脂肪微粒有破坏作用，其释放与 TPN 液的贮存温度、时间及其中脂质的含量呈正相关。有研究表明，在室温 24h 内 DEPH 的释出量极少，不致引起有害作用，如采用 EVA 贮袋，则无 DEHP 的释出，故对脂肪乳剂的稳定性无影响。

【全国卫生专业技术资格考试考点提示】 肠外营养液的配制-影响稳定性因素

八、全静脉营养制剂的配伍变化

（1）磷制剂和钙制剂的配伍　钙剂和磷酸盐加在一起容易出现 $CaHPO_4$ 的沉淀，故两者不能够同时应用，因为①肠外营养液的 pH：当 pH 较低时，$Ca(H_2PO_4)_2$ 是主要的存在形式，随着 pH 的升高，HPO_4^{2-} 更易与 Ca^{2+} 结合形成 $CaHPO_4$ 而产生沉淀，因为 $Ca(H_2PO4)_2$ 的溶解度为 18g/L，而 $CaHPO_4$ 仅为 0.3g/L，故较低的 pH 有利于形成易溶的 $Ca(H_2PO4)_2$；②肠外营养液中钙和磷酸盐的浓度：研究表明，在葡萄糖与氨基酸的混合液中，如钙和磷酸盐的浓度乘积超过 75mmol/L，则易在硅胶导管中形成磷酸钙沉淀；③环境温度：磷酸钙在温度低于 24℃、pH<6 时易溶于水。温度的升高将促进肠外营养液中葡萄糖酸钙的分解释放出更多的 Ca^{2+} 与 HPO_4^{4-} 结合形成沉淀；④肠外营养液中的氨基酸浓度：当浓度低于 2.5% 时，易发生磷酸钙沉淀；⑤混合营养液的放置和输液时间：随着放置和输注时间的延长，形成磷酸钙沉淀的机会增加；⑥选用钙盐的种类：由于氯化钙更易解离，故选用葡萄糖酸钙较好。

（2）由于脂肪乳颗粒表面磷脂带负电荷，电解质中一价或二价离子与之结合并中和，致使颗粒聚集或合并，从而导致乳剂破坏。因此在配制时，不宜将电解质、微量元素液与脂肪乳剂直接相混；

（3）TPN 中不要加入其他药物，除非已有资料报道或验证过；

（4）葡萄糖注射液 pH3~4 时稳定，在碱性条件下易分解；

（5）葡萄糖加入氨基酸后会发生聚合反应，在室温时就可发生，最终聚合成褐色素；

（6）氨基酸与葡萄糖混合注射液中，由于两者混合易产生美拉德反应，其中氨基与羰基化合物发生反应，而影响制剂的稳定性，两种注射液分别稀释后再混合可避免此现象发生；

（7）维生素大多不稳定，维生素 B 在氨基酸中能分解，维生素 K_1 遇光易分解，用避光静脉营养输液袋，并注意避光。

（8）胰岛素　本品在混合肠外营养液中稳定，可与各种静脉营养制剂配伍混合，但是静脉营养输液袋对其有一定的吸附作用，尤其是 PVC 袋对胰岛素的吸附比较明显，因此，加入胰岛素的最佳时间应为肠外营养液调配完成后，输注前即刻加入胰岛素，有条件的情况下，可采用静脉输注泵。

（9）为确保输入混合营养液的安全性和有效性，目前不主张在混合营养液中添加其他药物，也不宜在经静脉输入营养液的通路中输入其他药物，以防止不必要的配伍禁忌发生。

九、全静脉营养制剂的并发症

全静脉营养制剂的并发症主要包括：技术性并发症、代谢性并发症和感染性并发症。技术性并发症如穿刺失误损伤了肺、动脉和神经等；代谢性并发症是因为配方不符合具体的病人要求，没有能做到个体化，如高血糖或低血糖，还有水电解质、酸碱平衡等问题；因长期置管引起所谓的导管性脓毒症患者寒战、高热等，这往往和导管的质量，插管时的无菌操作以及导管的护理有关，这属于感染性并发症。除此之外，还有全肠外营养本身的并发症如可引起胆囊炎、胆结石，胆汁淤积肝功能损害和肠道功能衰竭等，具体内容见表5-2。

表5-2　常见全静脉营养制剂并发症一览表

并发症		原因
技术性并发症	①气栓塞	插管时深吸气或导管脱出
	②导管折断、大血管损伤	操作不熟练或导管材料质量不高（太硬）
	③败血症	导管或 TPN 液污染
	④血、气胸及神经损伤	穿刺不当，误入胸膜腔
代谢性并发症	①低血糖	外源性胰岛素用量过大，突然停输高浓度葡萄糖
	②高血糖、高渗性非酮性昏迷	输入糖总量大、输速快，内源性胰岛素不足或补充不够
	③肝功能损害	葡萄糖超负荷致肝脂肪变性（未采用双能源）
	④电解质紊乱，微量元素缺乏	胃肠减压，肠瘘致丢失过多，补充不足
	⑤必需脂肪酸缺乏	采用单能源，未补充脂肪乳剂
	⑥血清氨基酸谱不平衡	应用特殊氨基酸制剂
	⑧肠屏障功能减退	肠道缺乏食物刺激，体内谷氨酰胺缺乏
	⑦胆汁淤积、结石	消化道缺乏食物刺激，胆囊收缩素分泌减少

典型案例： 某患者，女，42岁。因胃溃疡住院，采用静脉营养治疗，处方为10%葡萄糖注射液500ml，20%脂肪乳注射液250ml，复方氨基酸18AA注射液250ml，葡萄糖氯化钠注射液250ml，50%葡萄糖注射液200ml，10%氯化钾20ml，普通胰岛素30IU。此静脉营养液输至第三小时即晚上11时，患者突然出现体虚乏力、大汗淋漓低血糖症状，马上给予10%葡萄糖注射液静脉滴注，保暖，症状缓解。

案例分析：

肠外营养液中加入胰岛素可促进葡萄糖的代谢，但是同时也会造成一些患者出现低血糖现象。资料显示通过添加胰岛素能够有效控制大多静脉营养治疗患者的血糖水平。但是全营养混合输液袋对胰岛素有吸附作用，因此，胰岛素最好能够单独以静脉输注泵持续输注，若客观条件有限，则建议在营养液配制完毕输注前即刻加入胰岛素。

结论：

使用肠外营养液的患者，需经常监测其血糖水平，以观察营养支持对体内糖代谢的影响，调整营养配方，根据血糖及时调整胰岛素用量，并尽早发现相关并发症并做出相应处理。

推而广之，在应用全肠外营养时要进行必要的临床监测，包括：全身情况如有无脱水、水肿、有无发热、黄疸等，血清电解质、血糖及血气分析，肝肾功能测定，其他营养指标如体重、淋巴细胞计数、血清白蛋白、转铁蛋白及前白蛋白等的监测。

TPN 不宜使用的情况有：①胃肠功能正常；②估计 TPN 应用不需要超过5天；③需要尽早手术，不能因 TPN 耽误时间；④病人预后提示不宜 TPN，如临终期，不可逆昏迷等。

使用 TPN 价值不大的情况有：①轻度应激或微创而营养不良，且胃肠功能10天内能恢复者，如轻度急性胰腺炎等；②手术或应激后短期内胃肠功能即能恢复者；③已证实不能治疗的病人。

十、常用的全静脉营养制剂见表 5-3

表 5-3 常用的全静脉营养制剂

类别	通用名	商品名	规格	其他
葡糖糖	5%GS、10%GS、		50~500ml	
	5%GNS	—	100ml	—
	50%GS、25%GS		250ml	
氨基酸	复方氨基酸（9AA）	—	250ml	总氨基酸 55.92g/L
	复方氨基酸（15AA）	—	250ml	总氨基酸 20g/L
	复方氨基酸（18-B）	绿支安	200ml	总氨基酸 103.252g/L
	复方氨基酸（18AA）	—	250ml	总氨基酸 12.5g/L
	复方氨基酸（18AA）	—	500ml	总氨基酸 25g/L
	复方氨基酸（18AA-Ⅰ）	凡命	250ml	总氨基酸 17.5g/L
	复方氨基酸（18AA-Ⅰ）	凡命	500ml	总氨基酸 35g/L
	复方氨基酸（18AA-Ⅱ）	乐凡命	5%×250ml、500ml	总氨基酸 50g/L
	复方氨基酸（18AA-Ⅱ）	乐凡命	8.5%×250ml、500ml	总氨基酸 85g/L
	复方氨基酸（18AA-Ⅱ）	乐凡命	11.4%×250ml、500ml	总氨基酸 114g/L
脂肪乳	中/长链脂肪乳 C8~24Ve	力保肪宁	20%×100ml、250ml	—
	脂肪乳 C8~24	英脱利匹特	30%×100ml、250ml	
维生素	脂溶性维生素	维他利匹特	10ml	
	水溶性维生素	水乐维他、九维他	冻干制剂	—
	维生素 C	—	0.5g、1g	
	维生素 B_6		50mg	
其他	微量元素注射液	安达美	10ml	
	磷添加剂	格利福斯	10ml	
	氯化钾	—	1g	—
	碳水化合物酸钙	—	1g	
	10%氯化钠	—	1g	

十一、一次性使用静脉营养输液袋（三升袋或营养袋）

我国 FDA 于 2007 年 7 月 2 日颁布，2008 年 8 月 1 日起执行一次性使用静脉营养输液袋医药行业标准，YY 0611-2007。该标准规定了一次性使用静脉营养输液袋的用途是通过加液管路向贮液容器内充入营养液，再经输液器和静脉内器械（如中心静脉导管）向体内输注。营养液宜在加入营养袋 24 小时内使用完毕。同时应当考虑营养袋在打开包装充入营养液后的使用时效。由于产品与人体接触时间较长，且会与脂类营养液（如脂肪乳）接触，因此需要对产品中脂溶性的增塑剂邻苯二甲酸二（2-乙基）乙酯（DEHP）的释出给出限定。

（一）一次性使用静脉营养输液袋的组成

带输液管路的一次性静脉营养输液袋（三升袋）是由瓶塞穿刺器及护套、截流夹、进液管路、可拆开式管路连接件、防重开启截流夹、悬挂孔眼、贮液袋、注射件、滴斗、输液管路、流量调节器、药液过滤器、外圆锥接头、保护套、空气过滤器组成，营养袋及配套的瓶塞穿刺器和各连接口应有保护套，使其内部在使用前保持无菌。如有进气口，须配有空气过滤器；带输液管路与不带输液管路的一次性静脉营养袋的区别，具体见图5-1 不带输液管路的一次性使用静脉营养输液袋示意图与图5-2 带输液管路的一次性使用静脉营养输液袋示意图。

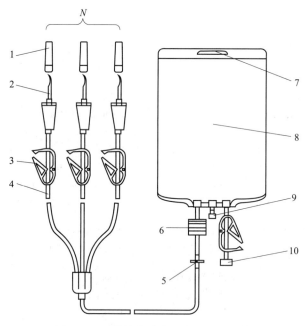

图 5-1　不带输液管路的营养袋示意图

1. 瓶塞穿刺器保护套；2. 瓶塞穿刺器[a]；3. 截流夹[b]；4. 进液管路；5. 可拆开式管路连接件[c]；

6. 防重开启截流夹；7. 悬挂孔眼；8. 贮液袋；9. 注射件[d]；10. 输液器插口

（二）一次性使用静脉营养输液袋部件的作用与要求

1. 进液管路　①截流夹关闭时应能截流，开启时应能畅通，连续开关十次应不损坏；②防重开启截流夹宜设计成一旦被关闭，必须借助专用工具才能打开的形式；③可拆开式管路连接件应采用锁定式连接。

2. 贮液袋　①贮液袋应柔软、光洁无明显杂质，当有气泡通过时可以用正常或矫正视力分辨水和空气的分界面；②贮液袋上的容量分度线和计量单位应清晰、准确；③在23℃±5℃和在常压悬挂条件下向贮液袋内灌入至公称容量的水，容量允差应不超过标示值的±10%；④贮液袋应有悬挂或固定装置，装水至公称容量后的贮液袋在20牛顿（N）的静态拉力下悬挂24小时应不断裂或脱落；⑤不带输液管路的营养袋应有一个输液插口，供插入输液器输注营养液；⑥输液插口应能与符合 GB 8368 的带有塑料瓶塞穿刺器的输液器连接，且插入处在使用条件下无泄漏；⑦瓶塞穿刺器穿刺之后，贮液袋应不被损坏；⑧输液插口应有一个与外界隔绝的、一旦打开留有痕迹的保护装

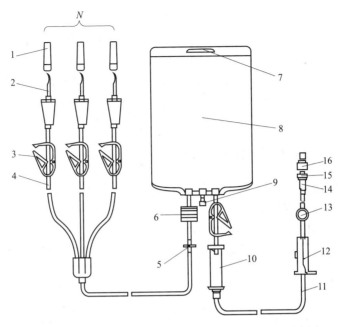

图 5-2 带输液管路的一次性使用静脉营养输液袋示意图

1. 瓶塞穿刺器保护套; 2. 瓶塞穿刺器[a]; 3. 截流夹[b]; 4. 进液管路; 5. 可拆开式管路连接件[c];

6. 防重开启截流夹; 7. 悬挂孔眼; 8. 贮液袋; 9. 注射件[d]; 10. 滴斗; 11. 输液管路;

12. 流量调节器; 13. 注射件[b]; 14. 药液过滤器[e]; 15. 外圆锥接头; 16. 保护套

附注：图 5-1 与图 5-2 中的其他标识如下所示：

N. 进液管路部分，根据设计需要，可以增加或减少进液管路的数量。

a. 如有进气口，须配有空气过滤器。

b. 截流夹的型式和数量不限。

c. 通过拆开该连接件将进液管路部分与贮液袋部分分离。

d. 可没有。

e. 可在其他位置，宜位于病人端。

置，以保持内表面无菌。

3. 输液管路 输液管路由滴斗与滴管、流量调节器、药液过滤器、输液流速、外圆锥接头、注射件、保护套组成。

（三）一次性使用静脉营养输液袋的标记

营养袋的标记是以产品名称、YY 0611-2007 标准的编号、产品表征字母（VN）和公称容量表示。例如：符合 YY 0611-2007 标准公称，容量为 2000ml 的营养袋（VN）的产品标记为：静脉营养袋 YY 0611-VN-2000。

（四）一次性使用静脉营养输液袋标志

营养袋上至少应有下列标志：名称和公称容量；制造商名称和/或商标。

1. 单包装上至少有下列信息 ①文字说明内装物，包括产品名称、型号和规格信息等；②标明营养袋无菌、无毒、无热原，或使用符合 YY 0466 给出的图形符号；③仅供一次性使用或等同说明，或使用符合 YY 0466 给出的图形符号；④使用说明，包括警示，如关于保护套脱落；⑤生产批号及失效年月，可以以"批"字、"LOT"打头并附以适当文字，或使用符合 YY 0466 给出的图形符号；⑥制造商和/或经销商名称和地址；⑦灭菌方式；⑧对营养液充入后使用时限的警示说明。

2. 多单元包装上应至少有下列信息　①文字说明内装物，包括产品名称、型号和规格信息等；②营养袋数量；③使用 YY 0466 给出的图形符号，标明营养袋无菌；④批号，以"批"字或"LOT"打头并附以适当文字，或使用符合 YY 0466 给出的图形符号；⑤失效年月，或附以适当文字，或符合 YY 0466 给出的图形符号；⑥制造商和/或经销商的名称和地址。

十二、全静脉营养制剂的调配流程

我国《静脉用药集中调配操作规程（2010）》第六条规定：对肠外营养液、高危药品和某些特殊药品的调配，应当制定相关的加药顺序调配操作规程。

已审核合格的 TPN 配方，如调配时配伍不当会产生沉淀或破乳，为保证 TPN 中各成分稳定，在无菌条件下必须按图 5-3 中①和②步骤进行混合配置。

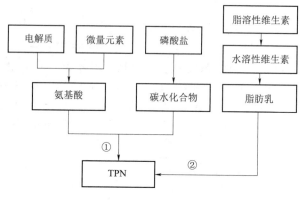

图 5-3　TPN 调配流程图

三升袋营养液的配制：一般采用即配即用，将电解质、微量元素、胰岛素加入氨基酸中，将磷酸盐加到碳水化合物液中，将水溶性维生素溶解于脂溶性维生素中，并加入脂肪乳剂中，然后将三升袋导管与 3 瓶混合后液体相连，并利用重力虹吸原理，将各种营养液加入三升袋内，最后加入脂肪乳剂，上下颠倒数次，混合均匀，检查无沉淀物后待用。同时要有严格无菌操作的观念，减少不必要污染。

任务准备

一、资料准备工作

查阅相关资料，并复习《药剂学》课程中乳剂、输液剂的相关章节，熟悉乳剂的含义、构成、类型、常用乳化剂的种类、制备方法、稳定性与质量要求，脂肪乳注射液、复合氨基酸注射液及冻干粉针剂的相关知识。

二、器材、设备及药品准备工作

1. 水平层流洁净台、冰箱；

2. 70%乙醇溶液、无菌无纺布、签字笔、药框、医用砂轮、医用垃圾筐、锐器盒、一次性静脉营养输液袋（三升袋）、注射器；

3. 洁净服、洁净口罩、帽子、工作鞋、一次性洁净手套；

4. 输液标签、5%葡萄糖注射液、复方氨基酸注射液、脂肪乳输液、安达美（含微量元素）、电解质（不含磷酸盐）、格列福斯（含磷酸盐）、水溶性维生素、脂溶性的维生素。

三、水平层流洁净台的清洁与维护的准备工作

四、摆药、调配与清场准备工作

五、成品输液的核对、包装与发放的准备工作

任务实施

成立项目小组（4~6人为一项目小组），以项目小组为单位，虚拟工作角色，交替进行各岗位实训，确保每位学生能在此次实训的不同工位上进行实训，并达到相互配合、协调完成整个实训项目的任务。

一、操作人员进入洁净操作间的实训

按规定标准换洁净服（洗手，戴口罩、帽子，换洁净服、工作鞋），进入洁净区操作间，调配全静脉营养输液必须在合格的水平层流洁净台中进行，工作台面先用70%乙醇或优氯净湿布擦拭消毒。

按操作规程启动洁净间和水平层流洁净台净化系统30分钟后使用，操作间温度（T）、湿度（RH）、室内外压差按要求符合规定，并确认其处于正常工作状态，操作人员记录并签名。避免人员走动而增加感染的机会。

二、摆药实训

按处方顺序，将所需药品放在摆药台上，严格检查三升袋的外包袋，输液袋，输液管道有无破损，并检查有效期；经2人核对后，对所有药品进行初步消毒后放入药品筐；摆药后必须再次复核才能传递至配液间，经调配人员复核后执行配液工作。

三、肠外营养药物的调配实训

1. 从摆药处接收静脉输液药品；核对输液标签内容与摆药篮内的药品是否相符，图5-4为按照输液标签内容取药、核对输液标签内容与药筐内的药品。

2. 打开一次性使用静脉营养输液袋，启封前在外包装袋封口处检查有效期，然后检查外包装袋是否密封完整，如有包装破损、保护套脱落或内有异物，禁止使用，应立即更换。检查无误后，在无菌操作台上打开无菌包装。具体操作如下：为不接触无菌部分，用撕拉两边的方法拆开外包装袋，拿住撕开袋子的一面，然后将它朝下，拿住另一面，将袋子的输注部分朝向高效过滤器方向放下；将外包装袋清除到层流台外

面相应的垃圾筐里。再次检查输液袋，如有异常应立即更换。图 5-5 为检查合格、贴有输液标签的一次性使用静脉营养输液袋。

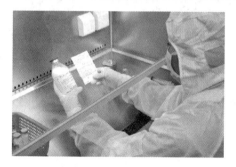

图 5-4 按照输液标签内容取药、核对输液
标签内容与药筐内的药品

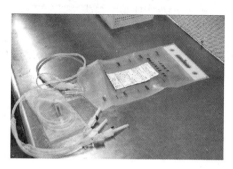

图 5-5 检查合格的一次性使用
静脉营养输液袋

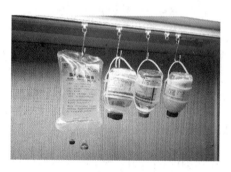

图 5-6 加药后的输液剂悬挂于
水平层流洁净台上

按照图 5-3 调配流程图进行调配工作。

3. 首先将不含磷酸盐的电解质和微量元素加入至复方氨基酸中，充分混匀，以避免局部浓度过高。

4. 将磷酸盐加入至葡萄糖溶液中，并充分振荡混匀。

5. 将加药后液体分别挂在水平层流台的挂钩上，见图 5-6。

6. 关闭静脉营养输液袋的所有输液管夹，将加药导管上的瓶塞穿刺器分别插入葡萄糖溶液和氨基酸溶液中，倒转这两种输液容器，悬挂在水平层流洁净台的挂杆上，打开这两根输液管夹，待葡萄糖输液和氨基酸溶液全部流入到静脉营养输液袋后，关闭输液管夹。

7. 翻转静脉营养输液袋，使这两种溶液充分混匀，见图 5-7。

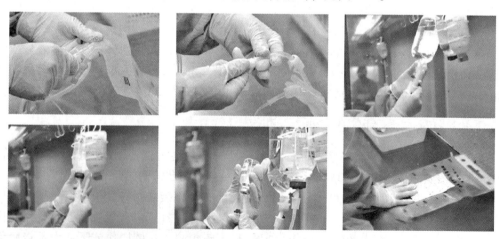

图 5-7 葡萄糖输液与氨基酸输液加药混合流程图
由左到右顺序为：1. 关闭静脉营养输液袋的输液管夹；2. 连接可拆开式管路连接件；
3、4、5. 将输液管接至葡萄糖溶液和氨基酸溶液；6. 混合均匀营养输液袋中的药物

8. 将水溶性维生素溶解到脂溶性的维生素中，充分混匀后加入到脂肪乳输液中，混匀。

9. 连接第三根输液管到含有脂肪乳注射液中，打开输液管夹，使脂肪乳全部流到静脉营养输液袋后，关闭输液管夹，见图5-8。

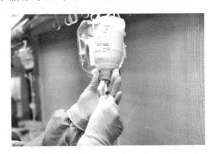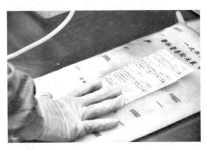

图 5-8 混合脂肪乳注射液流程图

由左到右顺序为：连接第三根输液管到脂肪乳注射液中；脂肪乳注射液流入静脉营养输液袋内

10. 加药完毕后，轻轻摇动静脉营养输液袋，使内容物充分溶解后，将静脉营养输液袋口朝上竖起，打开其中一路输液管夹，将袋子中多余的空气排出后关闭输液管夹，见图5-9。

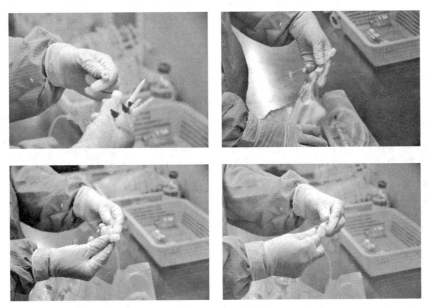

图 5-9 静脉营养输液袋排气流程图

由左到右顺序为：1. 静脉营养输液袋口朝上竖起并开启其中一个输液管夹；
2. 排除多余空气；3. 拿起输液管夹；4. 关闭该输液管夹

11. 用密封夹关闭静脉营养输液袋，分离输液导管，用备用的塑料帽关闭静脉营养输液袋口；所有这些操作都必须在水平层流台上进行，并严格按照无菌操作程序进行和保持操作窗口为"开放窗口"，见图5-10。

12. 挤压静脉营养输液袋，观察是否有液体渗出，如有则丢弃，图5-11为挤压检

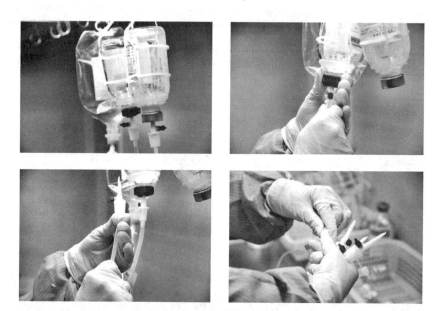

图 5-10　为拆除静脉营养输液袋进液管路流程图

由左到右顺序为：1. 加药完毕后检查注射剂容器是否残留液体；2. 拔掉进液管路；

3. 关闭进液管路；4. 用无菌备用塑料帽关闭静脉营养输液袋口

查静脉营养输液袋是否有渗漏。

13. 在静脉营养输液袋粘贴输液标签处签名认可后，送到成品间由药师进行检查核对，图 5-12 为静脉营养输液调配后成品示意图。

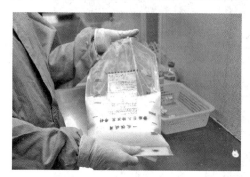

图 5-11　挤压检查静脉营养输液袋有否渗漏

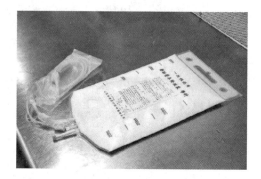

图 5-12　静脉营养输液调配后成品示意图

【全国卫生专业技术资格考试考点提示】肠外营养液的配制-操作规程

四、核对、清场岗位操作

1. 调配人员在调配前后进行核对的内容主要包括：检查各药品的澄明度，如是否有玻璃屑、橡胶屑、变色、沉淀等，以及注意不是整支用量的药品；

2. 调配人员在调配后要核对输液标签上的药品数量与实物数量是否相符；

3. 成品输液的核对　药师除了要完成前两项所要核对内容外，主要应仔细检查成品输液是否存在破乳、分层等现象，以及有无发黄、变色、出现浑浊、沉淀、剂量不准确等现象出现，如有则须丢弃，同时要检查各通路是否锁紧，防止输液夹松脱导致全静脉营养液外流，并轻轻挤压营养输液袋，检查是否有渗漏，造成药品浪费和患者无法及时用药的情况。见图5-13为成品营养输液袋的检查与核对操作流程图。

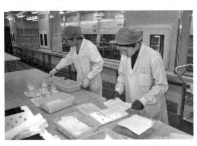
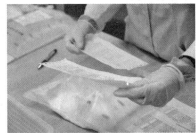
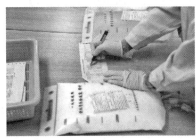
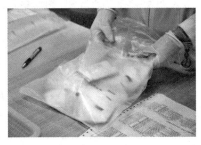

图5-13　成品营养输液袋的检查与核对操作流程图

由左到右顺序为：检查含药输液袋是否有外观变化、核对、签名、装外包装袋

五、成品输液包装和分送实训

核对结束后，将静脉营养输液袋装入避光袋中交给病区，如不马上使用，则应放入4℃冰箱中冷藏保存，注意应尽快使用。

🔵检查评议

对于该任务的完成情况主要从同学们的工作前准备情况、具体工作（操作）情况、处理工作中产生问题能力方面、工作结束后的清场情况、团队合作与纪律情况，以及实训工作报告书写质量等几个方面进行评价，详细内容见表5-4。

表5-4　任务完成检查评议表

评价内容	分值	评定等级			得分
		A（权重1.0）	B（权重0.7）	C（权重0.4）	
学习与工作态度	10	态度端正，学习方法多样，上课认真，积极主动，责任心强	学习态度较好，学习主动性不强，上课认真，有责任心	学习态度较差，被动学习，上课不认真	
工作前准备情况	25	理论问题研究与学习到位，实际操作所需准备工作齐全有序，有工作前准备情况记录	准备工作一般，基本能满足完成该项任务	准备工作差，不能满足完成本项工作任务	

评价内容	分值	评定等级			得分
		A（权重1.0）	B（权重0.7）	C（权重0.4）	
实际工作（操作）情况	35	按规定标准进入工作区域；按要求正确使用水平层流洁净台；按规定接收输液标签；摆药准确、迅速；能够完全按照TPN调配流程相关要求和程序完成调配操作；能解决常见的问题、纠正错误；核对与传递正确；核对成品输液、包装与发放工作正确；整个实训过程有交接、有记录，团队合作与纪律情况非常好	能按流程完成工作任务，对理论部分内容掌握尚可，能解决工作中出现的一般问题。团队合作与纪律较好	完成工作任务质量较差，对理论部分内容掌握不好，不能解决工作中出现的一般问题。团队合作与纪律差	
工作结束清场情况	20	按规定清场工作进行迅速、完成质量较好，工作台面整洁	按规定进行清场工作，工作台面较整洁	能进行清场工作，工作台面较凌乱	
工作报告撰写质量	10	报告格式规范、内容完整、字迹清晰	报告格式较规范、内容较完整、字迹较清晰	报告的格式、内容基本符合要求	

任务完成总计得分：

任务总结及问题防治

因肠外营养液容量较大，加入营养素较多，因此，加入药物的顺序及剂量尤为重要，否则会导致调配任务失败，需要注意以下内容：

一、全静脉营养制剂中的药物浓度

（1）$Na^+<100mmol/L$，1升液体中最多只能加6支10% NaCl，静脉营养输液袋中有1瓶5% GNS（500ml）的，最多加1.5支10% NaCl；

（2）$K^+<50mmol/L$，1升液体中最多只能加3.5支10% KCl；

（3）$Mg^{2+}<3.4mmol/L$，1升液体中最多只能加3ml 25% $MgSO_4$；

（4）$Ca^{2+}<1.7mmol/L$，1升液体中最多只能加5ml 10%葡萄糖酸钙；

（5）葡萄糖、氨基酸的最佳比例为1∶1或1∶2；

（6）混合液中葡萄糖的最终浓度为0~23%，有利于混合液的稳定。

二、全静脉营养制剂的调配注意事项

（1）物品的准备　按营养处方备齐所需的药品和配制所需的物品；

（2）摆药　接到TPN处方后，严格执行查对制度。按处方顺序，将所需药品放在摆药台上。经2人核对后，对所有药品进行初步消毒放入药品筐，由传递窗口送入配液室；

（3）调配　严格按照无菌操作技术进行调配，保证TPN的安全、无菌，整个操作

过程在水平层流洁净台、全封闭系统中完成。严格掌握药物的相容性、理化性，保证混合液的性质稳定；

（4）肠外营养液中不要加入其他药物　为确保输入混合营养液的安全性和有效性，不能在肠外营养液中加入其他药物，也不宜在经静脉输入营养液的通路中输注其他药物。如必须经营养液输液线路输入其他药物时，则应先停输营养液，并在输入其他药物的前后，均应冲管；

（5）肠外营养液应现配现用，应于 24 小时内持续均匀输完。调配好的营养液应在室温（15~20 摄氏度）使用。如室温已超过保存营养液的条件，暂不使用者，应置于温度为 4 摄氏度保存；

（6）钙剂应先加在葡萄糖液中，以免发生沉淀。加入氨基酸再次检查袋内有无沉淀，如确认无沉淀，再加入脂肪乳液体；

（7）成品输液的检查，应根据输液标签上的药品信息逐一核对，防止因全静脉营养液药品种类和数量较多，空安瓿、空西林瓶或空输液瓶摆放无序而发生加药或复核遗漏或出现多余的情况。

（8）配好的肠外营养液袋上按规定写明床号，姓名，调配时间；

（9）肠外营养液的调配应尽可能接近等渗，以减少静脉炎的发生率。

【全国卫生专业技术资格考试考点提示】肠外营养液的配制−应注意的问题

三、全静脉营养制剂的保存

1. 避光　肠外营养液在调配和使用时，注意避光。

2. TPN 的临床使用　使用国产聚氯乙烯（polyvinyl chloride，PVC）静脉营养输液袋，应于 24h 内输完，最多不能超过 48h，而且应于 4℃状态下保存。如果使用乙烯乙酸乙酰酯共聚物（ethylenevinyl acetate，EVA）静脉营养输液袋，可保存 1 周。

任务拓展或知识拓展

一、全静脉营养制剂的三种调配方法

1. 传统的调配实验方法　取 10ml、20ml 安瓿各 15 支掰开备用，取 50ml 注射器一支拆开外包装备用，取 500ml 空的液体瓶备用。用 50ml 注射器依次抽吸安瓿瓶内的药液注入到空的液体瓶中，注射器针头与针筒连接要紧密，反复抽吸药液注入。自抽吸第一支药液开始记时至最后一支药液注完为止。记录操作全程所用的时间、是否有药液外溢，然后用注射器收集空安瓿瓶内的剩余药液量。

2. 虹吸法的实验方法　取 10ml、20ml 安瓿各 15 支掰开备用，取营养袋一个拆开外包装备用，取 0.9%生理盐水 500ml 2 瓶，取下硬塑瓶盖备用。将三升袋的导入管瓶口插针 1 接入 0.9%生理盐水中，打开调节器使液体缓缓流入营养袋中，同时将三升袋的导入管瓶口插针 2 依次接入安瓿瓶内，利用虹吸原理吸取药液。在调配过程中，左手更换安瓿时，右手注意关闭导管的调节器或捏紧导管，以免空气进入三升袋内。自吸取第一支安瓿内药液开始记时至最后一支安瓿内药液吸完为止，记录操作全程所用时间、是否有药液外溢，然后用注射器收集空安瓿内的剩余药液量。

3. 针筒分离法的实验方法 取 10ml、20ml 安瓿各 15 支掰开备用，取 50ml 注射器一支拆开外包装备用，取 500ml 空的液体瓶备用。第一次用 50ml 注射器抽吸安瓿瓶内的药液注入到空的液体瓶中，再次抽吸药液时注射器针头不要拔出液体瓶，使针筒与针头分离，只取下注射器针筒进行抽吸余下的安瓿内药液，依次注入到液体瓶内。自抽吸第一支药液开始记时至最后一支。

实验证明，针筒分离法在调配时间、剩余药液量、减少微粒污染、减少药液外溢等方面较另外两种方法都更具有优势，且比较彻底解决了实际工作中胶塞碎屑掉入液体瓶内的问题，解决了用针头抽吸 50% 葡萄糖高渗药液时的费时费力问题，方法简便利于掌握推广。节省了耗材、保证了全静脉营养液的调配质量、确保了病人的用药安全、减少了患者的医疗费用，为全静脉营养治疗提供了有效保障。

二、卡文（Kabiven）的应用

卡文注射液为肠外营养药，用于不能或功能不全或被禁忌经口/肠道摄取营养的成

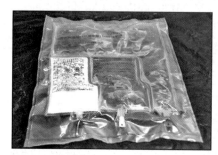

图 5-14　卡文袋

人患者。卡文为目前市场上已有的成品，可满足轻中度代谢下的营养需要。卡文注射液采用高聚塑料三腔袋包装，氨基酸和电解质、脂肪乳剂以及葡萄糖分别位于独立的腔内。在应用前打开封隔混合均匀后就可开始静脉输入，图 5-14 为卡文袋。

卡文主要优点：

1. 每天一袋，满足大部分病人的全肠外营养需求；

2. 多种规格满足不同病人的需要；

3. 两种制剂：分别经中心静脉和外周静脉输注；

4. 中心静脉制剂有四种剂量，外周静脉制剂有三种剂量：满足对营养和液体的不同需求；

5. 使用方便，省时，处理简单；

6. 无需冰箱保存，室温下有效期长达 24 个月；

7. 新型包装材料，耐高温，符合环保。

本品的包装袋分为内袋与外袋，在内袋与外袋之间放置氧吸收剂。内袋由二条可剥离封条分隔成三个独立的腔室，分别装有葡萄糖注射液、氨基酸注射液及脂肪乳注射液。

本品有 2400ml、1920ml 和 1440ml 三种包装规格，不同包装规格所容葡萄糖注射液、氨基酸注射液和脂肪乳注射液的体积见表 5-5。

表 5-5　卡文规格一览表

规　格	2400ml	1920ml	1440ml
葡萄糖（葡萄糖 11%）	1475ml	1180ml	885ml
氨基酸（凡命 18 Novum）	500ml	400ml	300ml

续表

规　格	2400ml	1920ml	1440ml
脂肪乳（英脱利匹特 20%）	425ml	340ml	255ml
总能量（Kcal）	1700	1400	1000

由于患者的生理病理状况不同，对 TPN 的配比需求各不相同，因此，根据个体化给药的需求，有必要在现有成品的基础上对其中成分进行合理的调整。卡文相对较低的电解质含量，使得其中某种电解质水平超出正常范围的可能性减少，为调整血浆电解质水平留有一定的余地。此外，该种方法既注意营养成分的剂量，同时也关注调配后各组分的实际浓度，使处方配比合理化，为协助医师进行合理的个体化给药打下基础。有关卡文的处方调整限量见表 5-6。

表 5-6　卡文基础上可再加成分限量一览表

项目	最高浓度（mmol/L）	卡文（1440ml）	加药最高限量	卡文（1920ml）	加药最高限量
氨基酸（g）	—	34	—	45	—
葡萄糖（g）	—	97	—	130	—
脂肪（g）	—	51	—	68	—
Na^+	100	32	10% 氯化钠 65ml	43	10% 氯化钠 87ml
K^+	50	24	10% 氯化钾 35ml	32	10% 氯化钾 47ml
Mg^{2+}	3.4	4	25% 硫酸镁 2.2ml	5.3	25% 硫酸镁 3.0ml
Ca^{2+}	1.7	2	10% 葡萄糖酸钙 2.0ml	2.7	10% 葡萄糖酸钙 2.5ml
Cl^-	—	47	—	62	—
HPO_4^-	10	11	甘油磷酸钠 7.3ml	14	甘油磷酸钠 11ml
安美达	—	—	1 支（10ml）	—	1 支（10ml）
水乐维他	—	—	4 支	—	4 支
维他利匹特	—	—	1 支（10ml）	—	1 支（10ml）
力太（谷氨酰胺）	—	—	2 瓶（200ml）	—	3 瓶（300ml）
尤文（鱼油）	—	—	1 瓶（100ml）	—	1 瓶（100ml）

必须注意在调整卡文中成分时，应按先电解质、再微量元素、最后维生素的顺序分别加入葡萄糖溶液接口、氨基酸溶液接口和脂肪乳溶液接口。在电解质加入过程中需要加入钙和磷时，应先加入磷制剂，加入其他电解质制剂，混匀后再加入钙制剂，最后加入微量元素和维生素。人体的电解质水平根据年龄的不同、疾病状态和用药情况不同，会在相对较大的范围内波动。无论增加哪种成分，都必须定期监测血浆电解质水平，随时增加或减少电解质的加入量。

三、TPN 每日推荐量

一袋合理、安全、有效的全静脉营养液应同时满足以下几个条件：一是能为病人提供足够的能量，满足病人的营养需求；二是能保证全静脉营养液的稳定性，尤其是脂肪乳的稳定性，主要考虑电解质和 pH 值对脂肪乳的影响；三是最终渗透压必须与血浆渗透压相近，在病人的耐受范围内；四是最终 pH 值应在人体血液的缓冲能力之内。因此，建议临床医师应严格掌握 TPN 的适应证，根据患者的疾病状况、体重、生理功能变化等，制定合理的个体化配方，重视 TPN 的配伍稳定性，控制 TPN 使用疗程，同时加强监测患者的营养、血生化和肝肾功能指标的变化，及时给予调整，预防和减少 TPN 治疗的并发症，充分发挥 TPN 代谢性并发症支持治疗作用。以下简单介绍各组分的每日推荐量。具体见表 5-7。

表 5-7　TPN 每日推荐量一览表

种　类	推　荐　量
能量	20~30kcal/（kg·d）
水	30~40ml/kg（每 1Kcal/（kg·d）给水量 1~1.5ml）
葡萄糖	2~4g/（kg·d）
脂肪	1~1.5g/（kg·d）
氮量	0.1~0.25g/（kg·d）
氨基酸	0.6~1.5g/（kg·d）
电解质	钠 80~100mmol　钾 60~150mmol　氯 80~100mmol 钙 5~10mmol　镁 8~12mmol　磷 10~30mmol
脂溶性维生素	A 2500IU　D 100IU　E 10mg　K_1 10mg
水溶性维生素	B_1 3mg　B_2 3.6m　B_6 4mg　B_{12} 5ug 泛酸 15mg　烟酰胺 40mg　叶酸 400ug　V_C 100mg
微量元素	铜 0.3mg　碘 131ug　锌 3.2mg　硒 30~60μg　钼 19ug 锰 0.2~0.3mg　铬 10~20ug　铁 1.2mg

四、肠外营养输液袋的材质

1. PVC 材质的肠外营养袋　PVC（Polyvinyl chloride）：即聚氯乙烯，临床上可使用聚氯乙烯（PVC）输液袋调配全营养混和液（TNA）。PVC 具有较大的多分散性和较好的机械性能，但是对光和热的稳定性差，有报道称 PVC 制品在 50℃以上就会缓慢析出对人体有害的氯化氢气体，在实际应用中必须加入稳定剂以提高其对热和光的稳定性。为了改进 PVC 的柔软性、耐寒性、增进光稳定性需要添加增塑剂，而邻苯二甲酸二乙基己酯（DEHP 又名 DOP）作为最常用的增塑剂，因生产工艺简单、成本低廉，而长期应用于医疗领域，其毒性对人体和环境的危害日益明显。

PVC 材质的肠外营养袋在使用过程中可析出带有正电荷的 DEHP 降解物，它能中和脂肪乳表面的负电荷，造成脂肪乳聚集而变质，放置时间越长，温度越高，破坏越大；PVC 可析出氯离子进入 TNA 液产生毒性作用，这些作用随贮存时间延长而增加，但实验表明 24 小时内使用完毕是安全无毒的。

有研究表明，PVC 对部分氨基酸有降解作用，精氨酸的浓度可降低 8.2%；PVC 对胰岛素、硝酸甘油、川芎嗪、乙胺碘呋酮、卡莫司汀、紫杉醇注射液、环孢素 A、安定类药物等均有不同程度的吸附作用，故这些药品不宜用 PVC 制品保存。

2. EVA 材质的肠外营养袋　EVA（Ethylene-Vinyl Acetate）：即乙烯-醋酸乙烯共聚物也称乙烯乙酸乙酰酯共聚物。EVA 通过调节自身两种单体的比例可得到所需要的柔韧度，完全不含有任何增塑剂，无毒，无吸附，无析出，不会造成环境污染，其柔韧性、抗冲击性和热密封性能均较高。有研究发现，用于肠外营养液配制的 3 升袋以及一次性输液袋、管，如果使用 EVA 材料，可减少对药物的吸附及某些游离物质的释放。通过观察比较配制营养液的 EVA 袋与 PVC 袋对胰岛素的吸附作用，在 25℃条件下，配制全营养混合液的 EVA 袋对胰岛素的吸附作用低于 PVC 袋，EVA 袋配制全营养混合液中加入胰岛素，在 4℃和 25℃环境下放置 48h 无明显变化，再次体现了 EVA 材料的优势。

EVA 无释放增塑剂和氯离子的不良反应，在 4℃贮存 1 周无毒性，室温下 24 小时能安全应用于临床。

因此，EVA 袋的特点是具有透明度高，有优良的耐撕裂性和柔韧性；化学性质相对稳定，对 TPN 的影响性较小；不耐极性溶剂、碳氢化合物、氧化剂以及强酸。

目标检测

一、单项选择题

1. 葡萄糖注射液在碱性条件下易分解，在下列何种条件最稳定（　　）

　　A. pH1~2　　　　　　B. pH3~4　　　　　　C. pH4~5

　　D. pH5~6　　　　　　E. pH6~7

2. 全营养混合液，俗称"三升袋"，简称（　　）

　　A. TNA　　　　　　　B. TNT　　　　　　　C. CMA

　　D. CMC　　　　　　　E. HLB

3. 下列哪种成分可以同任意营养制剂配伍（　　）

　　A. 脂肪乳　　　　　　B. 维生素　　　　　　C. 电解质

　　D. 胰岛素　　　　　　E. 氨基酸

4. 下列哪一选项不是全静脉营养制剂的优点（　　）

　　A. 各种营养成分接近生理条件　　　　B. 各种营养成分均匀输入

　　C. 避免过度营养　　　　　　　　　　D. 一次一袋式

　　E. 减少了代谢性并发症

5. 全静脉营养液调配时一般采用即配即用，最后加入的是（　　）

　　A. 电解质　　　　　　B. 微量元素　　　　　C. 胰岛素

　　D. 氨基酸　　　　　　E. 脂肪乳

6. 肠外营养液调配后，均匀输液完成时间不超过（　　）

　　A. 4 小时　　　　　　B. 8 小时　　　　　　C. 12 小时

　　D. 24 小时　　　　　　E. 48 小时

7. TPN 中营养物质脂肪，其微粒大小应为（　　）

    A. <0.5μm   B. <0.6μm   C. <1.0μm

    D. <1.5μm   E. <2.0μm

8. TPN 中营养物质蛋白质含氮量为多少（   ）

    A. 4%   B. 8%   C. 16%

    D. 24%   E. 32%

9. 按照全静脉营养液一般调配顺序，下列哪一选项先加入到葡萄糖注射液中（   ）

    A. 电解质   B. 微量元素   C. 磷酸盐

    D. 氨基酸   E. 脂肪乳

10. 全静脉营养液调配操作错误的是（   ）

    A. 严格执行查对制度   B. 无菌配制

    C. 最后加入抗生素   D. 24 小时内输完

    E. 钙剂先入葡萄糖液

二、多项选择题

1. 全静脉营养成分包括（   ）

    A. 水   B. 碳水化合物   C. 氨基酸

    D. 脂肪   E. 维生素

2. 全静脉营养制剂主要适合于（   ）

    A. 外伤患者   B. 胃肠道梗阻   C. 大面积烧伤

    D. 厌食症   E. 腹泻

3. 全静脉营养制剂的质量要求有（   ）

    A. pH   B. 渗透压   C. 澄明度

    D. 热原   E. 黏度

4. 下列对全静脉营养液中脂肪描述正确的有（   ）

    A. 以脂肪乳的形式存在于全静脉营养液中

    B. 高能物质，仅次于葡萄糖

    C. 几乎无渗透压并发症

    D. 脂肪乳剂最大用量为 2g/（kg·d）

    E. 价格昂贵

5. 肠外营养药物调配过程中，其摆药操作正确的是（   ）

    A. 按处方顺序摆药

    B. 检查三升袋的外包袋，输液袋，输液管道有无破损

    C. 经双人核对

    D. 药品初步消毒后放入药品篮中

    E. 摆药后必须再次复核才能配液

三、简答题

1. 肠外营养输注的静脉置管途径有哪些？

2. 简述全静脉营养制剂调配的主要步骤。

项目六　静脉用药集中调配中心设备维护与保养技术

　　静脉用药集中调配与传统的医院静脉配液最大区别就在于采用科学与技术的手段避免了药物对环境的污染和工作人员身体的影响，提高与保证了静脉调配药物的质量，而这其中的关键与核心是洁净环境的建立与持续，因此，洁净环境的维护显得十分重要和必须，本项目着重介绍保证洁净环境可持续性的设备维护与保养技术。

工作任务　静脉用药集中调配中心设备维护与保养实训

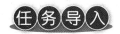

　　当静脉用药集中调配中心工作人员按照静脉输液标签的要求，在生物安全柜中调配抗肿瘤药物的时候，设备突然报警，显示屏上出现⚙这样的符号，表示风机运行过

程中发生过流、过载故障，此时，系统停止风机运转而自动关闭，发生这种情况该如何处理？作为一个静脉用药集中调配中心的操作人员，对日常工作中的每日清洁、每周清洁和每月清洁工作，医疗废物的分类处理，以及设备的定期维护与保养工作应具备什么样的知识和能力，才能保质保量地完成工作任务？下面就这些问题我们来做详细介绍。

任务分析

本书在项目一中介绍了洁净环境的维护部分，包括：每日清洁、每周清洁、每月清洁操作的内容，本项目重点讨论消毒剂配制与清洁工作的管理部分（清洁工具与清洁人员的管理）；在本书项目三与项目四中介绍水平层流洁净台和生物安全柜的清洁、使用与维护工作的基础上，我们着重阐述水平层流洁净台与生物安全柜的工作原理、使用与操作注意事项、故障发生与排除，以及生物安全柜的含义、分级、生物安全水平和生物安全柜的检测等理论内容，从而对水平层流洁净台与生物安全柜有一个全方位的整体认识，以便更好地完成调配工作。

相关知识

一、消毒液的使用范围、使用方法与制备

在静脉调配过程中常见的消毒灭菌方法主要有物理灭菌法（包括干热灭菌法、湿热灭菌法、紫外线消毒灭菌法等）和化学灭菌法（气体灭菌法和应用化学杀菌剂进行消毒灭菌等）。洁净环境维护的大部分工作都与清洁消毒相关，因此，消毒液的使用范围、使用方法与制备是一项重要的基础工作。

（一）消毒液的制备

1. 75%乙醇 量取790ml 95%乙醇，加纯化水稀释至1000ml即得。

2. 2%苯酚 称取20.0g苯酚加纯化水稀释至1000ml即得。

3. 0.1%新洁尔灭液 量取10ml 5%的新洁尔灭液加纯化水稀释至500ml即得。

4. 0.15%新洁尔灭液 量取60ml 5%的新洁尔灭液，加纯化水至2000ml，混匀即可。

（二）消毒液的使用范围

1. 75%乙醇 用于洁净区盛装物料器具的内部处理，物料进入洁净区时外包装表面的处理，人员进入洁净区手消毒以及去除乳胶手套上的粉层，洁净区室内用具的消毒，包括：安瓿、西林瓶、加药口和操作台等的消毒。

2. 0.1%新洁尔灭液 用于进入洁净区人员手消毒及洁净区地面、墙面、门窗、玻璃、顶棚、地漏和水池、设备外壁、室内用具等清洁后消毒，水池、地漏的液封，物料进入洁净区时外包装表面处理。

3. 0.15%新洁尔灭液 用于洁净鞋洗后浸泡消毒。

4. 2%苯酚 用于洁净区地面、墙面、地漏、水池的消毒。

5. 免洗手消毒液 主要用于操作人员进入调配间后手部的消毒。

6. 95%乙醇　主要用于紫外灯管的消毒。

（三）消毒剂使用方法

（1）人员进入洁净区手消毒、洁净区室内用具、设备外壁的消毒，单月使用0.1%新洁尔灭液，双月使用75%乙醇溶液。

（2）洁净区地面、墙面、地漏、水池的消毒，单月使用0.1%新洁尔灭液，双月使用2%苯酚溶液。

（3）洁净鞋洗后浸泡消毒用0.15%的新洁尔灭液。

二、水平层流洁净台的相关知识

（一）水平层流洁净台的工作原理

室内空气经预过滤器过滤，由离心风机将其压入静压箱（加压风机），再经高效空气过滤器过滤后从出风面吹出形成洁净气流。洁净气流以均匀的断面风速流经工作区，从而形成高洁净的工作环境。经过顶部高效空气过滤器过滤，可除去99.9%直径0.3mm以上的微粒，使水平层流洁净台空间形成局部100级的洁净操作环境，并确保空气的流向和流速。见图6-1水平层流洁净室工作原理示意图。

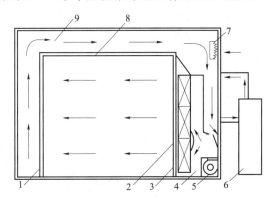

图6-1　水平层流洁净室工作原理示意图

1. 排风墙；2. 出风孔板；3. 高效空气过滤器；4. 净化单元静压箱体；5. 离心风机；
6. 空调机；7. 新风过滤器；8. 夹层顶板；9. 回风夹层风道

（二）水平层流洁净台的性能特点

（1）水平层流洁净台采用离心式风机，转速稳定，噪音小；

（2）水平层流洁净台面两侧有机玻璃组成的侧板，具有透光、坚固耐用不易碎的特点；

（3）配置有高效HEPA空气过滤器，设有预过滤器为中效过滤系统，设立预过滤器可有效延长高效空气过滤器的使用寿命；

（4）显示控制系统采用液晶清晰指示，配合轻触式微动开关，六段风速控制，令风速从0.3~0.6M/S可调；

（5）配备杀菌灯（紫外灯）、照明灯的独立控制，杀菌装置具有定时功能，操作使用便捷，顶部安装的照明及杀菌灯装置，能满足工作需要；

（6）水平层流洁净台能确保操作面洁净和有效防止外部空气透入。

（三）水平层流洁净台的基本作用

1. 为静脉药物调配创造百级的工作区域；

2. 通过提供稳定、净化的气流防止水平层流洁净台外空气进入工作区域，从而避免工作台外空气对所调配药物产生污染的可能；

3. 将人员和物料（输液袋、注射器、药品等）带入的微粒清除出工作区域。

（四）水平层流洁净台的维护与保养方法

（1）水平层流洁净台的初效过滤器应定期进行清洗或更换；

（2）高效过滤器只可以进行更换，不可清洗；

（3）水平层流洁净台应定期进行检测，确保工作状况完好，一般建议由专业测试机构每年定期监测 1 次。

（4）日常保养　戴上手指套，使用无尘纸沾酒精，擦拭清洁工作台。擦拭区域包括"电源供应器放置区"、"下隔层"、"工作台面"、"工作台机壳"。其中机壳清洁包含四周和顶部清洁。清洁频率为每班/次，清洁效果表面无灰尘。保养完成后，记录在"洁净工作台日常保养记录表"中。

（5）季度保养　戴上手指套，使用无尘纸沾酒精，擦拭工作台风机的风叶，清洁频率为每季度/次，清洁效果表面无灰尘；工作台顶部过滤网要使用清水冲洗干净。冲洗频率为每季度/次，冲洗效果表面无灰尘。

三、生物安全柜相关知识

（一）生物安全的相关概念

1. 生物危害（Biohazard）　系指生物性的传染媒介通过直接感染或间接破坏环境而导致对人类、动物或者植物的真实或者潜在的危险。"实验室生物安全"一词用来描述那些用以防止发生病原体或毒素无意中暴露及意外释放的防护原则、技术以及实践。

2. 气溶胶（aerosol）　系由固体或液体小质点分散并悬浮在气体介质中形成的胶体分散体系，又称气体分散体系。其分散相为固体或液体小质点，其大小为 0.001 ~ 100μm，分散介质为气体。

3. 生物安全柜（英文全称 biological safetycabinet，简称 BSC）　是指为操作原代培养物、菌毒株以及诊断性标本等具有感染性的实验材料时，用来保护操作者本人、实验室环境以及实验材料，使其避免暴露于上述操作过程中可能产生的感染性气溶胶和溅出物而设计的，以实现对人员、操作对象及实验室环境的有效保护。

水平层流台或垂直层流台，因不能保护调配人员及环境，所以不适于调配细胞毒药物。生物安全柜不是专门为调配危害药品和抗生素而设计，但它被证明可以用于调配这类药物。

（二）生物安全柜的标准与分类

1. 生物安全柜标准　早在 30 年前，生物安全柜检测已经在国外开展，目前主要依据欧盟或美国的标准。在国内，目前既有建设部的标准，又有药监局的标准。生物安全柜常见的标准有如下几种：

（1）EN12469-2000（欧盟生物安全柜统一标准）；

（2）NSF49-2002（美国生物安全柜标准-二级生物安全柜）；

（3）JISK3800-2000（日本生物安全柜标准）；

（4）JG170-2005（中华人民共和国建筑工业行业标准生物安全柜）；

（5）SFDAYY0569-2005（中国国家食品药品监督管理局生物安全柜标准）。

2000 年 5 月，欧洲标准化委员会（CEN）颁布了生物安全柜欧洲标准 EN12469-2000，正式替代了德国 DIN-12950、英国 BS5726 和法国 NFX-44-201 等欧盟成员国生物安全柜的标准，成为欧盟区域内生物安全柜的统一标准。

NSF49 在 20 世纪 70 年代就已经出现，被公认为目前生物安全柜领域最完善的标准。在 2002 年，ANSI/NSF49 正式获得了美国国家标准学会（American National Standard Institute，ANSI）的官方认可，成为美国生物安全柜的统一标准。

由日本空气净化协会（JACA）颁布于 1994 年的日本生物安全柜标准 JISK3800-2000 是以美国 NSF49 标准为基础，在微生物挑战方面有更加严格的要求。

中国国家食品药品监督管理局在 2005 年 7 月建立并颁布了生物安全柜标准 YY0569-2005。此标准以美国标准 NSF49-2002 为基础，并结合了欧盟标准 EN12469-2000 的特色，例如对气流显示和警报系统的要求。YY0569-2005 标准已于 2006 年 6 月 1 日开始实施，成为中国医药卫生行业强制标准。

2. 生物安全柜分类（分级）　目前世界通用的生物安全水平标准由美国疾病控制中心（CDC）和美国国家卫生研究院（NIH）建立。根据操作不同危险度等级微生物所需的实验室设计特点、建筑构造、防护设施、仪器、操作以及操作程序，实验室的生物安全水平可以分为基础实验室——一级生物安全水平、基础实验室-二级生物安全水平、防护实验室-三级生物安全水平和最高防护实验室-四级生物安全水平。

安全柜可分为一级、二级和三级三大类以满足不同的生物研究和防疫要求。即生物安全柜根据气流及隔离屏障设计结构可分为Ⅰ、Ⅱ、Ⅲ三个等级。

安全柜的分类级别与生物安全等级无关。生物安全柜广泛应用在医疗卫生、疾病预防与控制、食品卫生、生物制药，环境监测以及各类生物实验室等领域，是保障生物安全和环境安全的重要基础，属于"民生"计量的范畴。

一级（Ⅰ级）生物安全柜可保护工作人员和环境而不保护样品。气流原理和实验室通风橱一样，不同之处在于排气口安装有 HEPA 过滤器。所有类型的生物安全柜都在排气和进气口使用 HEPA 过滤器。一级生物安全柜本身无风机，依赖外接通风管中的风机带动气流，由于不能保护柜内产品，目前已较少使用。

二级（Ⅱ级）生物安全柜是目前应用最为广泛的类型。例如：艾滋病检测实验室常用到的生物安全柜是二级生物安全柜。与一级生物安全柜一样，二级生物安全柜也有气流（负压）流入前窗开口，被称作"进气流"，用来防止在进行操作时可能生成的气溶胶从前窗逃逸。与一级生物安全柜不同的是，未经过滤的进气流会在到达工作区域前，被进风格栅俘获，因此保护柜中的试验品不会受到外界空气里的尘埃或细菌污染。二级生物安全柜的一个独特之处在于经过 HEPA 过滤器过滤的洁净垂直层流气流从安全柜顶部吹下，被称作"下沉气流"。下沉气流不断吹过安全柜工作区域，用于保护产品不受污染，也使可能产生的危害气溶胶在到工作人员的呼吸区域前被俘获。气流在放空前将被过滤。所有的二级生物安全柜都可提供对工作人员、环境和产品的保护。二级生物安全柜依照入口气流风速、排气方式、排放气流占系统总流量的比例和循环方式及内部设计结构可分为 4 个类别：A1 型，A2 型（原 B3 型），B1 型和 B2 型，其功能分类可见表 6-1 二（Ⅱ）级生物安全柜的分类表。

表 6-1　二（Ⅱ）级生物安全柜的分类表

项目 分类	前窗气流速度最小量或测量平均值	通过 HEPA 过滤器再循环至工作区	通过排气口过滤排除	通过排气口 HEPA 过滤器排除	通过供气口 HEPA 过滤器再循环至工作区
A1 型安全柜	≮0.38m/s	70% 的气体	30% 气体	—	—
A2 型安全柜	≮0.5m/s	70% 的气体	30% 气体	—	—
B1 型安全柜	≮0.5m/s （100fpm）	—	—	70% 气体	30% 气体
B2 型安全柜	≮0.5m/s （100fpm）	—	—	100% 气体	—

注：二级 B 型生物安全柜均为连接排气系统的安全柜。连接安全柜排气导管的风机连接紧急供应电源，目的在断电下仍可保持安全柜负压，以免危险气体泄漏入实验室。其中，B2 型安全柜无内部循环气流，可同时提供生物性和化学性的安全控制。A2 型安全柜的负压环绕污染区域的设计，阻止了柜内物质的泄漏。

三级（Ⅲ）生物安全柜是为 3-4 级实验室生物安全等级而设计的，柜体完全气密，工作人员通过连接在柜体的手套进行操作，俗称手套箱（Glovebox），试验品通过双门的传递箱进出安全柜以确保不受污染，适用于高风险的生物试验。

3. 危害药品所使用的生物安全柜　如果生物试验中涉及了细胞毒素类药物，例如一些化学疗法药物等危害药品，这些细胞毒素类药物有极高的毒性，在操作过程中产生的气溶胶对人体危害极大。与微生物产品不同的是，它们不可以被福尔马林或过氧化氢中和或祛除，而危害药品所使用的生物安全柜是专门为高毒性的细胞毒素类药物试验与生产设计的，主要特点之一是可以在风机运行时更换 HEPA 过滤器，这样负压可以保持，确保了维修人员的安全。

四、生物安全柜的选择

（一）生物安全柜的安全水平

生物安全柜的选择需要根据所涉及微生物试验品或产品的致命性，传播媒介等因素，根据这些因素可划分为一至四级生物安全水平（BSL），见表 6-2 生物安全水平分类表。

表 6-2　生物安全水平分类表

生物安全水平	致命性	媒介	可治愈性	范例
BSL-1	无或极低	液体	可以	BS
BSL-2	一般	液体	可以	HIV
BSL-3	高	空气	可以	TBC
BSL-4	极高	空气	不可	Ebola

注：BS 即 Bacillus subtilis（草芽孢杆菌）
　　Ebola（埃波拉病毒）
　　TBC 肺结核或结核分枝杆菌类病原菌
　　HIV 艾滋病病毒

被分类为生物安全水平一级和二级的微生物试品或产品不会产生气溶胶，因此可在开放的实验台面上开展工作；而对于一些可能涉及或者产生有害生物物质的操作过程都应该在生物安全柜内进行，在这些条件下最好使用二级的生物安全柜。二级生物安全水平的试品或产品是可以通过液体传播，所以操作人员必须对于污染的锐器要特别注意，在使用时也需要每天清理工作台面。

在三级生物安全水平的生物实验室中，所有与传染源操作有关的步骤，都在二级或者三级生物安全柜中进行，并由穿戴合适防护服的实验人员进行；对于四级生物安全水平，所有工作应限制在三级生物安全柜中；假若在二级生物安全柜中进行，必须使用装备生命支持系统的一体正压防护服。值得特别注意的是，当出现新型不明微生物时，也必须在四级生物安全防护实验室中进行。待有充分数据后再决定此种微生物或毒素应在四级还是在较低级别的实验室中处理。

生物安全一级（BSL-1）：适合用于非常熟悉的病源，该病源不会经常引发健康成人疾病，对实验人员和环境潜在危险小，实验室没有必要和建筑物中的一般行走区分开，一般按照标准的分级生物操作在开放的实验室台面上开展工作。不要求一般也不使用特殊的抑制设备和设施（生物安全柜）。

生物安全二级（BSL-2）：适合于对人和环境有中度潜在危险的病源。与BSL-1的区别在于①实验人员均应接受过病源处理方面的特殊培训，并由有资格的工作者指导；②进行实验时限制进入实验室；③对于污染的锐器应特别注意；④某些可能产生传染性气溶胶或飞溅物的过程应在生物安全柜中或其他物力抑制设备中进行，可选用Ⅰ、Ⅱ级生物安全柜。

生物安全三级（BSL-3）：应用于临床、诊断、教学、研究或者生产设施，在该级别中开展有关内源性和外源性病原的工作。若因暴露而吸入该病原会引发严重的可能致死的疾病。实验人员应在处理致病性的可能使人致死的病原方面受过专业训练，并由对该病原工作有经验的有资格的科学工作者监督。所有与传染源操作有关的步骤都在生物安全柜或其他物理抑制装置中进行，最好选用二级或二级以上生物安全柜，实验室需要特殊设计和施工，室内为负压。如SARS病毒对人或环境具有中度潜在危险，对携带该病毒的患者样本处理均应在生物安全二级（BSL-2）或二级以上实验室中进行，为了对操作人员和环境及样品均提供有效的保护，实验室应选用二级以上或全排风式生物安全柜（B2型）。

生物安全四级（BSL-4）：应用于对生命有高度危险的危险性病原或外源性病原。可通过气溶胶而致实验室感染或未知传染风险，且引起致命的有关病原，应选用三级生物安全柜及正压防护服。

（二）生物安全柜的选择

生物安全柜的选择主要根据下列所需保护的类型来选择适当的生物安全柜：①实验对象保护；②操作危险度1~4级微生物时的个体防护；③暴露于放射性核素和挥发性有毒化学品时的个体防护；④或上述各种防护的不同组合。

操作挥发性或有毒化学品时，不应该使用将空气重新循环排入房间的生物安全柜，即不与建筑物排风系统相连接的Ⅰ级生物安全柜，或Ⅱ级A1型及Ⅱ级A2型生物安全柜。Ⅱ级B1型安全柜可用于操作少量挥发性化学品和放射性核素。Ⅱ级B2型安全柜也称为全排放型安全柜，在需要操作大量放射性核素和挥发性化学品时，必须使用这一类型的安全柜。

鉴于我国医院内使用的实际情况，建议在Ⅱ级生物安全柜内进行有潜在危害的药物调配，至少是细胞毒性药物、致敏性抗生素、免疫抑制剂等药物的调配。

五、生物安全柜的工作原理

生物安全柜是一种垂直单向流型局部空气净化与隔离的专用设备。外部空气流经预过滤器过滤后由送风风机加压，再经过送风高效过滤器过滤后送入工作区，并形成洁净垂直单向气流。洁净的气流以一定的断面风速流经工作区的各个层面，从而形成高洁净的工作环境。当一部分气流与前吸入口的流入气流汇合后进入工作台面的前沿回风通道，另一部分气流通过过滤器过滤后，经排风管道集中排到室外。此时，生物安全柜采用负压双层箱体结构，其工作区全部被负压所包围，有效地将工作时产生的不洁气溶胶封闭在区域内，构成了高效安全的保障系统。

生物安全柜的空气过滤系统是保证其性能的最主要系统。空气过滤系统主要包括：送风风机、排风风机、送风空气过滤器（高效过滤器）、外排空气过滤器（初或预过滤器）四部分组成。它的最主要功能就是不断地使洁净空气进入工作区域，工作区域的洁净空气平均垂直流速达到标准要求，以保证工作区域内的洁净度达到标准要求，同时使外排的气体也被净化，防止污染环境。

六、生物安全柜的特点（BSC-1300ⅡB2型）

1. 符合人体工学原理的10°倾斜角设计，操作感受更佳；

2. 外壳采用优质冷轧钢板，静电喷塑；生物安全柜操作区三侧采用不锈钢一体化结构，内部可清洗部位采用大圆角处理，便于清洗；

3. 内腔安全负压设计，气幕式隔离，确保正常使用情况下不泄露，排气的层流方式，符合YY0569-2005Ⅱ级生物安全柜标准；

4. 一体成形的工作台面采用托盘式结构，易于卸下清洗，侧壁带有水、气龙头各一个，操作台下面设有集液槽，下设排污阀；

5. 配备过滤器阻塞报警，送风机过载报警，工作窗开启限位报警系统；

6. 一体化滑动安全移门，可任意定位，易于操作，并能完全关闭以便杀菌；

7. 超高效空气过滤器，过滤效率99.999%（0.1~0.2μm颗粒），过滤膜材质采用无隔板硼硅酸盐玻璃纤维；

8. 前窗与杀菌灯连锁设计　当前窗提升时，杀菌灯熄灭；

9. 支架式的生物安全柜，支架与上箱体可以分离，便于搬运与就位；

10. 具有因停电，死机状态数据丢失而保护的参数记忆，来电恢复功能。

七、生物安全柜的安装调整

1. 生物安全柜应置于相应的清洁环境中使用；

2. 生物安全柜安装的地点要远离高速尘源和震源；

3. 生物安全柜开箱和就位过程中，应小心轻放，严禁碰撞或横倒；

4. 生物安全柜附近，不得有超过生物安全柜正面吸入风速（>0.5m/s）的气流。禁止在有人员频繁进出的场所、门和通道口处及流通空气入口处附近安装使用生物安全柜。以免空气干扰操作口以及排气口气流；

5. 生物安全柜需连接外排风管道和外置专用排风机箱；

6. 在生物安全柜周围应留有保养检修空间；

7. 正常使用时，务必用设备底部的四个支撑调节螺杆将设备支撑固定，避免设备在使用时移动而造成伤害；

8. 生物安全柜安装后，检查各个部位是否正常，在准备工作之前，先用有效的消毒剂等进行彻底的杀菌；

9. 生物安全柜安装后，检查供电网输入电源与设备的额定电压、频率参数是否相符，必须在确认后接通设备电源；

10. 设备移动到位后，将设备底部的四个移动脚轮拆除，并将四个支撑调节螺杆全部旋入。见图6-2 BSC-1300ⅡB2结构示意图和图6-3 BSC-1300ⅡA2结构示意图。

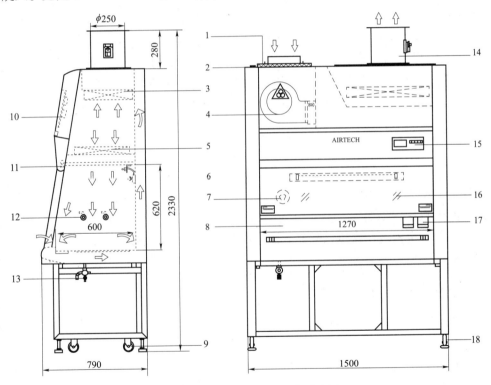

图6-2　BSC-1300ⅡB2结构示意图

1. 预过滤器；2. 电源开关；3. 排风高效过滤器；4. 低噪声送风机；5. 送风高效过滤器；6. 紫外灯；7. 压差表；8. 不锈钢工作腔；9. 万向脚轮；10. 电器箱；11. 荧光灯；12. 水、气接嘴；13. 排污阀；14. 排风阀；15. 操作屏；16. 玻璃移门；17. 备用插座；18. 调整脚

八、生物安全柜的搬运与贮存

1. 将生物安全柜主体及支架配件搬运至设备放置地点。支架按照外包装上的示意

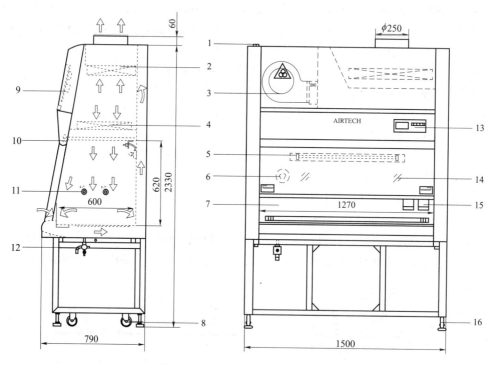

图 6-3　BSC-1300IIA2 结构示意图

1. 电源开关；2. 排风高效过滤器；3. 低噪声风机组；4. 送风高效过滤器；5. 紫外灯；6. 压差表；
7. 不锈钢工作腔；8. 万向脚轮；9. 电器箱；10. 荧光灯；11. 水、气接嘴；12. 排污阀；
13. 操作屏；14. 玻璃移门；15. 备用插座；16. 调整脚

图拼装完成后，将生物安全柜主体抬起放置在支架固定位置，用配置的螺栓紧固，并调整设备至水平。

2. 生物安全柜应存放相对湿度不超过 80%，通风性能良好、无酸、碱等腐蚀性气体的库房中。

九、生物安全柜的操作

该操作步骤与过程是生物安全柜一般情况下的操作，具体到不同型号，其操作步骤与过程略有不同。

1. 操作人员试验前准备　试验员手清洗消毒→穿无菌服外套和戴无菌手套→避免碎屑污染操作区→保护手和手臂免受污染→从缓冲间（二更）进入操作区。

2. 生物安全柜内物品摆放原则　参见本书项目三的相关内容。按照从洁净区到污染区的方向摆放，所有物品尽可能放在工作台后部。前进气格栅不能被纸、仪器设备或者其他物品阻挡。

3. 工作前需要准备的内容　打开电源总开关→开启紫外灯→关安全柜玻璃门→紫外灯照射 30 分钟→关闭紫外灯→打开玻璃移门至安全高度→开启生物安全柜的日光灯和风机→消毒液擦拭柜内表面→摆放用消毒剂擦拭后的试验物品→生物安全柜工作 30 分钟→净化工作区的空气。

4. 试验操作过程 需注意①操作时双臂垂直缓慢进入前面的开口，在生物安全柜中等待大约一分钟，待生物安全柜调整完毕后才可对物品进行处理；②在柜内操作时动作宜缓慢，尽量避免将手和手臂伸进伸出空气屏障，试验废物应丢弃在生物安全柜内的处理容器中；③工作台在使用过程中，应尽量减少背后人员走动以及实验室门的开和关；④如果确需使用酒精灯，则应将其置于操作区的后端，可减少火苗引起的空气湍流，避免火焰干扰了气流方向；⑤整个操作过程完成后，认真检查操作区内是否有溢出或溅出的液体，如有溢出或溅出液体，按相关办法处理；⑥在安全柜内对污染的手套消毒后，脱下手套。如果衣服已经污染，也要先脱下消毒；⑦穿戴干净的手套和衣服作进一步的清洁工作；⑧用消毒剂喷洒或擦拭安全柜内壁、工作台表面以及前视窗的内侧。作用 20min 后，擦干消毒剂并将擦拭物置于生物废物袋中。

5. 试验完毕后要求 工作结束→生物安全柜继续工作 10 分钟→清除工作区域内浮沉污染。所有接触了污染材料的物体，在从生物安全柜中取出前，要进行表面消毒。所有开口容器，从生物安全柜中拿出前要盖好。用中性消毒剂→擦拭生物安全柜内表面→纯水将中性消毒液擦拭干净→干燥→关闭荧光灯和安全柜风机→关闭玻璃门→开启紫外灯消毒 30 分钟后→关闭紫外灯。

十、使用与操作生物安全柜的注意事项

1. 生物安全柜外排风机与风管应保证连接可靠、无泄漏，排风机应确保能正常运转；

2. 在启动生物安全柜前，先启动排风机；

3. 工作时严禁将移门开启高度超过"安全高度"，否则会有气流不能平衡的危险，可能会引起不洁气溶胶外泄，而危害操作者；

4. 生物安全柜流入气流流速必须严格控制。如果空气流动速度超过生物安全柜前吸入口流速，就会导致污染空气流出或者进入工作区域；

5. 不要将物品置于吸风槽内或吸风槽上方，以免造成气流不平衡而影响生物安全柜的性能；

6. 其他器具的使用不得妨碍生物安全柜内的气流和操作的安全性；

7. 带入生物安全柜内的器具要能够进行杀菌处理，最好能够实施抛弃处理；

8. 在进行高效过滤器的更换、保养检修等作业时，须先对生物安全柜进行严格灭菌处理后方可进行；

9. 所用辅助设备的功耗不得超过插座最大负荷，以免损坏设备，发生火灾；

10. 生物安全柜内若使用酒精灯，燃烧产生的热量可能会干扰工作区内的气流，严重的可能损坏高效过滤器，导致试验和检验失准。

十一、生物安全柜的维修和保养

为了使生物安全柜能够正常使用，必须做好日常的维护保养工作。以下的维修与保养工作应由经过专业培训有资格的人员进行。该人员必须熟悉适当的维护程序，包括维修和校正。为了检修人员的安全，必须在进行检查、维修、保养时切断设备电源。

（1）更换荧光灯 先关闭荧光灯，松开灯箱盒螺钉打开灯箱，更换灯管；

（2）更换或维护紫外灯　先关闭紫外线灯，取下灯管，检查并用消毒剂将灯管表面擦干净，保证其灭菌效率。

（3）移门玻璃的清洁　用洁净剂擦拭玻璃表面，以达到视觉清晰的效果。

（4）外箱体的保养　用柔软的布擦拭。不可以使用强酸、强碱性溶剂清洁箱体的表面，以免对其产生腐蚀。当污渍较严重时，用柔软的无纺布蘸湿温水或中性洗涤剂。若使用了中性洗涤剂，则用后需再用布蘸湿清水擦拭干净。

（5）预过滤器清洁保养　根据环境洁净程度，定期将预过滤器中的粗效滤料拆下清洗（图6-4所示），一般间隔时间为3~6个月，清洗2~3次后，应进行粗效滤料的更换。

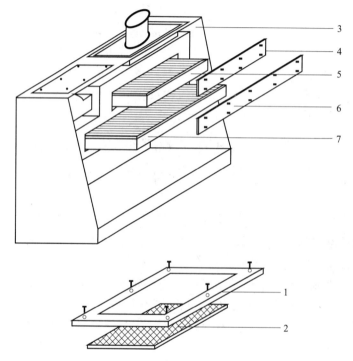

图6-4　预过滤器以及送、排风高效过滤器更换示意图

1. 预过滤器框架；2. 预过滤器；3. 箱体；4. 排风过滤器盖板；5. 排风高效过滤器；
6. 送风过滤器盖板；7. 送风高效过滤器

（6）更换送风、排风高效过滤器，必须按以下步骤进行：

① 更换前应停止设备运行，并首先对生物安全柜进行灭菌处理。在拆箱、搬运及安装取用高效过滤器时，应特别注意保护滤纸完整无损，禁止用手触及滤纸，以免造成破损；

② 安装前，将新的高效过滤器对着亮处，以肉眼查看高效过滤器是否因运输等原因而出现漏洞，如无法有效修复则不能使用；

③ 按图6-4标识所示进行更换送、排风高效过滤器：先拆除箱体前面的机箱盖板以及过滤器盖板，然后卸下高效过滤器上的压梁，即可进行更换。更换高效过滤器时，注意高效过滤器上的箭头标志应与生物安全柜出风方向保持一致；

④ 在拧紧压紧螺钉时，用力要均匀、适当，既要确保高效过滤器的固定及密封稳定可靠，又要避免高效过滤器变形而导致泄漏；

⑤ 更换后，应用尘埃粒子计数器检漏，尤其要在高效过滤器边框四周进行扫描检查；

⑥ 更换下的废旧高效过滤器，必须作密封焚烧处理。

注意：更换高效过滤器最好请有相关工作经验的、经过专门培训的专业人员进行操作。并进行必要的灭菌处理和准备相应的人员防护设备。

（7）更换高效过滤器后，或在生物安全柜重新移位后，必须对设备的各项物理性能指标进行全面的检测，以保持其处于良好、安全的运行状态。

（8）每半年用热球式风速计，测量工作区气流流速。如果流速偏离额定值，则应通知专业人员进行调整和校正。

（9）风机不需要特别的维护，但是每年要进行一次运行状态检查。

（10）工作区的清洁保养　使用75%的酒精溶剂清洁、消毒、保养工作区不锈钢表面。不可以使用强酸、强碱性等具有腐蚀性的溶剂清洁不锈钢表面，否则也会腐蚀不锈钢。

（11）集液槽的清洁保养　先将集液槽内的液体通过排污阀排放干净。将工作台面脱离，使用75%的酒精溶剂清洁、消毒集液槽不锈钢表面，同样不要使用强酸、强碱性溶剂。如液体含有对人体有害物质，则必须先进行灭菌处理，后进行清洁、保养。

十二、生物安全柜的故障排除（以 BSC-1300 Ⅱ B2 型生物安全柜为例）

1. 按动操作屏上各按钮，其左上角指示灯不亮，操作均无效。检查与排除操作如下：

（1）首先检查设备的电源是否接通，检查电源插头、电源开关及相应线路。打开电源开关，操作屏亮。

（2）检查操作屏与控制板之间的连线是否连接可靠，检查控制板的输入电压是否正常，如前者均正常，则需更换操作屏或控制板。

2. 按动操作屏上"⊗照明"钮，荧光灯不亮。检查与排除操作如下：

重复按动"⊗照明"钮时其左上角指示灯亮，荧光灯仍不亮，则需进行下一项检查。如指示灯始终不亮，操作无效按故障 1. 排除方法处理。打开前面灯箱板，检查灯脚是否松动保证接触可靠，更换荧光灯管以验证检查原灯管是否损坏，若更换后荧光灯仍不亮，则应检查电子镇流器及线路，如有损坏则更换。

3. 按动操作屏上"⊗杀菌"钮，紫外灯不亮。检查与排除操作如下：

（1）保证在联锁状态下开启紫外灯，即只能在风机停止运行，移门完全关闭和荧光灯关闭的状态下，开启紫外灯的操作才有效。执行杀菌操作时，若打开移门或荧光灯，则会自动关闭紫外灯。

（2）在联锁状态下，重复按动"⊗杀菌"钮其指示灯亮，但紫外线灯仍不亮，需检查灯脚是否松动，保证接触可靠，更换灯管以验证检查原灯管是否损坏，更换后紫外线灯仍不亮，则应检查镇流器及线路，如有损坏则更换。

4. 按动操作屏上"⊙插座"钮，备用插座上无电压输出。检查与排除操作如下：

（1）重复按动"⊙插座"钮其指示灯亮，备用插座上仍无电压输出，则需进行下一项检查。如指示灯始终不亮，操作无效按故障1. 排除方法处理。

（2）使用辅助设备时发生过载过流故障，而造成电气线路中的保护熔芯熔断。正确排除方法：首先按操作流程关闭送风机，结束工作，再关闭设备电源。打开电器箱，取下电器板上导轨式熔断器的罩盖，检查更换熔芯后，将罩盖盖好。必须按相同容量更换熔芯，不得擅自加大其容量。

（3）在接入辅助实验设备之前，必须先确认其功耗低于插座最大负荷（见插座上标识）。

5. 按动"✿送风机"钮启动风机后，送风机不启动。检查与排除操作如下：

（1）检查排风系统是否正常，即排风风量是否达到出厂设定值（排风风量不达到出厂设定值，送风机不启动）。如果排风风量达不到出厂设定，则首先需要检查排风阀门打开方向是否正确，如果转动方向不正常，调整排风阀门执行器开关即可；如果排风阀门执行器正常，则再查看排风管路。如果排风管路没有连接正确，重新连接排风管路；如果排风管路正常，则说明排风风机故障，需检查、维修或更换排风机。

（2）如果排风系统正常，则说明送风机组出现故障。测量调速器输出的电压是否正常，如果正常，则判断为风机故障，需检查、维修或更换风机。当风机运行发生过流过载故障时，电机会自行停止保护。确认风机正常后，再启动风机运行。如果按动"✿送风机"钮，始终无法启动，则应检查操作屏和控制板与调速器之间的连线，保证线路可靠连接，或检查操作屏、控制板与调速器的运行状态，必要时可更换相应的部件。

6. 操作屏上发出故障报警声，可能发生的情况如下：

（1）当移门开启高度超过200mm时，控制系统即发出声光报警。并在控制液晶屏上显示故障，提醒作业者及时将门移至安全高度。

（2）当下降气流流速以及流入气流流速低于设定值的最小值时，控制系统即发出报警声，显示故障，提示作业者应及时更换高效过滤器。

（3）当风机运行过程中发生过流、过载故障时，控制系统则立即停止风机运转，发出报警声，并显示故障。

（4）当排风机运行过程中发生故障时，系统则立即停止送风机的运转，发出报警声，并显示排风机故障。

（5）在进行设备检修时，按动"🔊静音"钮可暂时消去报警声，继续显示故障图案，5分钟后如故障仍未消除，则报警声再次出现。

十三、环境监控

环境监测是环境维护与保养的最后防线，是静脉用药调配工作质量的保证与重点。需要每天专人负责观察并记录各项环境参数，如：温度、湿度、压力等；每月一次空气培养、物体表面菌捡；每年一次专业机构对洁净操作室和净化工作台进行监测，具体见表 6-3 环境监测一览表。

表 6-3　环境监测一览表

监测内容	监测频次
风量、风速	1 次/月
空气压力	1 次/月
尘埃粒子	1 次/季

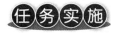

一、洁净衣物、鞋、帽、口罩和手套的准备工作

以项目小组为单位参照本书项目三中相关内容进行准备。

二、清洁剂、消毒剂原料、清洁用具的准备工作

乙醇溶液、苯酚、新洁尔灭等消毒剂原料，分类垃圾袋、锐器盒、擦拭布；以项目小组为单位对清洁工具、清洁工作管理，垃圾分类管理工作进行理论方面的准备；复习本书项目一中相关内容。

三、水平层流洁净台与生物安全柜的准备工作

以项目小组为单位，通过查阅相关资料，对水平层流洁净台、生物安全柜设备的含义、分类、基本结构、工作原理、使用与操作注意事项、设备的维护与保养等进行理论方面的准备，并熟记《静脉用药集中调配质量管理规范》与《静脉用药集中调配操作规程》中的相关内容。

四、生物安全柜故障排除的准备工作

项目小组进行人员分工，查阅相关资料，对生物安全柜的结构、各主要发生故障部件的位置与功能，及常发生的故障与排除方法进行理论上的学习，通过相互交流与讨论，以撰写报告和制作 ppt 的方式，对生物安全柜的故障发生有一个基本的认识和判断。

一、消毒液配制的实训

按照项目小组准备工作中查阅的配制方法，经教师检查合格后，进行指定消毒液的配制。

二、清洁消毒工作实训

根据项目一中的相关实训内容，项目小组进行合理分工、相互合作，如期完成下

列清洁消毒工作：

1. 彻底打扫擦洗门口过道、更衣室、卫生间，包括擦洗玻璃、墙壁、墙角、桌脚、垃圾箱等；

2. 彻底打扫擦洗成品间、摆药间与洁净操作间，包括擦洗玻璃、墙壁、墙角、桌脚、垃圾箱；

3. 彻底打扫擦洗静脉用药调配间，包括普通、营养药物调配操作间、细胞毒药物调配操作间与抗生素调配操作间；

4. 用消毒液浸泡药篮，擦洗药篮；彻底打扫擦洗办公区、仓库，包括擦洗文件橱、药橱、玻璃、墙壁、墙角、桌脚、冰箱、垃圾箱等；

5. 彻底打扫擦洗货架、药盒；所有脚垫清洗，擦洗天花板；清洁空调房；

6. 消毒所有使用过的器具，并按规定进行放置。对医疗垃圾进行分类处理。

以上清洁消毒工作均需调填写相应记录，并签字。

三、净化工作台日常维护的实训

1. 水平层流洁净台的日常维护 以项目小组为单位，参照本书项目三中的相关内容，熟练进行水平层流洁净台的日常维护工作。

2. 生物安全柜的日常维护 以项目小组为单位，参照本书项目四中的相关内容，熟练进行生物安全柜的日常维护工作。

四、生物安全柜的故障排除实训

1. 按项目小组为单位，每个小组派一名代表，以 ppt 的形式就生物安全柜可能发生的故障，及故障排除方法进行发言，其他小组成员可以互相补充，或指证发生故障的相应位置。

2. 每个项目小组提交一份书面报告，报告后面附上参考文献。

检 查 评 议

对于该任务的完成情况主要从同学们的工作前准备情况、具体工作（操作）情况、处理工作中产生问题能力方面、工作结束后的清理情况、团队合作与纪律情况，以及实训工作报告书写质量等几个方面进行评价，详细内容见表6-4。

表6-4 任务完成检查评议表

评价内容	分值	评定等级			得分
		A（权重1.0）	B（权重0.7）	C（权重0.4）	
学习与工作态度	10	态度端正，学习方法多样，上课认真，积极主动，责任心强	学习态度较好，学习主动性不强，上课认真，有责任心	学习态度较差，被动学习，上课不认真	
资料查阅情况	10	资料准备齐全、合理，整理有序，有阅读记录	资料准备一般，基本能满足完成该项任务	资料准备差，甚至没有查阅相关资料	

评价内容	分值	评定等级			得分
		A（权重1.0）	B（权重0.7）	C（权重0.4）	
ppt制作与汇报情况	35	ppt制作精美，有生物安全柜发生故障部件的示意图或彩图，以及故障发生位置的标识；理论上能解释清楚生物安全柜的常见故障发生及故障排除工作，正确认识其结构和各部件的位置及功能，并能归纳总结；汇报人思路清晰，用词准确，能给出合理理由和建设性意见	ppt制作一般，有简单的生物安全柜发生故障的示意图；能指出生物安全柜常见故障；汇报人思路较清晰	ppt制作较差，文字较多、条理不清晰，汇报人思路不清晰、语言表达不准确	
实际工作（操作）情况	35	按要求正确进行消毒液的配制操作和洁净环境的日常清洁、消毒工作；能够按照相关要求和程序完成水平层流洁净台和生物安全柜的日常维护；正确进行垃圾处理；整个实训过程有交接、有记录，团队合作与纪律情况非常好	能按流程完成工作任务，对理论部分内容掌握尚可，能解决工作中出现的一般问题。团队合作与纪律较好	完成工作任务质量较差，对理论部分内容掌握不好，不能解决工作中出现的一般问题。团队合作与纪律差	
报告撰写质量	10	报告格式规范、内容完整、字迹清晰	报告格式较规范、内容较完整、字迹较清晰	报告的格式、内容基本符合要求	

任务完成总计得分：

任务总结及问题防治

一、生物安全柜常见故障分析与排除方法总结

生物安全柜常见故障发生的原因多种多样，在理论学习和实训工作的基础上，对其产生的原因有了一定的认识，通过列表的形式能够就故障产生的原因与排除的方法一一对应，便于学习和巩固，为将来的工作和提高奠定基础。具体内容详见表6-5生物安全柜常见故障原因分析与故障排除方法总结一览表。

表6-5　生物安全柜常见故障原因分析与故障排除方法总结一览表

故障现象	原因	排除方法
按动各"按钮"操作无效	1. 设备电源未接通 2. 操作屏或控制板线路发生故障	1. 检查电源线路 2. 检查线路板之间的接线，或更换电路板
送风风速或流入风速过低	1. 预过滤器堵塞 2. 送风高效过滤器失效 3. 排风高效过滤器失效	1. 清洗预过滤器 2. 更换送风高效过滤器 3. 更换排风高效过滤器（注2）

续表

故障现象	原 因	排除方法
荧光灯或紫外灯不亮	1. 灯脚、起辉器松动或损坏 2. 灯管损坏 3. 镇流器损坏 4. 控制电路故障，无信号输出 5. 其他	1. 检查、更换起辉器或灯脚 2. 检查、更换灯管 3. 检查、更换镇流器 4. 检查、更换控制电路板。必要时更换部件修复 5. 检查是否满足开启紫外灯条件
送风机不转	1. 控制电路故障，无信号输出 2. 风机本身故障 3. 排风风量没达到设定值	1. 检查、更换控制电路板。必要时更换部件修复 2. 检查、更换风机 3. 检查排风机以及排风管路，更换排风机
备用插座上无电压输出	1. 未按动操作屏"插座"钮 2. 辅助设备发生过载、过流，保护线路熔芯熔断	1. 按动"插座"钮，接通插座电源 2. 确认设备功耗低于插座最大负荷，按相同容量更换熔芯（注1）
报警	1. 移门高度超过安全线（200mm）以上 2. 送风机运行时出现过流过载故障 3. 下降气流流速超过设定范围 4. 流入气流流速超过设定范围 5. 排风风量超过设定范围 6. 排风机故障，送风机自动关闭 7. 紫外灯需更换	1. 将移门移至安全线以下 2. 检查风机或电路，更换损坏的风机或元器件 3.4.5. 除送排风高效过滤器失效外，还可能与送排风机、送排风阀及控制回路发生故障有关 6. 检查排风机或电路，更换损坏的排风机或元器件 7. 更换紫外灯

注1：首先切断设备电源，打开电控箱盖板，取下电器板上导轨式熔器的罩盖，检查更换6 A 熔芯后，再将罩盖盖好。

注2：更换高效过滤器前，必须对安全柜进行严格的灭菌处理。

二、静脉用药集中调配中心常规清洁消毒总结

理顺清洁内容、清洁频次与所使用的消毒液之间的对应关系，是本次工作任务的核心，通过表6-6静脉用药集中调配中心常规清洁消毒总结一览表，能很好地掌握。

表6-6　静脉用药集中调配中心常规清洁消毒总结一览表

清洁内容	清洁频次	清洁液
地面	1次/天	100ppm 次氯酸钠
不锈钢设备/座椅/药框/传递窗/台面/门把手/垃圾桶等	1次/天	75%酒精
墙面/天花板	1次/周	100ppm 次氯酸钠

三、静脉用药集中调配中心常规环境维护与保养总结

静脉用药集中调配中心环境的维护与保养涉及到静脉药物的调配质量，因此，定期的维护与保养是一项非常重要的工作，具体维护与保养工作的总结见表6-7 静脉用药集中调配中心环境维护与保养总结一览表

表6-7　静脉用药集中调配中心环境维护与保养总结一览表

维护与保养内容	维护与保养频次
空调/风机等设备	1次/半年
洁净工作台	1次/半年或季度
初效过滤器	2次/月
中效过滤器	1次/半年
高效过滤器	1~2次/两年

任务拓展或知识拓展

一、空气沉降菌检测操作程序

1. 空气沉降菌检测涉及的相关标准

（1）中华人民共和国国家标准 GB/T 16294—1996。

（2）药品检验操作规程 YY/T0188.6-1995，第六部分药品生物测定法。

（3）药品生产质量管理规范（GMP）。

2. 空气沉降菌检测的原理　通过自然沉降原理收集在空气中的生物粒子于培养基平皿中，经若干时间，在适宜的条件下让其繁殖到可见的菌落进行计数，以平板培养皿中的菌落数来判定环境内的活微生物数，并以此来判定洁净室的洁净度。

3. 所用仪器　高压消毒锅；恒温培养箱；Φ90mm×15mm 的硼硅酸玻璃培养皿。

4. 空气沉降菌检测的操作程序

（1）培养基　采用普通肉汤琼脂培养基。

（2）测试状态　①沉降菌测试前，被测试洁净室的温湿度须达到规定的要求（温度控制在18℃～26℃，相对湿度控制在45%～65%之间），静压差（>5.0Pa），换气次数，空气流量必须在控制范围内；②沉降菌测定前，被测洁净区已经过消毒；③测试状态分静态和动态两种，测试时应注明状态；④测试人员。测试人员必须穿戴符合环境洁净级别的工作服；测试静态时，室内测试人员不得多于2人；⑤测试时间，包括：对单向流（100级净化间及层流工作台）测试应在净化空调系统正常运行不少于10min后开始。对非单向流，测试应在净化空调系统正常运行不少于30min后开始。

（3）将已经灭菌处理后的培养基用灭菌处理后的培养皿装好，按沉降菌检测布点图布置好，打开培养皿盖，使培养基表面暴露0.5h，再将培养皿盖盖上后倒置。

（4）培养　①全部采样结束后，将培养皿倒置于培养箱中培养，在30℃～35℃条件下培养时间48h；②每批培养皿选3只作对照试验，检验培养基本身是否污染。

（5）菌落计数　①用肉眼直接计数后，再用5~10倍放大镜检查，有否遗漏；②若培养皿中有2个或者2个以上的菌落重叠，可分辨时仍以2个或者2个以上菌落计数。

5. 注意事项

（1）测试用具要经灭菌处理，以确保测试的可靠性、正确性。

（2）采取措施防止人为对样本的污染。

（3）由于细菌种类繁多，差别甚大，计数时一般用透射光于培养皿背面或正面仔细观察，不要漏计培养皿边缘生长的菌落，并注意细菌菌落与培养基沉淀物的区别，必要时用显微镜鉴别。

（4）采样前应仔细检查每个培养皿的质量，如发现变质，破损或污染应剔除。

二、空气微粒监测操作程序

（一）空气微粒监测涉及的相关标准

1. 中华人民共和国标准：GB/T 16292—1996

2. 药品生产质量管理规范（GMP）

（二）测量仪器为Y09-9型尘埃粒子计数器

（三）测定程序

1. 测试条件　①温度和湿度：洁净区的温度要求控制在18℃~26℃。湿度要求控制在45%~65%；②压差：空气洁净度不同的洁净室之间的压差>5.0Pa，空气洁净度级别要求高的洁净室对相邻的空气洁净度级别低的洁净室呈相对正压。洁净室与非洁净室之间的压差>10.0Pa

2. 测试状态　①分静态测试和动态测试两种；②静态测试时，室内人员不得多于2人。

3. 测试时间　①对单向流测试应在净化空气调节系统运行时间不少于10min后开始；②对非单向流，测试应在净化空气调节系统运行时间不少于30min后开始。

4. 测试　①采样点数目及其布点可查阅相应附表；②采样点的位置：采样点一般在离地面0.8m高度水平面均匀布置；采样点多于5点时，可在离地面0.8~1.5m高度的区域内分层布置。但每层不少于5点，100级层流区在工作台面高度的平面上均匀布置。③按Y09-9尘埃粒子计数器使用规程、测定、每个点测三次。

采样量见表6-8所示。

表6-8　空气微粒监测的洁净级别及采样量

洁净级别	采样量L/次	
	$\geq 0.5\mu m$	$\geq 5.0\mu m$
100	5.66	—
10000	2.83	8.5

（四）采样注意事项

1. 在确认洁净风和压点达到要求后，方可采样。

2. 对于单向流，计数器采样管上朝向应正对气流方向，对于非单向流，采样管口宜向上。

3. 布置采样点，应避开回风口。

4. 采样时，测试人员应在采样口下风侧。

三、生物安全柜的灭菌（甲醛熏蒸）

1. 熏蒸的目的　甲醛熏蒸是生物安全柜内部去污（灭菌）的第一选择。因为这是一种几乎对所有微生物、核酸都有效而对生物安全柜结构不利影响最少的去污方法。

2. 甲醛熏蒸的工作原理　甲醛或多聚甲醛（福尔马林）对人体和环境具有危害性，因此需要去除，甲醛可以和碳酸氢铵反应生成对人体和环境没有影响的物质，具体的化学反应见下面的方程式：

$$6CH_2O+4NH_4HCO_3=(CH_2)_6N_4+10H_2O+4CO_2\uparrow$$

甲醛气体的产生多用多聚甲醛。多聚甲醛为固体，需加热才能产生甲醛，可采用电加热装置，如电炉或加热板，也可用蒸汽加热。产生的甲醛蒸汽在生物安全柜内密闭熏蒸 12~24 小时，其最佳熏蒸环境条件为湿度大于 60%、温度大于 25℃；碳酸氢铵用来中和发挥效果后的甲醛，具体的工作流程见图 6-5 甲醛熏蒸工作流程示意图。

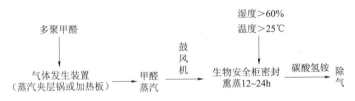

图 6-5　甲醛熏蒸工作流程示意图

3. 甲醛熏蒸时机　定期检查、维护保养之前；更换高效过滤器之前；生物安全柜搬迁之前；内部大量污染；使用目的变更；其他原因需要时。

4. 甲醛熏蒸所用的器具、药品　加热板 3 片；天平；生物安全柜密封所需器具；药品：多聚甲醛（可以用福尔马林代替）、碳酸氢铵（碳酸铵）水；芽孢试纸（带有利于杀菌试验指示的芽孢）。

5. 甲醛熏蒸的步骤

（1）计算生物安全柜的容积。（例：BSC-1300 II B2 型的容积约 1m^3）

（2）每 1m^3 容积称取下列数量的物品，放在加热板上。

　　　　多聚甲醛 10g

　　　　碳酸氢铵 18g（可用塑料薄膜等包裹）

　　　　水 10g

（3）将加热板与芽孢试纸放在生物安全柜的适当位置。3 片加热板应能从外部控制电源开关。（不能使用生物安全柜内的备用插座电源）。

（4）采取有效的方法密封生物安全柜。

（5）接通产生水蒸汽的加热板。待水蒸发完后，切断电源。

（6）接通多聚甲醛的加热板。在多聚甲醛减少 1/4、1/2、3/4 的量时，分别使生物安全柜运行约 10 秒钟。

（7）多聚甲醛蒸发完毕，切断加热板电源，静置 24 小时。但是，生物安全柜内的温度应维持在 24℃以上。

（8）接通碳酸氢铵的加热板。待碳酸氢铵蒸发完毕，切断加热板电源，再静置 24 小时，充分中和。

（9）通过排风系统向室外排风，在生物安全柜运转后，开启前移门。

（10）对用于杀菌试验指示的试纸进行培养，判断灭菌效果。

6. 注意事项

（1）应根据试验试纸进行效果判断。

（2）多聚甲醛、碳酸氢铵都是有毒物质。禁止戴有隐形眼镜的人员进行操作。

（3）应备好防毒面具。最好是眼、鼻、口一体式的防毒面具。

四、生物安全柜的电路图

对于涉及电气方面的检查修理与维护保养，应由电气方面的专业技术人员根据本产品的电路图进行作业，见图 6-6 BSC-1300ⅡB2 型生物安全柜电路图，表 6-9 BSC-1300ⅡB2 型生物安全柜电路图位号对应元器件名称一览表。

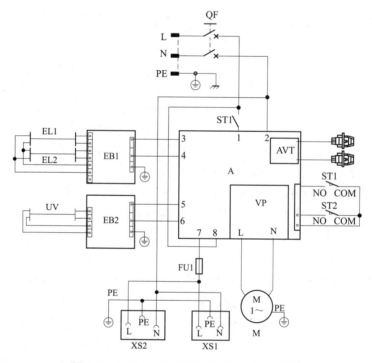

图 6-6　BSC-1300ⅡB2 型生物安全柜电路图

表 6-9　BSC-1300ⅡB2 型生物安全柜电路图位号对应元器件名称一览表

位　号	元器件名称	备　注
A	控制器	—
AVT	传感器	—
F	风阀驱动器	—
M	风机电机	—

续表

位　号	元器件名称	备　注
ST1-2	行程开关	—
FU1	熔断器	—
QF	断路器	—
XS1-2	备用插座	~220V　3A
EB1-2	电子镇流器	—
EL1-2	荧光灯	36W
UV	紫外灯	30W
SA1	船型开关	—

目标检测

一、单项选择题

1. 关于生物安全柜的操作，正确的说法是（　　　）

　　A. 工作前和工作后，应至少让生物安全柜工作5min来完成"净化"过程，亦即应留出将污染空气排出生物安全柜的时间

　　B. 操作者在双臂进出生物安全柜时，应垂直缓慢地出入前面的开口，以维持操作面开口处气流的完整性

　　C. 在手和双臂伸入到生物安全柜中大约1min，即让生物安全柜调整完毕，且让里面的层流空气净化后，才可以进行操作

　　D. 物品操作时，不可打开玻璃视窗，应保证操作者脸部在工作窗口之上

　　E. 以上都对

2. 使用生物安全柜（BSC）时下列哪种操作是错误的（　　　）

　　A. 在开始工作前和工作结束后都应当让BSC的风扇运行5分钟，移液管或其他物质不能堵住工作区前面的空气格栅

　　B. 物品放入柜内工作区之前不需表面净化，使用过程中可以打开玻璃面板

　　C. 实验操作应在工作台的中后部完成

　　D. 操作者应当尽量减少胳膊的伸进和移出

　　E. 在手和双臂伸入到生物安全柜中大约1min，即让生物安全柜调整完毕，且让里面的层流空气净化后，才可以进行操作

3. 无菌室需定期用什么消毒溶液擦拭墙、地面、桌椅及其他设施（　　　）

　　A. 0.05%新洁尔灭　　B. 95%乙醇　　　　C. 高锰酸钾

　　D. 洗涤剂　　　　　　E. 75%乙醇

4. 在生物医学实验室中进行有害微生物和转基因操作，应使用（　　　）

　　A. 生物安全柜　　B. 净化工作台　　　　C. 普通实验台

　　D. 通风柜　　　　E. 超净工作台

5. 狂犬病毒培养或动物感染实验应在哪一级生物安全实验室中进行 （   ）

    A. BSL-1   B. BSL-2   C. BSL-3

    D. BSL-4   E. BSL-5

6. 以下关于二级生物安全防护实验室的注意事项中，错误的是 （   ）

    A. 必须使用生物安全柜等专用安全设备

    B. 工作人员在试验时应穿工作服，戴防护眼镜

    C. 工作人员手上只有在皮肤破损或皮疹时，才应戴手套

    D. 必须具备喷淋装置、洗眼器等应急防护设施

    E. 对于污染的锐器应特别注意

7. 生物安全柜在使用前需要检查正常指标，不包括 （   ）

    A. 噪声   B. 气流量   C. 负压在正常范围

    D. 风速   E. 以上都不是

8. 以下哪项不是实验室生物安全防护的目的 （   ）

    A. 保护试验者不受实验对象侵染

    B. 确保实验室其他工作人员不受实验对象侵染

    C. 确保周围环境不受其污染

    D. 保证得到理想的实验结果

    E. 保证样品不受外界污染

9. 以下关于水平洁净层流操作台的描述错误的是 （   ）

    A. 水平洁净层流操作台适合所有类型药物的配置

    B. 水平洁净层流操作台可以划分为三个区域内区、工作区和外区

    C. 水平洁净层流操作台可以为静脉药物配置工作区域创造百级工作区域

    D. 水平洁净层流操作台的高效过滤器只可以进行更换，不可清洗

    E. 水平洁净层流操作台不能保护配置人员及污染环境

10. 生物安全柜出现 🔆 为何含义 （   ）

    A. 照明   B. 杀菌   C. 插座

    D. 送风机   E. 静音

二、多项选择题

1. 静脉药物配置中常用的消毒杀菌法有 （   ）

    A. 紫外线消毒灭菌法   B. 干热灭菌法

    C. 湿热灭菌法   D. 化学药液灭菌法

    E. 气体灭菌法

2. 生物安全柜根据气流及隔离屏障设计结构可分为 （   ）

    A. Ⅰ   B. Ⅱ   C. Ⅲ

    D. Ⅳ   E. Ⅴ

3. 0.1%新洁尔灭液的适用范围有 （   ）

    A. 用于进入洁净区人员手消毒

    B. 用于洁净区地面、墙面、门窗、玻璃、顶棚、地漏和水池、设备外壁、室内用具等清洁后消毒，水池、地漏的液封

    C. 用于洁净区盛装物料器具的内部处理

    D. 用于物料进入洁净区时外包装表面处理

    E. 用于洁净鞋洗后浸泡消毒

4. Ⅱ级生物安全柜可分为以下几种类型（   ）

    A. A1   B. A2   C. B1

    D. B2   E. B3

5. 生物安全柜在选择时需考虑的因素有（   ）

    A. 实验对象保护

    B. 操作危险度 1~4 级微生物时的个体防护

    C. 暴露于放射性核素和挥发性有毒化学品时的个体防护

    D. 上述各种防护的不同组合

    E. 都不是

三、简答题

1. 生物安全柜内实验操作时应注意哪些主要事项？

2. 生物安全柜的工作原理是什么？

项目七　静脉用药集中调配综合实训与考核

学习目标

知识目标

1. 掌握标准操作规程，包括：人员更衣、无菌操作、审核用药医嘱（处方）、打印标签与标签管理、摆药贴签、静脉用药调配（包括：危害药品、抗生素及胃肠外全静脉营养）、清洁消毒、成品核对的技术操作规程；掌握无菌技术操作原则和消毒隔离原则；掌握摆药配液的核对流程；

2. 熟悉静脉用药集中调配工作内容，管理制度内容、各岗位职责等；熟悉常见静脉粉针剂及溶媒剂量表、静脉用药稳定性及配伍变化、常用抗生素合理使用；熟悉静脉用药集中调配中心基本流程；

3. 了解静脉用药安全性、静脉配液污染原因及应对技巧、《抗菌药物临床指导原则》、评价不良反应及时处置。

技能目标

1. 能规范熟练地洗手、能应用常用无菌技术操作；

2. 熟练药物抽吸技术（熟练使用注射器抽吸安瓿及西林瓶药品）：做到方法正确、动作连贯、步骤有序、过程完整、剂量正确；

3. 具备保质保量完成输液调配工作的能力，即能独立调配各种静脉药物，包括：危害药品、抗生素及胃肠外全静脉营养药物；

4. 能正确进行静脉用药集中调配中心的环境与设备日常维护与保养；

5. 可以熟练、正确进行垃圾分类处理。

通过静脉用药集中调配综合实训与考核的实施，全面检查学生对该门课程的学习水平、实践工作能力，以及职业素养的程度。加强无菌观念和消毒隔离意识，培养具有做事态度认真、遵守劳动纪律、明确工作角色、遵守质量规范、执行操作规程要求，为病区及患者提供优质服务的好品质；同时也是再一次提高学生团队协作、有效沟通、心理素质等综合素质和能力水平；树立相关法律法规意识、静脉用药安全意识，明确法律责任，依法规范工作行为，增强服务理念及风险防范的能力。

综合实训与考核指导原则

一、以"静脉用药集中调配的完整过程"为主要内容的项目团队综合实训与考核原则

"静脉用药集中调配的完整过程"一般应包括进出入静脉用药集中调配中心（进出入不同洁净区域的程序……洗手、穿衣、穿鞋、戴口罩、戴手套等）、洁净区域的清洁与消毒、医嘱接受与审方、静脉用药（电解质输液、危害药品及抗生素、肠外全静脉营养）的调配技术、水平层流操作台与生物安全柜的使用与维护五部分。

综合实训与考核是一项系统工程，其目的性强、针对性强、整体性强、逻辑性强、操作性强，具有适合技术上较为复杂、工作较为繁重、完成时间较紧凑、不确定因素较多特点的工作任务。

综合实训与考核由学生自组团队负责工作任务的实施，教师仅起指导作用，每个学生都参与到综合实训与考核之中，并担任相应角色，不仅要做到职责明确、还能互相监督、互相促进。使团队中的学生们为了共同目标能风雨同舟、协同作战、互相帮助、减少失误，提高凝聚力与效率。因此，综合实训与考核有利于学生运用系统的观点和方法去实施工作任务的管理，有利于学生实践能力的锻炼和提高，有利于学生综合素质的提升。

二、综合运用知识和技能原则

静脉用药集中调配中所涉及的问题可能因环境清洁与设备维护、进出入洁净区域、静脉调配等过程的诸多因素，或者是因为静脉用药集中调配中心工作人员的操作错误或疏忽引起，要熟练完成静脉输液的调配过程，所涉及的知识面较广，学生们是在掌握相关的基础理论后，需要花费较长时间在单项实训环节去摸索、实践、总结与重新学习。

完成一个"静脉用药集中调配的完整过程"综合实训与考核，不同于单项实训，需要综合静脉用药集中调配的相关知识，因此，它不仅能反映学生已掌握知识和技能的水平，更能培养学生灵活运用这些知识和技能去解决实际问题的能力。

三、节约资源原则

综合实训与考核是一个物料、药品等材料消耗的过程，学生要养成节俭的好习惯，树立经济意识，摒弃铺张浪费的坏习惯，应当珍惜材料、爱惜资源，会精打细算，降低工作成本，使学生学会厉行节约的原则和方法。

四、学生为主与教师指导相结合的原则

在单项实训阶段，学生已经掌握了各项目的知识和技能，具备了良好的自学、自律、自理能力，具有了一定的独立工作能力，所以，综合实训与考核中应采取学生为主，教师引导、指导为辅的原则，鼓励学生通过团队协作，需求解决问题的方式方法，给学生创造能系统地、独立自主处理实际问题的锻炼机会。

五、安全第一原则

综合实训与考核过程中必须高度重视安全问题。要提前认真做好安全教育工作，所有的学生和老师都必须认真贯彻执行"安全第一、预防为主"的方针，严格遵守技术操作规程和各项安全规章制度，绝对不能有半点儿麻痹大意的思想，坚决杜绝各种事故隐患做到警钟长鸣，确保综合实训与考核能顺利完成。

六、团队协作原则

随着现代社会高速的发展，任何一个较大的项目或较复杂的工作过程的完成，靠个人的力量难以做到，因此，团队力量的重要性凸显，也越来越受到用人单位的重视，不难理解其人力资源管理部门把具有团队协作精神的素质要求，作为求职或在职员工考核的重要指标。为了使学生能适应用人单位需要，策划综合实训与考核时也应当把培养学生的团队协作精神列为考核的目标，通过综合实训与考核，培养学生以大局为重，大事讲原则、小事讲风格，能够互相理解、互相尊重、互相帮助、注意沟通、团结一致、配合默契、协调工作的工作作风。

综合实训与考核可采用一个班级的学生划分为若干个团队或工作小组，每个单位由指导老师提出组建原则，学生自主协商组建的方式。组建应该充分考虑学生特长、组内男女比例，以及有利于对学生团队精神的培养等事宜。不宜让学生自由组合，更不能形成"帮派"。

七、综合实训与考核的评价原则

总体原则为过程考核与结果考核并重。

1. 过程考核主要考核团队每个成员在工作过程中的表现，考核以学生对项目工作的工作态度、工作能力、团队精神、知识的灵活运用、技能的掌握与熟练程度、职业道德为重点，列表测评，加强过程考核可以及时发现和解决教学中存在的问题，提高学生的实际动手能力、分析问题与解决问题能力，通过师生互动、教学做相结合，使学生掌握扎实的专业技能，树立工作质量意识。

2. 结果考核以"质量管理规范符合度、成品输液的质量、成品输液的数量"三方面考核为主。

评价采用学生自评、团队互评与教师考评相结合的方法。在每个项目的实训结束前，师生应共同建立一个学生展示自己的平台，即：组织学生对本团队实训工作及成品输液进行分析介绍，列举工作过程的优点、及有待于改善的缺陷和不足，并提出改进措施。这样，可以使学生对实训工作项目有更深入的了解和认识，达到提高学生综合素质的目的。

在进行组员考核的同时对小组间进行评比，即将各小组成员的每一项目成绩之和构成该小组的每一个项目成绩，对各小组进行排名，以促使各小组间的竞争、管理及该小组间学生的互帮互学，使其共同提高。

综合实训与考核方式

综合实训与考核充分利用教学软件和模拟基地，考核方式由三部分组成，具体分为：

上机理论考试：考试时间自定，题型全部为客观题；

上机模拟考试训练：学生上机进入模拟场景，在教师的指导下，对不熟悉的实训操作进行反复演练，时间自定；

在实训基地进行综合实训考试：以团队小组为单位，进行抽签、准备、考核等工作，或者以团队小组为单位进行多站式考核，时间自定。

综合实训与考核步骤与内容

综合实训与考核的基本实施过程为：组成工作项目团队→相关文献检索→工作方案准备与设计→工作前准备→实施工作→工作质量检验→完成记录填写→编写工作报告（实训报告）→组织自评与互评。

团队负责人→对工作项目内容，进行查阅、收集整理→组织讨论、实施工作项目→填写相关记录→工作验收、评价。

上机理论考试内容为试题库内容，包括与实训操作相关的所有知识点；

上机模拟考试训练内容为：即实际工作内容，包括与实训操作相关的所有技能点，供学生反复演练，达到熟练程度；

综合实训考试：考试内容与实际工作内容一致。

综合实训与考核指导的纪律要求

综合实训与考核阶段是学生跨入职场前的上岗纪律培训阶段。学生应严格遵守实训中心的操作规范和纪律要求，严格遵守学校的规章制度，确保人身安全和设备安全，确保综合实训与考核顺利完成。其纪律要求包括组织管理、操作规范、考勤等方面，具体内容包括

1. 服从工作分配、调动和指挥　工作中，应集中精力、坚守岗位，不准擅自将自己的工作交给他人；两人以上共同工作时，必须有主有从，统一指挥；工作场所不准打闹、做与本职工作无关的事。

2. 按照计划安排，积极主动完成任务　在团队协作中，要求学生按规定的时间、程序和方法，完成自己承担的任务，以使过程有序、协调地进行，确保各项任务完成。

3. 遵守实训中心的规章制度　在综合实训与考核过程中，每个学生都应端正工作态度、提高工作责任心，严格遵守安全技术操作规程和各项安全规章制度，绝对不能有半点儿麻痹大意的思想，杜绝违章操作，杜绝各种事故隐患，确保人身安全和设备安全，确保综合实训与考核顺利进行；要爱劳动、讲卫生，清扫生活环境卫生，及时清除操作台周围散落的废料和垃圾。

4. 爱护学校公共财产　认真执行设备保养和工具、原材料使用的规定，节约原材

料，节约能源，最后离场的学生要做到门窗关闭、电源关闭、水源关闭。

5. 遵守考勤制度　按时到达实训现场，坚守工作岗位，执行请假、销假制度，不得迟到早退，外出应书面请假，准假后方可离开。

认真执行操作规范和综合实训纪律，不仅反映学生的组织性和纪律性，也能反映出学生的良好素质和协作精神。因此，综合实训与考核阶段也是培养个人素质，逐步养成好习惯的过程。要求学生应有饱满的工作热情，举止端正，文明礼貌，要以完成工作任务为核心，以集体主义为原则，开展社会公德与职业道德教育，促进团结互助、平等友爱、共同前进的人际关系的良好体验。

综合实训考核评分表

项目 1-1　人员进出 PIVAS 实训中心考核表（满分 100 分）

专业与班级：　　　　　　学号：　　　　　姓名：　　　　　　日期：　　　　　得分：

岗位考核项目	岗位考核内容	岗位考核操作要点	评分标准	得分
人员进出辅助工作区更衣训练	更鞋	1. 将生活鞋对号放入鞋柜外侧；180°转身 2. 从鞋柜内侧取工作鞋穿上	5 分 5 分	
	更衣	1. 按从上到下的顺序换上辅助区工作服 2. 戴工作帽，头发应全部放入工帽内	5 分 5 分	
	洗手消毒	洗手消毒方式与部位	5 分	
人员进出洁净区更衣训练	更鞋	1. 将工作鞋对号放入鞋柜外侧 2. 180°转身 3. 从鞋柜内侧取洁净鞋穿上	5 分 5 分 5 分	
	人员进出一更	1. 对手进行清洁、消毒，风干，注意洗手消毒的方式与部位，采用六步洗手法 2. 穿好指定服装并戴好工作帽、口罩	5 分 5 分	
	人员进出二更	1. 肘弯推开房门，取出洁净连体隔离服，穿上，拉上拉链，洁净服不得与地面接触 2. 把头发全部塞入帽内 3. 口罩要盖住口鼻 4. 戴手套注意未戴手套的手不得接触手套外面，戴手套的手不得接触手套里面	10 分 5 分 5 分 5 分	
非工作人员进出洁净区更衣训练	更衣目的	维持 PIVAS 中心环境的清洁	10 分	
	更衣要求	按进出洁净区的更衣要求	10 分	
	进出洁净区的要求	遵守 PIVAS 中心的各项管理规定	5 分	

项目 1-2 药品、物料进出 PIVAS 实训中心考核表（满分 100 分）

专业与班级：　　　　　学号：　　　　　姓名：　　　　　日期：　　　　　得分：

岗位考核项目	岗位考核内容	岗位考核操作要点	评分标准	得分
药品、医用耗材和物料进出辅助工作区	药品与物料的请领	填写药品请领单，向药库请领，签字、领料单留存	10 分	
	转运与存放（验收）	1. 核对：品名、规格、数量及有效期是否正确，药品标签与包装是否整洁、完好；	10 分	
		2. 拆包装区域（清洁）、物料储存室（存放）、发药凭证上签名、摆药准备区	5 分	
	物料退出	质量、数量、规格、效期不合格及破损，需记录	10 分	
药品、医用耗材和物料进出洁净区	药品与物料的接受	核查、签字	10 分	
	药品与物料的转运	运输途径……摆药区、传递窗、操作间	10 分	
	药品与物料的清洁	清洁、消毒	10 分	
	物料退出	成品输液处理、运输、交接；废弃物处理、清洁、运输	10 分	
传递窗操作训练	传递窗使用	操作要点、注意事项	10 分	
	传递窗清洁	清洁用品、清洁频率、清洁方法、清洁工具选择处理与存放	15 分	

项目 1-3 清洁、消毒岗位操作实训考核表（满分 100 分）

专业与班级：　　　　　学号：　　　　　姓名：　　　　　日期：　　　　　得分：

岗位考核项目	岗位考核内容	岗位考核操作要点	评分标准	得分
一般辅助工作区的清洁与消毒训练	清洁/日工作结束后	用专用拖把擦洗地面，用常水擦拭工作台、凳椅、门框及门把手、塑料筐等	10 分	
	清洁与消毒地面和污物桶 1 次/周	先用常水清洁，待干后，再用消毒液擦洗地面及污物桶内外，15 分钟以后再用常水擦去消毒液	10 分	
	清洁与消毒其他物品 1 次/周	用 75%乙醇擦拭消毒工作台、成品输送密闭容器、药车、不锈钢设备、凳椅、门框及门把手	15 分	
万级洁净区的清洁与消毒训练	清洁与消毒/日调配结束后	用常水清洁不锈钢设备，层流操作台面及两侧内壁，传递窗顶部、两侧内壁、把手及台面，凳椅，照明灯开关等，待挥干后，用 75%乙醇擦拭消毒	15 分	
	清洁与消毒地面 1 次/日	用常水清洁，待干后，再用消毒液擦洗地面，15 分钟以后再用常水擦去消毒液	15 分	
	清洁与消毒墙壁和顶棚 1 次/月	先用常水清洁，待干后，再用消毒液擦洗地面，15 分钟以后再用常水擦去消毒液	15 分	

岗位考核项目	岗位考核内容	岗位考核操作要点	评分标准	得分
清洁与消毒注意事项训练	清洁、消毒顺序与方法	1. 清洁消毒按从上到下、从里向外的程序擦拭，不留死角	5分	
		2. 用常水清洁，待挥干后，再用消毒剂擦拭，保证清洁消毒效果	5分	
	工具与消毒剂	1. 洁净区和辅助工作区的清洁工具须分开，不得混用；消毒剂应当定期轮换使用	5分	
		2. 地面消毒剂的种类：次氯酸钠/季铵类阳离子表面活性剂/甲酚皂溶液	5分	

项目2 医嘱接收与审方岗位操作实训考核表（满分100分）

专业与班级： 　　　学号： 　　　姓名： 　　　日期： 　　　得分：

岗位考核项目	岗位考核内容	岗位考核操作要点	评分标准	得分
接收医嘱与审方训练	接收医嘱过程	1. 审方软件组成	5分	
		2. 用审方软件接收医嘱	5分	
	审方过程	1. 用审方软件进行审核，确认其正确性、合理性和完整性	10分	
		2. 审方软件的使用	5分	
		3. 处方审核原则与程序	5分	
		4. 处理审方软件中没有记载药品的审核方法	10分	
	审方发现不合格处方后	1. 处方或用药医嘱不合理时，及时与各病区医生和护士进行协调与沟通	5分	
		2. 修改意见是否正确	5分	
		3. 沟通的技巧与方法适宜	5分	
标签打印与管理训练	标签打印	1. 打印输液标签	5分	
		2. 有否标签误打多遍、未收费医嘱错误发药的现象	5分	
	标签管理	1. 用电子处方系统运作或者采用同时打印备份输液标签方式	2分	
		2. 输液标签贴于输液袋（瓶）上，备份输液标签应当随调配流程	2分	
		3. 输液标签由各岗位操作人员签名或盖签章后，保存1年备查	1分	
		1. 标签上的特殊药物标识，包括过敏性试验药物、某些特殊性质药物、需避光输注药物、大规格小剂量药物	5分	
		1. 识别超剂量用药的标签	3分	
		2. 重新打印输液标签，请临床医生注明用药原因，签字留存	2分	

岗位考核项目	岗位考核内容	岗位考核操作要点	评分标准	得分
标签打印与管理训练	标签管理	1. 核对输液标签上患者姓名、病区、床号、病历号、日期，调配日期、时间、有效期	2分	
		2. 输液标签按处方性质和用药时间顺序排列后，放置于不同颜色（区分批次）的容器内	3分	
医嘱退药训练	医嘱退药过程	1. 用审方软件完成医嘱退药的操作，注意退药前一定看好名头和查询条件，以免造成误退、漏费现象	15分	

项目3-1　摆药工作岗位操作实训考核表（满分100分）

专业与班级：　　　　　学号：　　　　　姓名：　　　　　日期：　　　　　得分：

岗位考核项目	岗位考核内容	岗位考核操作要点	评分标准	得分
摆药工作岗位训练	摆药前	1. 查输液标签是否准确、完整，发现错误或不全，告知审方药师	5分	
		2. 按输液标签所列药物性质、用药时间、批次排列不同颜色药框	5分	
	摆药过程	1. 按药品顺序摆药在相应药框内，检查输液袋或瓶（液体）、品名、剂量、规格、批号、有无渗漏	10分	
		2. 贴输液标签位置	10分	
		3. 取药品并确认同一患者所用同一种药品的批号相同	10分	
		4. 进行四查十对：查处方，对科别、姓名、年龄、查药品，对品名、剂量、规格，查配伍，对性状、用法用量。查用药合理性，对临床诊断，药品完好性、有效期	10分	
		5. 签名或者盖签章	5分	
		6. 清洁消毒药品	5分	
	摆药核对	1. 再次审核（双人）输液标签及是否遮盖原标签、查药品相容性、查液体效期、澄明度、挤压液体查有否渗漏	10分	
		2. 所有药品均应按四查十对核查；签名；通过传递窗送入洁净区操作间，按病区码放于药架（车）上	10分	
摆药清洁与补充药品工作岗位训练	摆药结束的清场清洁/日	对用过的容器整理擦洗、消毒	5分	
	摆药准备室补充药品/日	1. 专门区域拆除外包装	5分	
		2. 核对药品的有效期、生产批号等	5分	
		3. 有尘埃，需擦拭清洁后方可上架；高危药品的特殊标识和固定位置	5分	

项目 3-2 静脉用药混合调配、水平层流洁净台岗位操作实训考核表（满分 100 分）

专业与班级：　　　　　学号：　　　　　姓名：　　　　　日期：　　　　　得分：

岗位考核项目	岗位考核内容	岗位考核操作要点	评分标准	得分
静脉用药调配工作岗位训练	调配操作前	1. 调配前 30 分钟，按启动洁净间和层流工作台净化系统	5 分	
		2. 检查操作间室温、湿度、室内外压差；记录并签名	5 分	
		3. 阅读交接班记录并处理；更衣进入洁净区操作间	5 分	
		4. 清洁、消毒；推药车至操作台附近；按输液标签核对	5 分	
	调配操作前物品摆放	1. 检查一次性注射器效期、破损、除外包装，针头连接注射器，其斜面与注射器刻度应同一方向，并垂直放于洁净台内侧	5 分	
		2. 消毒输液袋（瓶）加药处，并放于洁净台中央区域	5 分	
	安瓿装药品的调配	消毒安瓿瓶颈，在洁净台侧壁打开安瓿；注射器针尖紧靠安瓿瓶颈口斜面朝上，抽取药液，注入输液袋（瓶）内，轻轻摇匀	10 分	
	西林瓶装药品的调配	除西林瓶盖，消毒西林瓶胶塞，用注射器抽取静脉注射用溶媒，注入粉针剂西林瓶内，溶解粉针剂，全部溶解混匀后，用同一注射器抽出药液，注入输液袋（瓶）内，轻轻摇匀	10 分	
	调配结束后的核对	1. 核对输液标签与所用药品名称、规格、用量，输液标签上签名或盖签章，标注调配时间	5 分	
		2. 成品输液和空西林瓶、安瓿与备份输液标签及其他相关信息一并放入筐内	5 分	
水平层流洁净台工作岗位训练	水平层流洁净台的清洁与消毒	1. 用干湿清洁毛巾去除表面除尘后，75% 的酒精擦拭、消毒工作区域的顶部，两侧及台面，顺序从上到下，从前到后，从里到外	5 分	
		2. 在调配过程当中，每完成一个患者的加药调配后，用 75% 的酒精消毒台面	5 分	
	水平层流洁净台的分区	内区，最靠近高效过滤器的区域，距离该过滤器 10~15 厘米；工作区即工作台中央部位，离操作台面 10~15 厘米；外区，从台边到 15~20 厘米距离的区域	10 分	

岗位考核项目	岗位考核内容	岗位考核操作要点	评分标准	得分
水平层流洁净台工作岗位训练	水平层流洁净台操作过程与保养	1. 操作前半小时接通水平洁净工作台电源；开设备面板上的电源指示开关，按下风机开关，同时开启紫外灯	5分	
		2. 30分钟后开照明开关，关闭紫外灯；检查有否送风	5分	
		3. 调配时动作不得过大，避免咳嗽、打喷嚏或说话；前吸风口无物	5分	
		4. 配置完毕，清洁消毒后，关闭照明、风机，及电源总开关开关，并记录在"洁净工作台日常保养记录表"中	5分	

项目3-3　静脉用药混合调配清场与成品输液核对操作实训考核表（满分100分）

专业与班级：　　　　　学号：　　　　　姓名：　　　　　日期：　　　　　得分：

岗位考核项目	岗位考核内容	岗位考核操作要点	评分标准	得分
清场工作岗位训练	清场/组完成输液调配操作后	立即清场，清除操作区台面上的杂物，蘸有75%乙醇的无纺布擦拭台面，除去残留药液、药物、余液，及用过的注射器等	10分	
	清洁与消毒/日调配结束后	1. 用常水清洁不锈钢设备，层流操作台面及两侧内壁，传递窗顶部、两侧内壁、把手及台面，凳椅，照明灯开关等，待挥干后，用75%乙醇擦拭消毒	10分	
		2. 用常水清洁，待干后，再用消毒液擦洗地面，15分钟以后再用常水擦去消毒液	10分	
	静脉调配用废弃物的处理	1. 一次性注射器、输液等物品，使用后需立即毁形	5分	
		2. 损伤性废物（如针头）放入含有2000mg/L有效氯消毒液的防刺伤锐器盒中	5分	
		3. 废物收集袋出科室时，标明产生日期及需特别说明的内容	5分	
		4. 存放医疗废物的容器加盖，随时关闭	5分	
成品输液核对、包装与发放工作岗位训练	成品输液检查	1. 检查输液袋（瓶）有无裂纹，输液应无沉淀、变色、异物等	10分	
		2. 挤压输液袋，看有无渗漏现象，尤其是加药处	5分	
	成品输液核对	1. 按输液标签内容逐项核对：输液和空西林瓶与安瓿的药名、规格、用量等	10分	
		2. 核检非整瓶（支）用量的患者用药剂量和标识	5分	
		3. 核对各岗位操作人员签名	5分	
		4. 核对者签名或盖签章	2分	
		5. 空安瓿等废弃物处理见废弃物处理	3分	

续表

岗位考核项目	岗位考核内容	岗位考核操作要点	评分标准	得分
成品输液核对、包装与发放工作岗位训练	成品输液包装与发放	1. 塑料袋包装，按病区置于有病区标记的密闭容器内；记录送药时间及数量	5分	
		2. 危害药品外包装有醒目标记；容器加锁或封条，钥匙保管	5分	

项目 4-1　危害药品混合调配、生物安全柜岗位操作实训考核表（满分 100 分）

专业与班级：　　　　　学号：　　　　姓名：　　　　日期：　　　　得分：

岗位考核项目	岗位考核内容	岗位考核操作要点	评分标准	得分
危害药品混合调配工作岗位训练	调配操作前准备	启动洁净间和生物安全柜净化系统，操作间温度（T）、湿度（RH）、室内外压差按要求符合规定，并记录签名	5分	
	进入危害药品操作间	1. 换洁净隔离服（洗手、戴口罩、护目镜、帽子，换防护服、鞋子）	5分	
		2. 清洁、消毒；按输液标签核对	5分	
	调配操作过程	1. 摆放物品于相应位置	5分	
		2. 消毒、抽吸药液、溶解摇匀	5分	
		3. 注入输液袋（瓶）内、摇匀	5分	
		4. 核对、签字盖章、清洁台面	2分	
		5. 成品输液和空西林瓶、安瓿与备份输液标签及相关信息放入筐内传至传递窗	3分	
	成品输液核对、包装与发放	成品输液核对；塑料袋包装置于标记病区的密闭容器内；记录送药时间及数量；危害药品外包装有醒目标记；容器加锁或封条，钥匙保管	5分	
	清场/组；清洁与消毒/天	每组清场与每日清洁消毒	5分	
	危害药品溢出物的处理	1. 危害药品溢出并洒到操作区周围，生物安全柜保持开启状态	5分	
		2. 在安全柜内：溢出物上覆盖浸有消毒剂的吸水材料，>10分钟；污染的手套消毒后，脱下；脱下污染衣消毒。穿戴干净的手套和衣服作进一步的清洁工作	5分	
		3. 用消毒剂喷洒或擦拭安全柜内壁、工作表面以及前视窗的内侧。作用 20 min 后，擦干消毒剂并将擦拭物置于生物危害袋中	5分	
		4. 溢出发生报告	5分	

续表

岗位考核项目	岗位考核内容	岗位考核操作要点	评分标准	得分
生物安全柜工作岗位训练	生物安全柜的清洁与消毒	1. 用干湿清洁毛巾去除表面除尘后，75% 的酒精擦拭、消毒工作区域的顶部，两侧及台面，顺序从上到下，从前到后，从里到外	5分	
		2. 在调配过程当中，每完成一个患者的加药调配后，用 75% 的酒精消毒台面	5分	
		3. 每日，清洁消毒回风槽道，顺序：纯化水清洁、干湿清洁毛巾擦拭、医用酒精（75% 乙醇）消毒，并依次消毒操作区、内壁板、不锈钢网板台面	5分	
	生物安全柜操作过程	1. 提前半小时先启动生物柜循环风机和紫外线灯，关闭前窗至安全线处	5分	
		2. 30 分钟后关闭紫外线灯，消毒后，打开照明灯，启动排风机	5分	
		3. 生物安全柜正常运行三十分钟后，打开玻璃移门，开始调配操作。调配时动作不得过大，避免咳嗽、打喷嚏或说话；前吸风口无物	5分	
		4. 调配完毕，清洁消毒后，保持运行十分钟后关机，即关闭照明、风机及电源总开关开关，并记录在"洁净工作台日常保养记录表"中	5分	

项目 4-2　抗生素药物混合调配、生物安全柜岗位操作实训考核表（满分 100 分）

专业与班级：　　　　　学号：　　　　　姓名：　　　　　日期：　　　　　得分：

岗位考核项目	岗位考核内容	岗位考核操作要点	评分标准	得分
抗生素混合调配工作岗位训练	调配操作前准备	启动洁净间和生物安全柜净化系统，操作间温度（T）、湿度（RH）、室内外压差按要求符合规定，并记录签名	5分	
	进入抗生素操作间	1. 换洁净服（洗手、戴口罩、护目镜、帽子，换防护服、鞋子）	5分	
		2. 清洁、消毒；按输液标签核对	5分	
	调配操作过程	1. 摆放物品于相应位置	5分	
		2. 消毒、抽吸药液、溶解摇匀	5分	
		3. 注入输液袋（瓶）内、摇匀	5分	
		4. 核对、签字盖章、清洁台面	5分	
		5. 成品输液和空西林瓶、安瓿与备份输液标签及相关信息放入筐内传至传递窗	5分	

续表

岗位考核项目	岗位考核内容	岗位考核操作要点	评分标准	得分
抗生素混合调配工作岗位训练	成品输液核对、包装与发放	1. 成品输液核对	5分	
		2. 塑料袋包装置于标记病区的密闭容器内；记录送药时间及数量	5分	
		3. 抗生素外包装有标记；容器加锁或封条，钥匙保管	5分	
	清场/组；清洁与消毒/天	1. 每组清场	5分	
		2. 每日清洁消毒	5分	
生物安全柜工作岗位训练	生物安全柜的清洁与消毒	1. 用干湿清洁毛巾去除表面除尘后，75%的酒精擦拭、消毒工作区域的顶部，两侧及台面，顺序从上到下，从前到后，从里到外	5分	
		2. 在调配过程当中，每完成一个患者的加药调配后，用75%的酒精消毒台面	5分	
		3. 每日，清洁消毒回风槽道，顺序：纯化水清洁、干湿清洁毛巾擦拭、医用酒精（75%乙醇）消毒，并依次消毒操作区、内壁板、不锈钢网板台面	5分	
	生物安全柜操作过程	1. 提前半小时先启动生物柜循环风机和紫外线灯，关闭前窗至安全线处	5分	
		2. 30分钟后关闭紫外线灯，消毒后，打开照明灯，启动排风机	5分	
		3. 生物安全柜正常运行三十分钟后，打开玻璃移门，开始调配操作。调配时动作不得过大，避免咳嗽、打喷嚏或说话；前吸风口无物	5分	
		4. 调配完毕，清洁消毒后，保持运行十分钟后关机，即关闭照明、风机，及电源总开关开关，并记录在"洁净工作台日常保养记录表"中	5分	

项目 5-1　肠外全静脉营养药混合调配岗位操作实训考核表（满分 100 分）

专业与班级：　　　　　学号：　　　　　姓名：　　　　　日期：　　　　　得分：

岗位考核项目	岗位考核内容	岗位考核操作要点	评分标准	得分
胃肠外全静脉营养药混合调配工作岗位训练	调配操作前准备	启动洁净间和水平层流台净化系统，检查操作间温湿度，及室内外压差，并记录签名	5分	
	摆药操作	1. 按处方顺序摆药。检查三升袋外包袋，输液袋，输液管道及有效期	5分	
		2. 2人核对，初步消毒放入药品筐；摆药后再次复核，传递至配液间	5分	
	进入营养药调配间	换洁净服（洗手、戴口罩、帽子，换防护服、鞋子）；清洁、消毒；按输液标签核对	5分	

岗位考核项目	岗位考核内容	岗位考核操作要点	评分标准	得分
胃肠外全静脉营养药混合调配工作岗位训练	调配操作过程	1. 摆放物品于相应位置，并消毒；将不含磷酸盐的电解质和微量元素加入至复方氨基酸中，充分混匀	5分	
		2. 将磷酸盐加入至葡萄糖溶液中，并充分振荡混匀	5分	
		3. 关闭营养输液袋所有输液管夹，分别将输液管接至葡萄糖溶液和氨基酸溶液中	5分	
		4. 倒转这两种输液容器，悬挂在水平层流台挂杆上，打开这两根输液管夹	5分	
		5. 待葡萄糖输液和氨基酸溶液全部流入到静脉营养输液袋后，关闭输液管夹	5分	
		6. 翻转静脉营养输液袋使这两种溶液充分混匀	5分	
		7. 将水溶性维生素溶解到脂溶性维生素中，充分混匀后加入到脂肪乳输液中，混匀	5分	
		8. 连接第三根输液管至含有脂肪乳输液中，打开输液管夹，使脂肪乳全部流到静脉营养输液袋后，关闭输液管夹	5分	
		9. 使静脉营养输液袋的内容物充分溶解后，将静脉营养输液袋口朝上竖起，打开其中一路输液管夹，将袋子中多余的空气排出后关闭输液管夹	5分	
		10. 用密封夹关闭静脉营养输液袋，拆开输液管，用备用的塑料帽关闭静脉营养输液袋口	5分	
		11. 挤压营养输液袋，检查有否液体渗出	5分	
		12. 核对，标注调配时间、签字盖章、清洁台面	5分	
		13. 成品输液和空西林瓶、安瓿与备份输液标签及相关信息放入筐内传至传递窗	5分	
	成品输液核对、包装与发放	1. 核对营养输液袋，并检查其有无发黄、变色、出现浑浊、沉淀、剂量等现象	5分	
		2. 将营养输液袋装入避光袋中包装，并置于标记病区的密闭容器内；记录送药时间及数量；容器加锁或封条，钥匙保管	5分	
	清场/组；清洁与消毒/天	每组清场与每日清洁消毒	5分	

项目 6-1　静配中心设备维护与保养工作岗位操作实训考核表（满分 100 分）

专业与班级：　　　　　学号：　　　　　姓名：　　　　　日期：　　　　　得分：

岗位考核项目	岗位考核内容	岗位考核操作要点	评分标准	得分
环境清洁消毒维护工作岗位训练	消毒液的配制与使用范围	1. 75%乙醇、2%苯酚	5分	
		2. 0.1%与0.15%新洁尔灭液	5分	
		3. 1%次氯酸钠、5%甲酚皂溶液	5分	
	工具管理与垃圾分类	清洁工具管理；垃圾分类：生活垃圾装黑色袋、输液器（玻璃瓶、塑料袋）及针筒装黄色袋、针头装锐器盒	5分	
水平层流洁净台维护与保养工作岗位训练	动态浮游菌监测/周	将培养皿打开，放置在操作台上半小时，封盖后进行细菌培养，菌落计数	2分	
	常见故障	1. 操作开关使用无效（不能实现开/关）	5分	
		2. 工作电压已调置最大档，风速仍很低	5分	
		3. 风机不运转	5分	
	常见故障的排除方法	1. 插好插头；检查更换线路板	2分	
		2. 清洗或更换预过滤器；更换高效过滤器	3分	
		3. 检查，更换风机；检查，更换控制线路板	5分	
生物安全柜维护与保养工作岗位训练	动态浮游菌监测/月	将培养皿打开，放置在操作台上半小时，封盖后进行细菌培养，菌落计数	3分	
	常见故障	1. 按动各"按钮"操作无效	5分	
		2. 送风风速或流入风速过低	5分	
		3. 荧光灯或紫外灯不亮	5分	
		4. 送风机不转	5分	
		5. 报警	5分	
	常见故障的排除方法	1. 检查电源线路；检查线路板之间的接线，或更换电路板	5分	
		2. 清洗预过滤器/更换送风高效过滤器/更换排风高效过滤器	5分	
		3. 检查、更换起辉器或灯脚/检查、更换灯管/检查、更换镇流器/检查、更换控制电路板。必要时更换部件修复/检查是否满足开启紫外灯条件	5分	
		4. 检查、更换控制电路板。必要时更换部件修复/检查、更换风机/检查排风机以及排风管路，更换排风机	5分	
		5. 将移门移至安全线以下；检查风机或电路，更换损坏的风机或元器件；除送风高效过滤器失效外，还可能与送排风机、送排风阀及控制回路发生故障有关；检查排风机或电路，更换损坏的排风机或元器件；更换紫外灯	5分	

一项技能的形成需要经过认知、强化和自知三个连续阶段，根据技能形成的特点，在进行抽签式或多站式综合实训考核的基础上，实施重点工作岗位的技能考核，以使学生达到熟练的目的，具体见表7-1摆药、核对工作岗位操作考核表；表7-2胃肠外全静脉营养制剂、化疗药物调配工作岗位操作考核表。

表7-1　摆药、核对工作岗位操作考核表

姓名	类别	核对组数	差错组数	差错率	摆药组数	用时/s	差错组数	差错率	速度（s/组）
	营养								
	化疗								
	营养								
	化疗								

表7-2　胃肠外全静脉营养制剂、化疗药物配制工作岗位操作考核表

姓名	类别	配制组数	用时/min	加药正确	剂量换算	配制顺序正确	注射器使用	无菌操作	速度（min/组）	评分
	营养									
	化疗									
	营养									
	化疗									

根据学生在各个项目中的考核结果，以及各项目在工作中所占权重的不同，将成绩汇总形成终成绩，具体见表7-3静脉用药集中调配综合实训汇总评价指标一览表

表7-3　静脉用药集中调配综合实训汇总评价指标一览表

专业与班级：_____　　姓名：_____　　学号：_____　　日期：_____

项目/权重	内容/分值	优	良	及格	不及格	终成绩
项目一/10分	更衣、物流、无菌操作技术/10分	10	8	6	5	
项目二/15分	处方审核、接收与临床沟通能力/15分	15	7	5	4	
项目三/30分	摆药与贴签工作/10分	10	8	6	5	
	调配操作规范运用/10分	10	8	6	5	
	成品输液核对、包装与分送/10分	10	8	6	5	
项目四/20分	危害药品调配操作工作/10分	10	8	6	5	
	抗生素类药品调配操作工作/10分	10	8	6	5	
项目五/15分	肠外营养药品调配操作工作/15分	15	7	5	4	
项目六/10分	静配中心设备维护与保养工作/10分	10	8	6	5	
合　　计						

模拟测试卷　试卷一

一、名词解释（每题 2 分，共 10 分）

1. 危害药品
2. 静脉用药集中调配中心
3. 交叉调配
4. TPN
5. 生物安全柜

二、简答题（每题 8 分，共 40 分）

1. 简述建立静脉用药集中调配中心的意义。
2. PIVAS 洁净室的洁净级别如何划分？
3. 危害药品的废物应如何处理？
4. 细胞毒性药物按照作用机制，可分为哪几类？
5. 水平层流台划分为几个区？每个区各有什么作用？

三、单项选择题（在下列每题的 5 个备选答案中只有一个最佳答案，请选择正确答案，每题 0.5 分，共 20 分）

1. 生物安全柜的英文缩写是（　　）
   A. BSC　　　　　　B. BSL　　　　　　C. CDC
   D. NIH　　　　　　E. HEPA

2. 水平层流洁净台可使空间达到局部（　　）的洁净操作环境
   A. 1 万　　　　　　B. 十万　　　　　　C. 百级
   D. 30 万　　　　　　E. 以上都不是

3. 全静脉营养制剂的输入途径有（　　）
   A. 大腿静脉导管　　B. 心内导管　　　　C. 中心静脉导管
   D. 手静脉导管　　　E. 以上都不对

4. 输液成品包装后，送到病区由（　　）核对签收
   A. 药师　　　　　　B. 护士　　　　　　C. 医生
   D. 病人　　　　　　E. 病人家属

5. 人员进入洁净区手消毒、洁净区室内用具、设备外壁的消毒，单月使用（　　）
   A. 0.15% 新洁尔灭　B. 75% 乙醇　　　　C. 0.1% 新洁尔灭
   D. 洗涤剂　　　　　E. 2% 苯酚

6. 高效过滤器的英文缩写是（　　）

A. BSC B. BSL C. CDC
D. NIH E. HEPA

7. 肠外营养液中加下列哪种维生素需要用避光口袋（　　）
   A. 维生素 A B. 维生素 B C. 维生素 C
   D. 维生素 D E. 维生素 E

8. 下列关于摆药的注意事项，说法错误的是（　　）
   A. 摆药时，确认同一患者所用同一种药品的批号相同
   B. 摆好的药品应当擦拭清洁后，方可传递入洁净室
   C. 粉针剂西林瓶擦拭清洁后应当将盖去掉
   D. 每日应当对用过的容器按规定进行整理擦洗、消毒
   E. 摆药时按性质、不同用药时间，分批次将药品放置于不同颜色的容器内

9. 下列关于生物安全柜表述错误的是（　　）
   A. 危害药品静脉调配应使用生物安全柜
   B. 生物安全柜属于垂直层流台
   C. 生物安全柜属于水平层流台
   D. 操作台空间形成局部 100 级的洁净环境
   E. 工作台面四周的散流孔回风形成相对负压

10. 生物安全柜的清洁与消毒顺序应为（　　）
    A. 从上到下，从里向外 B. 从下到上，从里向外
    C. 从上到下，从外向里 D. 从下到上，从外向里
    E. 从左到右

11. 常用的危害药品呋喃氟尿嘧啶使用方法不正确的是（　　）
    A. 避光储存
    B. 可静脉滴注
    C. 遇冷析出结晶，温热溶解后摇匀使用
    D. 可与含钙离子及镁离子及酸性的药物合用
    E. 与含人参制剂、甲氧氯普胺配伍可能提高药效

12. 危害药品调配人员准入和设备要求不正确的是（　　）
    A. 危害药品的调配只允许授权的人员进行操作
    B. 用于调配危害药品的专用Ⅱ级生物安全柜带有醒目的标记说明
    C. 要在调配区域张贴有处理药物液滴以及皮肤或眼睛意外接触的处理过程
    D. 用于调配危害药品可用 30% 排风的生物安全柜

13. 《静脉用药集中调配质量管理规范》的缩写是（　　）
    A. GMP B. GSP C. GPP
    D. GAP E. 以上都不是

14. PIVAS 的基本功能定位属于静脉药物临床使用前的（　　）
    A. 配置 B. 配制 C. 调配
    D. 管理 E. 审核

15. PIVAS 的建立使医院药学向（　　）方向转变

A. 保障型　　　　　B. 技术型　　　　　C. 服务型

D. 管理型　　　　　E. 技术服务型

16. 《静脉用药集中调配质量管理规范》于（　　　）由卫生部组织制订并下发

A. 2002 年　　　　　B. 2007 年　　　　　C. 2010 年

D. 2011 年　　　　　E. 2012 年

17. 审方软件中，"库存管理"的功能是（　　　）

A. 查询库存信息　　　　　　　B. 进行处理各种医嘱

C. 数据查询和统计　　　　　　D. 区分不同配液及不同的页面

E. 显示开启系统的电脑

18. 在审方软件的"配置药品"选项下的界面下，"重打变更"可以用来（　　　）

A. 数据查询和统计　　　　　　B. 筛选单个病人的用药信息

C. 重新打印变更单　　　　　　D. 筛选不同科室的用药信息

E. 显示开启系统的电脑

19. 输入全静脉营养制剂时，由于导管脱出所产生并发症的是（　　　）

A. 电解质紊乱　　　　　　　　B. 微量元素缺乏

C. 导管折断　　　　　　　　　D. 气栓塞

E. 血清氨基酸谱不平衡

20. 下列属于微量元素的是（　　　）

A. 钠　　　　　　　B. 钙　　　　　　　C. 铁

D. 镁　　　　　　　E. 铅

21. 生物安全柜的 的含义为（　　　）

A. 照明　　　　　　B. 送风机　　　　　C. 报警

D. 杀菌　　　　　　E. 以上都不是

22. 调配危害药品后，所有用过的器材包括污染的器材应（　　　）

A. 放于普通生活垃圾袋

B. 分类于生物安全柜的一次性专用垃圾袋内密封后放于专用容器中

C. 放于普通医疗垃圾袋

D. 放于锐器盒中

E. 以上都不对

23. 医嘱中的"Bid"表示（　　　）

A. 一天一次　　　　　B. 一天两次　　　　　C. 一天三次

D. 一天四次　　　　　E. 一天五次

24. 下列关于静脉用药集中调配中心产生的垃圾不属于医疗废物范畴的是（　　　）

A. 防尘鞋套　　　　　B. 针头　　　　　　C. 输液管

D. 安瓿瓶　　　　　　E. 注射器

25. 输液进行定批次的基本原则中，规定为第一批的药物是（　　　）

A. 抗生素、主要治疗药物　　　B. 普通营养药物

C. TPN　　　　　　　　　　　D. Bid 的治疗药

E. 续液

26. 静脉用药集中调配中心垃圾分类处理办法规定，盛装生活垃圾所用到的垃圾桶的颜色是（　　）

    A. 红色　　　　　　B. 黄色　　　　　　C. 蓝色

    D. 绿色　　　　　　E. 黑色

27. 危害药品的核对、包装与发放操作规程与普通药物不同之处，重点在（　　）

    A. 日期　　　　　　B. 用量　　　　　　C. 时间

    D. 操作人　　　　　E. 标识

28. 细胞毒性药物甲氨蝶呤属于下列（　　）类

    A. 二氢叶酸还原酶抑制剂　　　　　　B. 胸苷酸合成酶抑制剂

    C. 嘌呤核苷酸互变抑制剂　　　　　　D. 核苷酸还原酶抑制剂

    E. DNA 多聚酶抑制剂

29. 静脉用药集中调配中心操作人员进入洁净操作间的操作顺序应为（　　）

    A. 换洁净服（洗手、戴口罩、帽子，换洁净服）——按操作规程启动洁净间和生物安全柜净化系统——记录操作间温度（T）、湿度（RH）、室内外压差，并确认其处于正常工作状态——操作人员记录并签名

    B. 启动洁净间和生物安全柜净化系统——换洁净服（洗手、戴口罩、帽子，换洁净服）——记录操作间温度（T）、湿度（RH）、室内外压差，并确认其处于正常工作状态——操作人员记录并签名

    C. 记录操作间温度（T）、湿度（RH）、室内外压差，并确认其处于正常工作状态——换洁净服（洗手、戴口罩、帽子，换洁净服）——按操作规程启动洁净间和生物安全柜净化系统——操作人员记录并签名

    D. 操作人员记录并签名——换洁净服（洗手、戴口罩、帽子，换洁净服）——按操作规程启动洁净间和生物安全柜净化系统——记录操作间温度（T）、湿度（RH）、室内外压差，并确认其处于正常工作状态

    E. 以上都不对

30. 危害药品无菌调配操作时，用 75% 乙醇消毒输液袋（瓶）的加药口后，应放置在生物安全柜工作台的（　　）

    A. 上方　　　　　　B. 下方　　　　　　C. 左侧

    D. 右侧　　　　　　E. 中央区域

31. PIVAS 负责人应具有（　　）条件

    A. 研究生以上学历，副主任药师以上职称，3 年以上实践经验

    B. 研究生以上学历，药师以上职称，5 年以上实践经验

    C. 本科以上学历，副主任药师以上职称，3 年以上实践经验

    D. 本科以上学历，副主任药师以上职称，5 年以上实践经验

    E. 本科以上学历，药师以上职称，5 年以上实践经验

32. 下列属于全静脉营养制剂技术性并发症的是（　　）

    A. 败血症　　　　　B. 高血糖　　　　　C. 肝功能损害

    D. 电解质紊乱　　　E. 脂肪酸缺乏

33. PIVAS 洁净操作间的湿度应控制在（　　）

A. 20%~35%　　　　B. 30%~45%　　　　C. 40%~65%

D. 50%~75%　　　　E. 60%~75%

34. 输入全静脉营养制剂胆汁淤积、结石产生的原因是（　　）

A. TPN 液污染　　　　　　　　B. 葡萄糖超负荷

C. 采用单能源　　　　　　　　D. 消化道缺乏食物刺激

E. 肠瘘致体液丢失过多

35. 在临床治疗中，抗肿瘤药物联合用药方案比较常见，如在使用长春新碱后（　　）时给予环磷酰胺可明显增效

A. 1~2h　　　　　B. 3~4h　　　　　C. 5~6h

D. 6~8h　　　　　E. 12~14h

36. 下列属于不规范处方的是（　　）

A. 每张处方限于一名患者的用药

B. 字迹清楚，不得涂改；如需修改，应当在修改处签名并注明修改日期

C. 医师、药师使用自行编制药品缩写名称或者使用代号

D. 患者年龄应当填写实足年龄，新生儿、婴幼儿写日、月龄，必要时要注明体重

E. 中药饮片应当单独开具处方

37. 带有手套箱的生物安全柜是那种级别的生物安全柜（　　）

A. 1 级　　　　　B. A2　　　　　C. B2

D. B1　　　　　E. 三级

38. 胃肠外营养液在无菌条件下调配，微量元素应先加入到（　　）

A. 葡萄糖　　　　B. 氨基酸　　　　C. 脂肪乳

D. 维生素　　　　E. 氯化钠

39. 用于高风险的生物试验的生物安全柜是（　　）

A. 1 级　　　　　B. A2　　　　　C. B2

D. B1　　　　　E. 三级

40. 目前应用最为广泛的生物安全柜为（　　）

A. Ⅰ级　　　　　B. Ⅱ级　　　　　C. Ⅲ级

D. Ⅳ级　　　　　E. Ⅴ级

四、多项选择题（在下列每题的 **5** 个备选答案中有 **2** 个或 **2** 个以上的正确答案。少选或多选均不得分。每题 **1** 分，共 **10** 分）

1. 生物安全柜操作前的准备包括（　　）

A. 在操作前实验员的手应彻底用杀菌皂清洗

B. 操作人员穿带紧袖口的长袖工作服或实验室外套和无菌手套

C. 打开紫外灯，迅速离开操作间，确保安全柜玻璃门关闭状态，紫外灯开启30 分钟

D. 通过缓冲间（二更）进入操作区

E. 以上都不是

2. 生物安全柜的特点包括（　　）

A. 符合人体工学原理的 $10°$ 倾斜角设计，操作感受更佳

B. 生物安全柜操作区三侧采用不锈钢一体化结构，内部可清洗部位采用 8mm 大圆角处理，便于清洁

C. 内腔安全负压设计，气幕式隔离，确保正常使用情况下不泄露，排气的层流方式，符合 YY0569-2005 Ⅱ 级生物安全柜标准

D. 一体成形的工作台面采用托盘式结构，易于卸下清洗，侧壁带有水、气龙头各一个，操作台下面设有集液槽，下设排污阀

E. 具有配备过滤器阻塞报警，送风机过载报警，工作窗开启限位报警系统

3. 静脉用药集中调配中心环境监测包括的项目有（　　　）

A. 风量　　　　　　B. 风速　　　　　　C. 空气压力

D. 尘埃粒子　　　　E. 以上都不是

4. 根据所涉及微生物试验品或产品的致命性，传播媒介等因素可将生物安全分为哪几个水平（　　　）

A. BSL-1　　　　　B. BSL-2　　　　　C. BSL-3

D. BSL-4　　　　　E. BSL-5

5. 感染下列病毒后能治愈的有（　　　）

A. HIV　　　　　　B. Ebola　　　　　C. TBC

D. BS *　　　　　　E. 以上都不是

6. 静脉用药调配时，哪些药物需要在二级生物安全柜中进行（　　　）

A. 所有药物　　　　B. 电解质药物

C. 细胞毒性药物　　D. 致敏性抗生素

E. 免疫抑制剂

7. 生物安全柜的空气过滤系统包括（　　　）

A. 送风风机　　　　B. 排风风机　　　　C. 初或预过滤器

D. 高效过滤器　　　E. 以上都不是

8. 在使用生物安全柜进行工作时，将移门开启高度超过"安全高度"会出现的问题（　　　）

A. 气流不能平衡的危险

B. 可能会引起不洁气溶胶外泄，而危害操作者

C. 发生火灾

D. 排风风量没达到设定值

E. 紫外灯不亮

9. 对摆药、核对操作叙述正确的是（　　　）

A. 将输液标签整齐地贴在输液袋（瓶）上，但不得将原始标签覆盖

B. 输液标签必须贴在输液袋或瓶上的醒目地方

C. 药师摆药时应当单人核对，并签名或盖签章

D. 药师摆药时应当双人核对，并签名或盖签章

E. 将摆有注射剂与贴有标签的输液袋（瓶）的容器通过传递窗送入洁净区操作间，按病区码放于药架（车）上

10. 关于药品的领用，说法正确的是（　　　）

　　A. 药品领发应遵循"先进先出、近期先出"的原则

　　B. 药师根据每天配药计划，计算用药量，向配置中心药库申领

　　C. 药库管理员发药前，应仔细检查、认真核对，以免出错

　　D. 药师在核对药库管理员所发的药物无误后，双方一起在账本上签名

　　E. 一般情况下，由药库发出的药品不得退回

五、论述题（每题 20 分，共计 20 分）

请完成以下处方的审核，解释处方不合理的原因，并试给出建设性意见。

A. { 0.9% 100ml 氯化钠注射液 100ml×1 瓶，用量：100ml
　　　注射用泮托拉唑钠 40mg×1 支，用量：40mg（静滴，每天 1 次）

B. { 5% 250ml 葡萄糖注射液 250ml×1 瓶，用量：250ml
　　　葡萄糖酸钙注射液 1.0g×1 支，用量：1.0g（静滴，每天 1 次）
　　　地塞米松磷酸钠注射液 5mg×1 支，用量：5mg（静滴，每天 1 次）

C. { 0.9% 250ml 氯化钠注射液 250ml×1 瓶，用量：250ml
　　　维生素 C 注射液 0.5g×1 支，用量：0.50g（静滴，每天 1 次）
　　　维生素 K_1 注射液 10mg×1 支，用量：10mg（静滴，每天 1 次）

D. { 0.9% 250ml 氯化钠注射液 100ml×1 瓶，用量：100ml
　　　西咪替丁注射液 0.2g×1 支，用量：0.4g（静脉滴注，每天 1 次）
　　　地塞米松磷酸钠注射液 5mg×1 支，用量：5mg（静脉滴注，每天 1 次）

模拟测试卷　试卷二

一、名词解释（每题 2 分，共 10 分）

1. 成品输液

2. 静脉用药集中调配的信息流

3. 危害药品的少量溢出

4. TNA

5. 气溶胶

二、简答题（每题 8 分，共 40 分）

1. 生物安全柜如何清洁消毒？

2. 进出静脉用药调配中心有哪些要求？

3. 调配危害药品时有哪些注意事项？

4. 药师调剂处方的"四查十对"的内容有哪些？

5. 简述带输液管路的一次性使用静脉营养输液袋的组成。

三、单项选择题（在下列每题的 5 个备选答案中只有一个最佳答案，请选择正确答案，每题 0.5 分，共 20 分）

1. 关于静脉调配中心医疗废物分类处理原则叙述错误的是（　　　）

    A. 一次性注射器、输液等物品，使用后需立即毁形

    B. 损伤性废物（如针头）放入含有 2000mg/L 有效氯消毒液的防刺伤的锐器盒中

    C. 所有废物收集袋出科室时需标明产生日期及需特别说明的内容

    D. 所有存放医疗废物的容器必须加盖，随时关闭

    E. 纱布、棉球、棉签、敷垫等放入黑色垃圾桶（袋）

2. 过期、淘汰、变质药品处理方式是（　　　）

    A. 集中毁形　　　　B. 消毒后毁形　　　　C. 焚烧

    D. 回收　　　　　　E. 入生活垃圾收集箱

3. 在摆药过程中注意审核的选项不正确的是（　　　）

    A. 药品规格　　　　B. 药品价格　　　　C. 药品剂量

    D. 药品名称　　　　E. 药物配伍禁忌

4. 静脉用药调配中心（室）药品的请领应当根据每日消耗量，填写（　　　），定期向药库请领

    A. 药品申请单　　　B. 药品消耗单　　　C. 药品需求单

    D. 药品请领单　　　E. 药品计划单

5. 按照药物的结构类型为依据，细胞毒性药物紫杉醇属于（　　　）类

    A. 生物碱类　　　　　B. 代谢类　　　　　　C. 抗生素类

    D. 烷化剂类　　　　　E. 铂剂类

6. 全静脉营养液调配时，先加入葡萄糖液的是（　　　）

    A. 电解质　　　　　　B. 微量元素　　　　　C. 磷酸盐

    D. 氨基酸　　　　　　E. 脂肪乳

7. 一次性注射器拆包装及准备的操作，应先（　　　）

    A. 检查空针的有效期及密封性（不漏气）

    B. 从撕口处撕开

    C. 固定针头

    D. 使针头与刻度在同一水平面

    E. 以上都不对

8. 调配危害药品后，所有用过的器材包括污染的器材应（　　　）

    A. 放于普通生活垃圾袋中

    B. 放于生物安全柜的一次性专用垃圾袋内密封后放于专用容器中

    C. 放于普通医疗垃圾袋

    D. 放于锐器盒中

    E. 以上都不对

9. 按照静脉用药混合调配操作规程，更衣进入洁净区操作间，首先用蘸有 75% 乙醇的（　　　）从上到下、从内到外擦拭层流洁净台内部的各个部位

    A. 脱脂棉　　　　　　B. 纱布　　　　　　　C. 棉布

    D. 无纺布　　　　　　E. 毛巾

10. PIVAS 的排风系统要注意排风口应处于采风口的下风方向，距离不得小于（　　　）

    A. 2 米　　　　　　　B. 3 米　　　　　　　C. 4 米

    D. 5 米　　　　　　　E. 6 米

11. 百级空气洁净级别要求，每立方米内 ≥5μm 尘粒最大允许数为（　　　）

    A. 0　　　　　　　　B. 2000　　　　　　　C. 5000

    D. 20 000　　　　　　E. 60 000

12. 加药混合调配操作间要求空气洁净度为（　　　）

    A. 百级　　　　　　　B. 万级　　　　　　　C. 十万级

    D. 三十万级　　　　　E. 百万级

13. 以下有关联合用药的叙述中，最合理的是（　　　）

    A. 给病人无根据地使用多种药物

    B. 为减少药物不良反应而联合用药

    C. 合用含有相同活性成分的复方制剂

    D. 多名医师给同一病人开具相同的药物

    E. 提前续开具处方造成同时使用相同的药物

14. 备份输液标签应当随调配流程，并由各岗位操作人员签名或盖签章后，保存

（　　）备查

    A. 1 年　　　　　　　　B. 2 年　　　　　　　　C. 3 年

    D. 4 年　　　　　　　　E. 5 年

15. 生物安全柜根据（　　）可分为Ⅰ、Ⅱ、Ⅲ三个等级

    A. 传播媒介　　　　　　　　　　　B. 气流及隔离屏障设计结构

    C. 生物安全等级　　　　　　　　　D. 实验对象保护

    E. 操作危险度 1~4 级微生物时的个体防护

16. HIV 属于那种生物安全水平（　　）

    A. BSL-1　　　　　　　B. BSL-2　　　　　　　C. BSL-3

    D. BSL-4　　　　　　　E. 以上都不是

17. 生物安全柜紫外灯不亮可能是由以下（　　）原因导致

    A. 移门高度超过安全线（200mm）以上

    B. 送风机运行时出现过流过载故障

    C. 下降气流流速超过设定范围

    D. 灯脚、起辉器松动或损坏

    E. 排风风量没达到设定范围

18. 关于生物安全柜的使用注意事项错误的是（　　）

    A. 生物安全柜外排风机与风管应保证连接可靠、无泄漏，排风机应确保能正
      常运转

    B. 将物品置于吸风槽内或吸风槽上方

    C. 在启动生物安全柜前，请先启动排风机

    D. 工作时严禁将移门开启高度超过"安全高度"

    E. 生物安全柜流入气流流速必须严格

19. 下列关于静脉用药集中调配中心药品管理相关内容的叙述，错误的是（　　）

    A. 静脉用药调配中心（室）药品的请领应当根据每日消耗量，填写药品请领
      单，定期向药库请领

    B. 静脉用药调配中心（室）不得调剂静脉用药调配以外的处方

    C. 静脉用药调配中心（室）可直接对外采购药品

    D. 静脉用药调配中心（室）药品由药学部门药品科（库）统一采购供应

    E. 仓库管理员应根据用药情况制订领药计划，保证用药需求

20. 抽取药液的正确操作是（　　）

    A. 注射器针尖斜面应当朝上，紧靠安瓿瓶颈口抽取药液

    B. 注射器针尖斜面应当朝上，针尖伸入安瓿瓶中部抽取药液

    C. 注射器针尖斜面应当朝下，紧靠安瓿瓶颈口抽取药液

    D. 注射器针尖斜面应当朝下，针尖伸入安瓿瓶中部抽取药液

    E. 不考虑注射器针尖斜面朝向，紧靠安瓿瓶颈口抽取药液

21. 下列医疗废物的分类处理方法正确的是（　　）

    A. 普通生活垃圾装入黄色垃圾袋

    B. 未被污染的医疗用品外包装装入黄色垃圾袋

C. 易毁形物品用后需立即毁形装入黑色垃圾袋

D. 针头放入含有 2000mg/L 有效氯消毒液的防刺伤的锐器盒中

E. 过期、淘汰、变质药品装入黄色垃圾袋直接扔掉

22. 核对输液成品的工作人员是（　　）

    A. 药师　　　　　　　　B. 医生　　　　　　　　C. 护士

    D. 病人　　　　　　　　E. 病人家属

23. 调配危害药品过程中使用的针筒和针头，错误的是（　　）

    A. 应避免挤压、敲打、滑落　　　　　　B. 在丢弃针筒时，须将针帽套上

    C. 应丢入锐器盒中　　　　　　　　　　D. 应丢入垃圾袋中

    E. 需防止药物液滴的产生和针头刺伤

24. 关于抗生素的表述正确的是（　　）

    A. 抗生素主要是由细菌、霉菌或其他微生物产生的次级代谢产物或人工合成的类似物

    B. 主要用于治疗肿瘤类疾病

    C. 一般情况下对其宿主会产生严重的副作用

    D. 抗生素一般抗菌作用具有专一性

    E. 以上都不对

25. 下列哪项不是一次性使用静脉营养输液袋的优点（　　）

    A. 皮薄质软　　　　　　B. 减少污染　　　　　　C. 大气排空闭合

    D. 吸入空气　　　　　　E. 降低气栓发生

26. 在危害药品的制备中，较严重的溢出除吸收并擦拭外，该区域最后应用（　　）来处理

    A. 强酸　　　　　　　　B. 强碱　　　　　　　　C. 纯化水

    D. 25% 乙醇　　　　　　E. 以上都不对

27. 百级空气洁净级别要求，每立方米内沉降菌最大允许数为（　　）

    A. 0　　　　　　　　　　B. 1　　　　　　　　　　C. 3

    D. 10　　　　　　　　　E. 15

28. 洗衣洁具间要求空气洁净度为（　　）

    A. 百级　　　　　　　　B. 万级　　　　　　　　C. 十万级

    D. 三十万级　　　　　　E. 百万级

29. PIVAS 室内应注意（　　）

    A. 不得存放与工作无关的物品　　　　　B. 可以存放食物

    C. 各种废弃物酌情可 2 日以上处理　　　D. 每日消毒地面

    E. 每日消毒工作台，包括非洁净区工作台

30. 工作台、成品输送密闭容器等用（　　）消毒

    A. 75% 乙醇　　　　　　　　　　　　　B. 次氯酸钠

    C. 季铵类阳离子表面活性剂　　　　　　D. 甲酚皂

    E. 肥皂水

31. 儿科处方的印刷用纸是（　　）

A. 白色　　　　　　B. 淡黄色　　　　　　C. 淡绿色

D. 淡红色　　　　　E. 淡蓝色

32. 审核处方中"是否有重复给药"是审核处方的（　　　）

　　A. 合法性　　　　　B. 完整性　　　　　　C. 合理性

　　D. 经济性　　　　　E. 以上都不对

33. 高效过滤器的保养期限为（　　　）

　　A. 2次/月　　　　　B. 1次/半年　　　　　C. 1次/一年

　　D. 1~2次/两年　　　E. 以上都不是

34. 生物安全柜的移门高度超过安全线（200mm）以上会导致（　　　）

　　A. 紫外灯不亮　　　B. 荧光灯不亮　　　　C. 报警

　　D. 送风机不转　　　E. 流入风速过低

35. 使用生物安全柜操作结束后，需要让安全柜至少工作（　　　）分钟

　　A. 2　　　　　　　　B. 3　　　　　　　　　C. 4

　　D. 5　　　　　　　　E. 10

36. 排风高效过滤器失效会导致（　　　）

　　A. 紫外灯不亮　　　B. 荧光灯不亮　　　　C. 报警

　　D. 送风机不转　　　E. 流入风速过低

37. 甲酚皂用于地面消毒时，浓度为（　　　）

　　A. 1%　　　　　　　B. 2%　　　　　　　　C. 3%

　　D. 4%　　　　　　　E. 5%

38. 维生素大多不稳定，在氨基酸中能分解维生素 K_1 的是（　　　）

　　A. 维生素 A　　　　B. 维生素 B　　　　　C. 维生素 C

　　D. 维生素 D　　　　E. 维生素 E

39. 静脉用药集中调配操作规定，洁净操作间湿度应控制于（　　　）

　　A. 60%~85%　　　　B. 50%~75%　　　　　C. 40%~65%

　　D. 30%~55%　　　　E. 20%~45%

40. 头孢菌素属于（　　　）类别的抗生素药物

　　A. β-内酰胺类　　　B. 氨基糖苷类　　　　C. 四环素类

　　D. 氯霉素类　　　　E. 大环内酯类

四、多项选择题（在下列每题的 5 个备选答案中有 2 个或 2 个以上的正确答案。少选或多选均不得分。每题 1 分，共 10 分）

1. 下列对全静脉营养制剂的质量要求正确的有（　　　）

　　A. 调整 pH 应考虑药液维持本身稳定性的需要

　　B. 调整 pH 应注意被调整药液的 pH 在血液缓冲能力

　　C. 血浆渗透压一般为 280~320mmol/L

　　D. 血浆渗透压与 0.9%NaCl 液的渗透压相当

　　E. 微粒最大应不超过 10nm

2. 审方软件中"库存管理"选项包含（　　　）页面

　　A. 调配药品　　　　B. 小盘管理　　　　　C. 调配药品审方

D. 一般退西成药　　E. 库存管理

3. 药师调剂处方时必须做到"四查十对"，十对包括（　　）

　　A. 查处方、查药品、查配伍禁忌、查用药合理性

　　B. 对科别、姓名、年龄

　　C. 对药名、剂型、规格、数量

　　D. 对药品性状、用法用量

　　E. 对临床诊断

4. 下列属于超常处方的是（　　）

　　A. 无正当理由开具高价药的

　　B. 无适应证用药

　　C. 处方中使用"遵医嘱"、"自用"等含糊不清字句

　　D. 无正当理由超说明书用药

　　E. 无正当理由为同一患者同时开具 2 种以上药理作用机制相同药物

5. 下列选项中属于处方审核时出现的问题有（　　）

　　A. 溶媒选择不当　　　　　　　　B. 重复给药

　　C. 联合用药不当　　　　　　　　D. 录入错误

　　E. 配伍禁忌

6. 全静脉营养制剂的并发症包括（　　）

　　A. 药源性并发症　　　　　　　　B. 技术性并发症

　　C. 代谢性并发症　　　　　　　　D. 疗效性并发症

　　E. 感染性并发症

7. 下列哪些是肠外静脉营养制剂的优点（　　）

　　A. 营养成分分别均匀输入体内　　B. 节约营养液，减少费用

　　C. 过度增加营养　　　　　　　　D. 便于配制规范化、标准化

　　E. 减少营养液的污染机会

8. PIVAS 中安装的水池（　　）

　　A. 位置适宜　　　　　　　　　　B. 不得对药品调配造成污染

　　C. 可以设地漏　　　　　　　　　D. 不得设地漏

　　E. 不得安装水池

9. 进入静脉用药集中调配中心一更时的要求（　　）

　　A. 换下普通工作服　　　　　　　B. 手部消毒

　　C. 戴工作帽和口罩　　　　　　　D. 换上隔离服

　　E. 戴一次性手套

10. 关于化疗药物说法正确的是（　　）

　　A. 对病原微生物、寄生虫、某些自身免疫性疾病、恶性肿瘤所致疾病的治疗
药物

　　B. 化疗药物根据药物结构的不同，主要分为抗微生物、寄生虫药物和抗恶性
肿瘤药物三类

　　C. 目前临床使用的抗肿瘤化学治疗药物均有不同程度的毒副作用

D. 化疗药物在杀伤肿瘤细胞的同时，又杀伤正常组织的细胞

E. 化疗的毒副反应分近期毒性反应和远期毒性反应两种

五、论述题（每题 20 分，共 20 分）

试比较水平层流洁净工作台与生物安全柜在清洁消毒与操作流程方面的差异。

书后习题及模拟测试答案

项目一　静脉用药集中调配技术基础

工作任务一习题答案

一、单项选择题

1. B　2. C　3. B　4. B　5. E　6. C　7. C　8. B　9. A　10. A

二、多项选择题

1. ABCD　2. ABCE　3. ABCDE　4. AB　5. ABCDE

三、简答题

1. 查阅资料正确填写下列表1-3。

表1-3　静脉用药调配中心基本功能区的划分、净化级别及功能一览表

序号	功能间名称	洁净级别	简述功能
1	摆药准备间	无，为控制区	摆放拆完外包装的输液、注射用药品等，不允许带有纸盒的药品进入；准备次日需要调配的药品
2	审方打印间	无，为控制区	审阅输液处方，确保药物的相容性、稳定性及合理性，打印输液标签
3	核对、包装间	无，为控制区	核对已配好的药品，确认药品种类、剂量无误，输液无沉淀、异物、变色等，输液袋无渗漏
4	一次更衣间	十万级	洗手、换鞋、一次更衣等
5	二次更衣间	万级	换洁净服、戴口罩、手套等
6	药物调配间	万级；调配抗生素、细胞毒性药物调配间要有独立的空气净化系统，并采用直排式	摆放层流操作台和生物安全柜（100级），药物调配
7	二级药库	无	储存药品
8	辅助区域	有或无	办公间、男女更衣休息间、工具间、洗衣间、冷藏间、推车间、机房、缓冲间、清洗间、会议室
9	……	……	……

2. 答：洁净调配间可分为普通药物洁净调配间、危害药品洁净调配间和抗生素药物洁净调配间。普通药物洁净调配间，主要用于普通输液和肠外全静脉营养输液，其洁净台主要是水平层流洁净台。危害药品洁净调配间，主要是用于调配化疗药物、对人体有细胞毒性的药物，其洁净台是生物安全柜。抗生素药物洁净调配间，主要用于调配抗生素等对人体有过敏反应的药物，其洁净台是生物安全柜。

工作任务二习题答案

一、单项选择题

1. D　2. E　3. B　4. C　5. B　6. A　7. C　8. B　9. A　10. D

二、多项选择题

1. ABCDE　2. BCD　3. ACDE　4. ABCDE　5. CDE

三、简答题

1. 答：进入一更首先要换下普通工作服和工作鞋，按六步手清洁消毒法消毒手并烘干；然后穿好指定服装并戴好发帽、口罩。

进入二更要更换洁净区专用鞋、洁净隔离服；然后进行手消毒，戴一次性手套。

2. 答：（1）静脉用药调配中心（室）负责人，应当具有药学专业本科以上学历，本专业中级以上专业技术职务任职资格，有较丰富的实际工作经验，责任心强，有一定管理能力。

（2）负责静脉用药医嘱或处方适宜性审核的人员，应当具有药学专业本科以上学历、5年以上临床用药或调剂工作经验、药师以上专业技术职务任职资格。

（3）负责摆药、加药混合调配、成品输液核对的人员，应当具有药士以上专业技术职务任职资格。

（4）从事静脉用药集中调配工作的药学专业技术人员，应当接受岗位专业知识培训并经考核合格，定期接受药学专业继续教育。

（5）与静脉用药调配工作相关的人员，每年至少进行一次健康检查，建立健康档案。对患有传染病或者其他可能污染药品的疾病，或患有精神病等其他不宜从事药品调剂工作的，应当调离工作岗位。

项目二　静脉用药集中调配中心医嘱接收与审方

工作任务一习题答案

一、单项选择题

1. B　2. D　3. A　4. B　5. C　6. A　7. A　8. C　9. B　10. C

二、多项选择题

11. ABCD　12. BCE　13. BD　14. BCE　15. AC

三、简答题

1. 答：（1）已接收状态下虽也能打印标签，但除需要重打标签外，都必须在变更中打印。如若不然可能导致标签被打印多次。（2）每次打印过后都必须查询或关闭页面，以防止标签被人误打多遍。（3）打印标签一定要把未接受医嘱挑出，以免造成未收费医嘱错误发药。（4）打印第二批标签一定要把停嘱、变更医嘱以及缺药挑出，以免造成未收费医嘱错误发药。

2. 答：（1）规定必须做皮试的药品，处方医师是否注明过敏试验及结果的判定；（2）处方用药与临床诊断的相符性；（3）剂量、用法的正确性；（4）选用剂型与给药途径的合理性；（5）是否有重复给药现象；（6）是否有潜在临床意义的药物相互作用和配伍禁忌；（7）其他用药不适宜情况，如选用溶媒的适宜性、静脉用药与包装材料的适宜性等。

工作任务二习题答案

一、单项选择题

1. C　2. E　3. C　4. C　5. E　6. A　7. D　8. B　9. C　10. A

二、多项选择题

11. ABCDE　12. BCE　13. ABCDE　14. ABCDE　15. ABCDE

三、答

1. 合理。

2. 不合理，阿奇霉素药物浓度过高，应将本品加入到 250ml 或 500ml 的 0.9% 氯化钠注射液或 5% 葡萄糖注射液中，使最终阿奇霉素浓度为 1.0~2.0mg/ml 静脉滴注。

3. 不合理，葡萄糖酸钙注射液禁与氧化剂、枸橼酸盐、可溶性碳酸盐、磷酸盐及硫酸盐配伍，硫酸镁注射液为硫酸盐，葡萄糖酸钙与其配伍易发生沉淀。

4. 合理。

5. 不合理，酚磺乙胺注射液与注射用还原型谷胱甘肽或注射用肝水解肽两种药物混合配伍后，均出现深黑色浑浊液现象，药品经过上述变化后，有效成分将缺失。

6. 合理。

项目三　静脉用药集中调配基本技术

工作任务一习题答案

一、单选题

1. C　2. C　3. D　4. B　5. D　6. E　7. B　8. E　9. D　10. A

二、多选题

1. ABCDE　2. ABCDE　3. ABDE　4. BD　5. DE

三、简答题

1. 答：①输液标签粘错问题　在摆药的过程中一定要细心，注意医嘱输液标签上所需要的液体规格以及药品规格，一旦出现粘错液体规格的情况及时更正。

②对药品化学名、商品名混淆问题。通过慢慢积累相关知识。

③每天备药的过程中一定要小心注意安全，因为很多都是不同规格的安瓿瓶，易碎，易伤害到自己以及污染周围的环境，所以一定要小心仔细。一旦出现碎裂状况及时按药品回收分类处理标准处理。

④贴签　输液单应贴于输液袋正面药名、剂量、浓度的下方或输液瓶（包括玻璃瓶）的侧面，以方便核对、使用。

⑤摆药　如有合并用药或只用少于 1 支（瓶）的药品时应在输液单上予以注明。

2. 答：其中文含义依次分别为：一天三次、一天两次、一天四次、一天一次、每晚一次、每晨一次、每小时一次、立即、每 2 小时一次、需要时（长期）、每 3 小时一次、必要时（限用一次，12 小时有效）、停止、各、加至、注射、口服、隔日一次、每周两次、上午、下午、皮内注射、皮下注射、肌内注射、中午 12 点、午夜 12 点、睡前、饭前、饭后、静脉注射、静脉滴注、每四小时一次。

工作任务二习题答案

一、单选题

1. A 2. A 3. E 4. C 5. B 6. B 7. C 8. E 9. A 10. E

二、多选题

1. ACDE 2. ADE 3. ABCDE 4. BCDE 5. BCDE

三、简答题

1. 答：①调配操作前准备。

②将摆好药品容器的药车推至层流洁净操作台附近相应的位置。

③调配前的校对。

④进入调配操作程序。

⑤每天调配工作结束后，进行清洁消毒处理。

2. 答：①检查输液袋（瓶）有无裂纹，输液应无沉淀、变色、异物等。

②进行挤压试验，观察输液袋有无渗漏现象，尤其是加药处。

③按输液标签内容逐项核对所用输液和空西林瓶与安瓿的药名、规格、用量等是否相符。

④核检非整瓶（支）用量的患者的用药剂量和标识是否相符。

⑤各岗位操作人员签名是否齐全，确认无误后核对者应当签名或盖签章。

⑥核查完成后，空安瓿等废弃物按规定进行处理。

项目四　危害药品及抗生素药物的调配技术

工作任务一习题答案

一、单项选择题

1. D 2. A 3. C 4. A 5. E 6. C 7. E 8. A 9. C 10. D

二、多项选择题

1. ABCDE 2. ACDE 3. ABCDE 4. BC 5. CE

三、简答题

1. 答：①接触性皮炎和湿疹；②荨麻疹和变态反应；③恶心、呕吐、头晕；④肝、肾损害；⑤女性月经紊乱、早产、异位妊娠；⑥子女出现畸形；⑦患肿瘤；⑧染色体改变。

2. 答：①危害药品的配置只允许授权的人员进行操作；②用于配置危害药品的专用Ⅱ级生物安全柜带有醒目的标记说明；③要在配置区域张贴有处理药物液滴以及皮肤或眼睛意外接触的处理过程。

3. 答：环磷酰胺（CTX）、甲氨蝶呤（MTX）、博来霉素（BLM）、氟尿嘧啶（5-Fu）、阿糖胞苷（Ara-C）、顺铂（DDP）、卡铂（CBP）、异环磷酰胺（IFO）、草酸铂（艾恒）、氟尿嘧啶脱氧核苷（FuDR），盖诺（NVB）、阿霉素（ADM）、表阿霉素（EPI）、吡柔比星（THP）、长春新碱（VCR）、足叶乙甙（VP-16）、卫猛（VM-26）、尼莫司汀（ACNU）、卡氮芥（BCNU）、环己亚硝脲（CCNU）、甘磷酰芥（M-25）、甲环亚硝脲（Me-CCNU）、多西氟尿啶（5'-DFUR）、6-巯基嘌呤（6-MP）、硫代鸟嘌吟（6-TG）、氟尿脱氧核苷（FNDR）、喃氟啶（FT-207）、吉西他滨（Gemzer）、氟尿己胺（HCFU）、羟基脲（HU）

工作任务二习题答案

一、单项选择题

1. A　2. A　3. B　4. A　5. C　6. E　7. A　8. A　9. E　10. E

二、多项选择题

1. CDE　2. ABCD　3. CD　4. BC　5. ABCDE

三、简答题

1. 答：①神经系统毒性反应；②造血系统毒性反应；③肝、肾毒性反应；④胃肠道反应；⑤抗生素可致菌群失调，引起维生素 B 族和 K 缺乏；⑥抗生素的过敏反应一般分为过敏性休克、血清病型反应、药热、皮疹、血管神经性水肿和变态反应性心肌损害等。⑦抗生素后遗效应是指停药后的后遗生物效应。

2. 答：结构上的差异有：

①工作腔内的气流流动方向不同，水平层流洁净台气流流向为水平方向，生物安全柜气流方向为垂直方向；②水平层流洁净台没有负压风道设计，生物安全柜有负压风道设计，因此后者工作腔内呈现负压，并有安全移门设计；

清洁消毒与操作流程上的异同点：

①清洁消毒程序相同，具体为操作开始前，先用干湿清洁毛巾去除表面除尘，经多次毛巾擦过之后，确认无尘，再用 75% 的酒精仔细擦拭、消毒工作区域的顶部，两侧及台面，顺序应从上到下，从前到后，从里到外，要擦全面；②使用紫外灯进行杀菌消毒的时间与注意事项相同，即均需 30 分钟，注意在确保没有人员在场的情况下，开启紫外灯灭菌；③为了实现工作区域的自净，应在水平层流洁净台与生物安全柜正常运行三十分钟后，再开始正式调配操作；④生物安全柜在正式进行操作时，即当送风机运行时，移门必须打开到离台面 200mm 高度，如果门被关闭或者移门开启高度超过 200mm 时，则生物安全柜立即会发出提示声音信号；⑤因生物安全柜工作腔内所进行的静脉药物调配为危害药品和抗生素类药品，对身体有潜在危害，需要在工作结束时保护操作环境，因此当操作结束时，要继续保持生物安全柜正常运行 10 分钟后再关机，使得对危害气溶胶等不良气体的处理达到合格标准。

项目五　肠外营养药物的调配技术

工作任务一习题答案

一、单项选择题

1. B　2. A　3. D　4. D　5. E　6. D　7. B　8. C　9. C　10. C

二、多项选择题

1. ABCDE　2. BCD　3. ABD　4. ACDE　5. ABCDE

三、简答题

1. 答：周围静脉导管（PVC）与中心静脉导管（CVC）。中心静脉置管又可分为经外周穿刺置入中心静脉导管（PICC）、直接经皮穿刺中心静脉置管、隧道式中心静脉导管（CVTC）、输液港（Port）。

2. 答：将电解质、微量元素、胰岛素加入氨基酸中，将磷酸盐加到碳水化合物液中，将水溶性维生素溶解于脂溶性维生素中，并加入脂肪乳剂中，然后将三升袋导管与3瓶混合后液体相连，并利用重力虹吸原理，将各种营养液加入三升袋内，最后加入脂肪乳剂，上下颠倒数次，混合均匀，检查无沉淀物后待用。

项目六　静脉用药集中调配中心的设备维护与保养技术

工作任务一习题答案

一、单项选择题

1. E　2. B　3. A　4. A　5. C　6. C　7. A　8. D　9. A　10. B

二、多项选择题

1. ABCDE　2. ABC　3. ABD　4. ABCD　5. ABCD

三、简答题

1. 答：①平行摆放柜内物品，应尽量呈一字横向摆开；同时应注意正前方和背部的回风隔栅上均不能摆放物品，以免堵塞回风隔栅、影响正常风路；②操作宜缓慢，手臂应缓慢移动，避免影响正常的气流。操作完毕后，应将手臂从柜内缓慢抽出，避免将柜内污染空气带出；③柜内移动物品时应尽量避免交叉污染，柜内有两种及以上物品需要移动时，需按照低污染物品向高污染物品移动的原则；④避免震动，尽量避免使用可产生震动的仪器，以免使积留在滤膜上的颗粒物质抖落，导致柜内洁净度降低。同时有些仪器的散热片排风口气流还可能影响柜内的正常气流方向；⑤柜内尽量不要使用明火，否则产生的细小颗粒杂质会被带入滤膜，这些高温杂质会损伤滤膜。若必需使用明火时，应使用低火苗的本生灯。

2. 答：生物安全柜是防止操作处理过程中某些含有危险性或未知性生物微粒发生气溶胶散逸的箱形空气净化负压安全装置。其工作原理主要是将柜内空气向外抽吸，使柜内保持负压状态，通过垂直气流来保护工作人员；外界空气经高效空气过滤器过滤后进入安全柜内，以避免处理样品被污染；柜内的空气也需经过 HEPA 过滤器过滤后再排放到大气中，以保护环境。

模拟试卷试卷一答案

一、名词解释

1. 危害药品　指能产生职业暴露危险或者危害的药品，即具有遗传毒性、致癌性、致畸性，或对生育有损害作用以及在低剂量下可产生严重的器官或其他方面毒性的药品，包括肿瘤化疗药品和细胞毒性药品。

2. 静脉用药集中调配中心（也称静脉药物配置中心，简称静配中心）（PIVAS 为其缩写）　是指在符合国家标准、依据药物特性设计的操作环境下，经过药师审核的处方由受过专门培训的药学技术人员，严格按照标准操作程序对静脉用药物进行加药混合调配，使其成为可供临床直接静脉输注使用的成品输液，为临床提供优质的产品和药学服务的机构。

3. 交叉调配 系指在同一操作台面上进行两组（袋、瓶）或两组以上静脉用药混合调配的操作流程。

4. TPN 全部营养从胃肠外供给称全胃肠道外营养或肠外营养，又称为全静脉营养制剂、全肠外营养或静脉高营养。

5. 生物安全柜，简称 BSC 是指为操作原代培养物、菌毒株以及诊断性标本等具有感染性的实验材料时，用来保护操作者本人、实验室环境以及实验材料，使其避免暴露于上述操作过程中可能产生的感染性气溶胶和溅出物而设计的，以实现对人员，操作对象及实验室环境的有效保护。

二、简答题

1. 简述建立静脉用药集中调配中心的意义。

答：保障输液质量；保护医务人员健康，避免环境污染；提高药品管理水平；提高工作效率；促进合理用药。

2. PIVAS 洁净室的洁净级别如何划分？

答：（1）一次更衣室、洗衣洁具间为十万级；

（2）二次更衣室、加药混合调配操作间为万级；

（3）层流操作台为百级。

3. 危害药品的废物应如何处理？

答：（1）所有尖的废物应放在防穿孔的容器中，如锐器盒等。对于废弃的针，应有防止针刺受伤可能性的技术；

（2）所有危害药品废物必须放在合适的袋中并封口，保证不发生泄漏；

（3）所有危害药品废弃物的容器必须标识，以表示危害药品废物的存在。

4. 细胞毒性药物按照作用机制，可分为哪几类？

答：（1）影响核酸生物合成的药物；

（2）影响 DNA 结构与功能的药物；

（3）干扰转录和阻止 RNA 合成的药物；

（4）抑制蛋白质合成与功能药物。

5. 水平层流台划分为几个区？每个区各有什么作用？

答：水平层流台划分为 3 个区域：①内区：最靠近高效过滤器的区域，距离高效过滤器 10~15cm，可用来放置已打开的安瓿和其他一些已开包装的无菌物体；②工作区：工作台的中央部位，所有的调配应在此区域完成；③外区：从台边到 15~20cm 距离的区域，用来放置有外包装的注射器和其他带外包装的物体。

三、单项选择

1. A 2. C 3. C 4. B 5. C 6. E 7. B 8. C 9. C 10. A 11. D 12. D 13. E 14. C 15. E 16. C 17. A 18. C 19. D 20. C 21. B 22. B 23. B 24. A 25. A 26. E 27. E 28. A 29. A 30. E 31. E 32. A 33. C 34. D 35. D 36. C 37. E 38. B 39. E 40. B

四、多项选择

1. ABCD 2. ABCDE 3. ABCD 4. ABCD 5. ACD 6. CDE 7. ABCD

8. AB　9. ABDE　10. ABCD

五、论述题

请完成以下处方的审核，解释处方不合理的原因，并试给出建设性意见。

答：A. 不合理。泮托拉唑钠为质子泵抑制剂，在配制过程中建议溶于 0.9% 生理盐水中，该药的给药频次是每天 2 次。

B. 不合理。葡萄糖酸钙注射液禁与氧化剂、枸橼酸盐、可溶性碳酸盐、磷酸盐及硫酸盐配伍，地塞米松磷酸钠注射液为磷酸盐，葡萄糖酸钙与其配伍易发生沉淀。

C. 不合理。维生素 C 具有还原性，维生素 K_1 具有氧化性，二者配伍发生氧化还原反应。

D. 合理。

模拟测试试卷二答案

一、名词解释

1. 成品输液　按照医师处方或用药医嘱，经药师适宜性审核，通过无菌操作技术将一种或数种静脉用药品进行混合调配，可供临床直接用于患者静脉输注的药液。

2. 静脉用药集中调配的信息流　是指静脉用药集中调配中心与医院各科室之间通过电脑或其他方式进行的信息交流。通过信息的收集、传递、处理、储存、检索与分析等渠道和过程，以实现信息通道顺畅、信息传递准确，主要包括接收医嘱、审核处方、反馈审方意见、接受咨询、调整医嘱、药品使用等。

3. 危害药品的少量溢出　小量溢出是指在生物安全柜以外体积<5ml 的危害药品溢出。

4. TNA　全营养混合液（简称 TNA），也叫肠外营养液，俗称"三升袋"是把各种营养液在体外预先混合在三升聚合材料袋内，然后再输入体内。

5. 气溶胶　系由固体或液体小质点分散并悬浮在气体介质中形成的胶体分散体系，又称气体分散体系。其分散相为固体或液体小质点，其大小为 0.001～100 微米，分散介质为气体。

二、简答题

1. 生物安全柜如何清洁消毒？

答：（1）每天在操作开始前，应当使用 75% 的乙醇擦拭工作区域的顶部、两侧及台面，顺序应当从上到下，从里向外；

（2）在调配过程中，每完成一份成品输液调配后，应当清理操作台上废弃物，并用常水擦拭，必要时再用 75% 的乙醇消毒台面；

（3）每天操作结束后，应当彻底清场，先用常水清洁，再用 75% 乙醇擦拭消毒；

（4）每天操作结束后应当打开回风槽道外盖，先用蒸馏水清洁回风槽道，再用 75% 乙醇擦拭消毒。

2. 进出静脉用药调配中心有哪些要求？

答：进出静脉用药调配中心（室）应当更换该中心（室）工作服、工作鞋并戴工作帽。非本中心（室）人员未经中心（室）负责人同意，不得进入。并注意①工作帽必须盖住所有头发；②来访者或维修人员进入前，必须得到配置中心负责人的同意。用于维修的工具在带入之前先要进行清洁消毒。

3. 调配危害药品时有哪些注意事项？

答：①危害药品调配应当重视操作者的职业防护，调配时应当拉下生物安全柜防护玻璃，前窗玻璃不可高于安全警戒线，以确保负压；②危害药品调配完成后，必须将留有危害药品的西林瓶、安瓿等单独置于适宜的包装中，与成品输液及备份输液标签一并送出，以供核查；③调配危害药品用过的一次性注射器、手套、口罩及检查后的西林瓶、安瓿等废弃物，按规定由本医疗机构统一处理；④危害药品溢出处理按照相关规定执行。

4. 药师调剂处方"四查十对"的内容有哪些？

答：查处方，对科别、姓名、年龄；查药品，对药名、剂型、规格、数量；查配伍禁忌，对药品性状、用法用量；查用药合理性，对临床诊断。

5. 简述带输液管路的一次性使用静脉营养输液袋的组成。

答：带输液管路的一次性静脉营养输液袋（三升袋）是由瓶塞穿刺器及护套、截流夹、进液管路、可拆开式管路连接件、防重开启截流夹、悬挂孔眼、贮液袋、注射件、滴斗、输液管路、流量调节器、药液过滤器、外圆锥接头、保护套、空气过滤器组成，营养袋及配套的瓶塞穿刺器和各连接口应有保护套，使其内部在使用前保持无菌。如有进气口，须配有空气过滤器。

三、单项选择

1. E　2. D　3. B　4. D　5. A　6. C　7. A　8. B　9. D　10. B　11. A　12. B　13. B　14. A　15. B　16. B　17. D　18. B　19. C　20. A　21. D　22. A　23. D　24. A　25. D　26. B　27. B　28. C　29. A　30. A　31. C　32. D　33. D　34. C　35. E　36. E　37. E　38. B　39. C　40. A

四、多项选择

1. ABCD　2. BE　3. BCDE　4. ABDE　5. ABCDE　6. BCE　7. BDE　8. ABCD　9. ABC　10. ACDE

五、论述题

试比较水平层流洁净工作台与生物安全柜在清洁消毒与操作流程方面的差异。

答：清洁消毒与操作流程上的差异有：①清洁消毒程序相同，具体为用75%的酒精仔细擦拭、消毒工作区域的顶部，两侧及台面，顺序应从上到下，从前到后，从里到外；②使用紫外灯进行杀菌消毒的时间与注意事项相同，即均需30分钟，注意在确保没有人员在场的情况下，开启紫外灯灭菌；③为了实现工作区域的自净，均应在设备正常运行三十分钟后，再开始正式调配操作；④生物安全柜在正式进行操作时，即当送风机运行时，移门必须打开到离台面200mm高度，如果门被关闭或者移门开启高度超过200mm时，则生物安全柜立即会发出提示声音信号；⑤因生物安全柜工作腔内所进行的静脉药物调配为危害药品和抗生素类药品，对身体有潜在危害，需要在工作结束时保护操作环境，因此当操作结束时，要继续保持生物安全柜正常运行10分钟后再关机，使得对危害气溶胶等不良气体的处理达到合格标准；⑥都有相应的工作区域（工作腔）；⑦在工作区域进行操作时均需要注意开放窗口问题。

参考文献

[1] 中华人民共和国药典委员会. 中国药典 [M]. 北京：中国医药科技出版社，2010.

[2] 蔡为民，袁克俭. 静脉用药集中调配中心实用手册 [M]. 北京：中国医药科技出版社，2005.

[3] 张晓乐. 现代调剂学 [M]. 北京：北京大学医学出版社，2011.

[4] 刘皈阳，孙艳. 临床静脉用药集中调配技术 [M]. 北京：人民军医出版社，2011.

[5] 刘春新，米文杰，马亚兵. 静脉用药集中调配中心临床服务与疑难精解 [M]. 人民卫生出版社，2009.

[6] 郝艳霞. 药物制剂综合实训 [M]. 北京：化学工业出版社，2012.

[7] 黄家利. 药物制剂实训教程 [M]. 北京：中国医药科技出版社，2008.

[8] 全国卫生专业技术资格考试专家委员会. 全国卫生专业技术资格考试指导-药学（师）[M]. 北京：人民卫生出版社，2015.

[9] 全国卫生专业技术资格考试专家委员会. 全国卫生专业技术资格考试指导-药学（士）[M]. 北京：人民卫生出版社，2014.

[10] 李维凤，陈有亮. 国家执业药师资格考试辅导用书-药学专业知识（二）[M]. 北京：中国医药科技出版社，2014.

[11] 杨宝峰. 药理学 [M]. 北京：人民卫生出版社，2013.（第八版）

[12] 李俊. 临床药物治疗学 [M]. 北京：人民卫生出版社，2007.

[13] 李勇. 实验室生物安全 [M]. 北京：军事医学科学出版社，2009.9.

[14] 徐涛. 实验室生物安全 [M]. 北京：高等教育出版社，2010.

[15] 张明淑. 医院药学概要 [M]. 北京：人民卫生出版社，2013.（第二版）

[16] 中华人民共和国卫生部. 静脉用药集中调配质量管理规范 [S]. 北京：卫办医政发〔2010〕62 号文

[17] 中华人民共和国卫生部. 静脉用药集中调配操作规程 [S]. 北京：卫办医政发〔2010〕62 号文

[18] 中华人民共和国卫生部. 电子病历基本规范 [S]. 北京：卫办医政发〔2010〕24 号文

[19] 中华人民共和国卫生部、国家中医药管理局、总后勤部卫生部. 医疗机构药事管理规定 [S]. 北京：卫医政发〔2011〕11 号文

[20] 中华人民共和国卫生部令第 53 号. 处方管理办法 [S]. 北京：2007.

[21] 中华人民共和国国务院令第 380 号. 医疗废物管理条例 [S]. 北京：2003.

[22] 中华人民共和国主席令第四十五号. 中华人民共和国药品管理法 [S]. 北京：2001.

[23] 骆伟，杨勇. 以 GMP 原则指导医院静脉用药集中调配中心工作的探讨 [J]. 海峡药学，2007，10（19）：135-137.

［24］邱菲，林彩珍．我院静脉用药集中调配中心的空气净化管理控制措施与体会［J］．中国药房，2012，5（23）479-480.

［25］李立华．浅析空气洁净技术在医院静脉用药集中调配中心的应用［J］．长江大学学报（自科版），2013，10（18）94-95.

［26］赵珉，尹一子，周薇，等．静脉用药集中调配中心与医院药学发展［J］．吉林医药，2010，31（13）：1936-1937

［27］夏英华，毛燕君，朱建英．国内静脉药物调配模式现状与思考［J］．护理管理杂志，2012，6（12）410-412.

［28］龙丽琼．静脉用药集中调配的研究进展［J］．现代医学，2012，40（1）121-124.

［29］李中，王松，刘雪梅．论静脉配置中心实际操作中遇到的几个关键性问题［J］．中国实用医药，2012，5（6）215-216.

［30］刘新春，高海青，静脉用药集中调配中心与静脉药物治疗［M］．人民卫生出版社，2006：129.

［31］杨双红，王倩．浅谈我院建立静脉用药集中调配中心的意义及不足［J］．中国城乡企业卫生，2013，1（153）8-9.

［32］刘萍，李艳丽，马平．浅谈医院建立静脉用药集中调配中心的重要性［J］．新医学，2012，43（11）820-828.

［33］王宝江．我国医院静脉用药集中调配中心的工作现状［J］．医学理论与实践，2013，26（6）737-738.

［34］李翠，刘福香，吕玉琴，古丽萍．护生在静脉用药集中调配中心实习的实践及思考［J］．解放军护理杂志，2012，29（9A）61-62，76.

［35］汪立梅，隋颖，王树荣．阶梯式培训在静脉药物集中配置中的效果评价［J］．中国实用护理杂志，2006，22（12）64-65.

［36］陈云．规范化操作培训在静脉用药集中调配中心的应用［J］．河南外科学杂志，2012，18（6）135-136.

［37］金岚，李方，陆晓彤．静脉用药集中调配中心岗前培训和再教育［J］．医药导报，2009，28（6）817-818.

［38］曹莎丽，王静．静脉用药集中调配中心护理带教的实践与体会［J］．护理实践与研究，2012，9（21）103-104.

［39］张峻．静脉用药集中调配中心人员培训与质控体系的建立［J］．中国药房，2010，21（41）3888-3889.

［40］庄严，杨猛，陈玉皇，郭晶，张炜霞．静脉用药集中调配中心新进人员岗前培训及评价［J］．齐鲁护理杂志，2012，18（5）116-117.

［41］朱慧娟．静脉用药集中调配中心药学人员培养路径探讨［J］．中国执业药师，2012，52-54.

［42］陈燕，许璜，肖舜娴．静脉用药集中调配中心药学人员配药培训方法探讨［J］．中国实用医药，2011，6（14）265-266.

［43］李卓恒，李晓曦，孟德胜，卢来春．浅谈我院静脉用药集中调配中心药师的培训

机制与成效［J］.儿科药学杂志，2011，17（2）64-65.

［44］王明辉，张艳华.我院静脉用药集中调配中心新员工培训实践与探讨［J］.中国药房，2012，23（9）814-816.

［45］李玉堂，李炎丹，杨昌云等.静脉用药调配中心处方审核要点及建议［J］.医药导报，2011，30（5）：665-667.

［46］郑桢，安春黎.浅析临床合理用药［J］.中外医学研究，2011，9（27）：146-147.

［47］赵香兰，潘启超.临床合理用药基本原则［J］.广东药学，2000，10（1）：51-54.

［48］付芳珍，安慧艳.静脉配置中心常见不合理处方分析及解决方法［J］.中国冶金工业医学杂志，2012，29（5）：590.

［49］李桂荣，布海力且木，闫波等.我院静脉用药集中调配中心不合理医嘱干预效果分析［J］.中国药房，2012，23（29）：2771-2773.

［50］梁晓美，张国勇，汤晟凌.静脉配置中心不合理用药医嘱调查与分析［J］.中国药物与临床，2013，13（2）：218-230.

［51］马国平.抗菌药不合理使用的分析［J］.中外医疗，2009，2：92.

［52］鲁义东，王玉山，程钢.临床用药典型病案分析［J］.抗感染药学，2009，6（3）：196-198.

［53］张力，冯巧巧，杨晓晖.中药注射剂不合理使用相关不良事件案例分析与探讨［J］.中国药物警戒，2009，6（10）：598-602.

［54］彭江丽，陈洁.抗菌药不合理使用典型案例分析［A］.第五届临床药学实践案例分析与合理用药学术研讨会论文集：246-249.

［55］刘士敬，李建宇.7种常用中药注射液不良反应案例分析及对策［J］.中国中医药现代远程教育201210（20）：88-90.

［56］石远苹.临床药师干预临床不合理用药案例分析［J］.宜春学院学报2012，34（4）：82-83.

［57］刘娟，杜智敏，刘高峰.不合理用药典型案例分析［J］.药物流行病学杂志，2012，21（4）：179-182.

［58］罗利雄，文会先，胡芳涛.静脉用药集中调配中心抗肿瘤药物不合理医嘱分析［J］.中国药物与临床，2012，12（3）：403-404.

［59］杜鸣.我院2011年静脉用药集中调配中心不合理用药回顾分析［J］.临床合理用药，2012，5（5B）：140-142.

［60］罗利雄，杨少武，郭胜红.静脉用药集中调配中心典型不合理医嘱分析与点评［J］.河北医药，2012，34（17）：2689-2690.

［61］罗利雄，陈健，彭宣艳.静脉用药集中调配中心药物配置过程中的质量管理［J］.实用药物与临床，2012，5（6）382-384.

［62］杨婷，杨樟卫，郁红星.静脉用药集中调配二级库房管理水平提升的探索与实践［J］.中南药学，2010，8（8）635-638.

［63］周琼，向海容.静脉药物配置手法的改进在ＰＩＶＡＳ中的应用与探讨［J］.中国

医药指南，2013，11（1）664-665.

[64] 王晓红，崔秀彦，李红娜等. 新型溶药器对减少静脉药物配置中不溶性微粒污染的作用研究 [J]. 中国药房，2012，23（29）2718-2720.

[65] 王晓红，董淑香，和中月. 组合式配液装置在静脉用药集中调配中心瓶装药物中的应用 [J]. 医学研究与教育，2012，29（5）62-64，72.

[66] 蒋英，刘魏，利宁璐. 静脉用药集中调配中心管理系统的应用 [J]. 中国医学装备，2012，9（12）58-61.

[67] 栾艳，石磊. 静脉用药集中调配中心管理系统建设与实践 [J]. 医学信息学杂志，2012，33（9）28-31.

[68] 曾宏辉，范璟蓉，方忠宏. 静脉用药集中调配中心临床用药批次的程序化运行模式 [J]. 中国药事，2012，26（3）305-307.

[69] 黄丽美，曾菁，梁晓美. 品管圈在静脉用药配置中心的应用与成效 [J]. 海峡药学，2012，24（3）256-258.

[70] 徐彬，应莉，陈赛贞等. 我院静脉用药集中调配中心开展皮试液集中配置的实施及管理探讨 [J]. 海峡药学，2012，24（5）283-284.

[71] 任志刚，苏小刚，李晓明. 我院静脉用药集中调配中心系统成功实施关键因素分析 [J]. 解放军医药杂志，2012，24（10）57-59.

[72] 夏英华，毛燕君，顾家萍. 业务流程重组在静脉用药集中调配中心批次决策中的应用 [J]. 中国护理管理，2012，12（12）80-82.

[73] 罗利雄，杨少武，郭胜红. 静脉药物配置中心典型不合理医嘱分析与点评 [J]. 河北医药，2012，34（17）：2689-2690.

[74] 于素文. 远程审方扶与管 [J]. 中国药店，2013（2）：24-25.

[75] 马飞. 远程审方需跃现实门槛 [N]. 医药经济报，2013-3-20（5）.

[76] 陈静. 合理调配药师资源 开展远程审方试点 [N]. 中国医药报，2013-10-16（2）.

[77] 黄丽丘. 远程审方"救急"执业药师缺口 [N]. 21世纪药店，2013-10-21（A03）.

[78] 周畅，黄淑萍，王倩，等. 我院2011-2012年静脉药物配置中心不合理医嘱分析 [J]. 天津药学，2013，25（1）：39-41.

[79] 金国良，罗建华. 我院静脉药物配置中心不合理医嘱分析及处理 [J]. 北方药学，2012，9（12）：79-80.

[80] 杨亚青，裴保香，梁潇，等. 我院肿瘤药房静脉配置中心不合理医嘱分析 [J]. 中国药物应用与检测，2012，9（3）：160-162.

[81] 宋伟，蔡其明，张纯. 我院静脉配置药物不合理用药情况调查 [J]. 中国现代药物应用，2012，6（19）：62-63.

[82] 李帅，张先明. 我院静脉配置中心不合理用药调查分析 [J]. 内蒙古中医药，2013，2（19）：78-79.

[83] 武卫红. 静脉药物配置中心不合理用药状况分析 [J]. 中国中医药现代远程教育，2012，10（13）：154-155.

［84］姜海艳．静脉药物配置中心抗肿瘤药物使用中不合理问题及分析［J］．中国社区医师，2012，5（13）：11.

［85］陈奇，刘秋琼，刘晓琦．静脉药物配置中心抗肿瘤药物处方审核方法的探讨［J］．中国药房，2010，21（17）：1627-1630.

［86］中国会议．第四届全国药学服务与研究学术论坛论文集［C］．北京：高远征，2011.

［87］黄晨，马爱珠，郎丽萍．电解质对全静脉营养液稳定性的影响［J］．中国药物与临床，2008，4（8）：307-309.

［88］潘洪秀，李金梅，沈庆明．静脉营养液三种配置方法的比较分析［J］．黑龙江医药科学，2013，5（36）：76.

［89］游广辉，李晓苏．静脉用药调配中心全静脉营养液处方分析［J］．中国医药报道，2013，10（21）：135-137.

［90］王海燕，谢丽君，黄文玲．临床路径在临床静脉营养液配制中心管理中的应用［J］．全科护理，2013，2（11）：365-366.

［91］荆晶，李桂琴．全静脉营养液处方中存在的不合理用药分析［J］．中国医院用药评价与分析，2012，1（12）：86-88.

［92］蔡慎，郑英丽，方丽．全静脉营养液临床利用研究［J］．药学实践杂志，2010，2（28）：145-147.

［93］徐丽华，李琦．全静脉营养液配制方法与稳定性研究［J］．护理研究，2013，4（27）：1051-1053.

［94］黄建勇，吕景燕．我院开展全静脉营养液配置的体会［J］．海峡药学，2007，11（19）：131-132.

［95］邵玲霞，陈清，潘雪芬．静脉药物集中配置人员快速审核全营养混合液的实践与体会［J］．中国药业，2012，20（21）：71.

［96］姜昊，刘荣，董平．浅谈静脉用药调配中心的人员培训．第14届全国感染药学学术会议论文集［C］．北京：1994-2013.351-354.

［97］张凯，许淑文．塑料包装材料对药品质量和安全性的影响［J］．现代药物与临床，2013，2（28）．465-467.

［98］倪元红，张中书，叶向红等．两种输液容器配置营养液对胰岛素吸附作用的观察［J］．肠外与肠内营养，2008，15（2）：104-106.

［99］施春华，倪元红．聚氯乙烯输液装置对胰岛素吸附及洗脱作用的观察［J］．交通医学，2010，24（4）：461-462.

附　　录

《静脉用药集中调配质量管理规范》

卫办医政发〔2010〕62 号

各省、自治区、直辖市卫生厅局，新疆生产建设兵团卫生局：

为加强医疗机构药事管理，加强和规范医疗机构临床静脉用药调配中心（室）的建设和管理，保障医疗质量和医疗安全，我部组织制定了《静脉用药集中调配质量管理规范》。现印发给你们，请遵照执行。

二○一○年四月二十日

《静脉用药集中调配质量管理规范》

为加强医疗机构药事管理，规范临床静脉用药集中调配，提高静脉用药质量，促进静脉用药合理使用，保障静脉用药安全，根据《中华人民共和国药品管理法》和《处方管理办法》，制定本规范。

本规范所称静脉用药集中调配，是指医疗机构药学部门根据医师处方或用药医嘱，经药师进行适宜性审核，由药学专业技术人员按照无菌操作要求，在洁净环境下对静脉用药物进行加药混合调配，使其成为可供临床直接静脉输注使用的成品输液操作过程。静脉用药集中调配是药品调剂的一部分。

本规范是静脉用药集中调配工作质量管理的基本要求，适用于肠外营养液、危害药品和其他静脉用药调剂的全过程。医疗机构其他部门开展集中或者分散临床静脉用药调配，参照本规范执行。

一、医疗机构采用集中调配和供应静脉用药的，应当设置静脉用药调配中心（室）（Pharmacy intravenous admixture service，PIVAS）。肠外营养液和危害药品静脉用药应当实行集中调配与供应。

二、医疗机构集中调配静脉用药应当严格按照《静脉用药集中调配操作规程》（见附件）执行。

三、人员基本要求

（一）静脉用药调配中心（室）负责人，应当具有药学专业本科以上学历，本专业中级以上专业技术职务任职资格，有较丰富的实际工作经验，责任心强，有一定管理能力。

（二）负责静脉用药医嘱或处方适宜性审核的人员，应当具有药学专业本科以上学历、5 年以上临床用药或调剂工作经验、药师以上专业技术职务任职资格。

（三）负责摆药、加药混合调配、成品输液核对的人员，应当具有药士以上专业技术职务任职资格。

（四）从事静脉用药集中调配工作的药学专业技术人员，应当接受岗位专业知识培训并经考核合格，定期接受药学专业继续教育。

（五）与静脉用药调配工作相关的人员，每年至少进行一次健康检查，建立健康档案。对患有传染病或者其他可能污染药品的疾病，或患有精神病等其他不宜从事药品调剂工作的，应当调离工作岗位。

四、房屋、设施和布局基本要求

（一）静脉用药调配中心（室）　总体区域设计布局、功能室的设置和面积应当与工作量相适应，并能保证洁净区、辅助工作区和生活区的划分，不同区域之间的人流和物流出入走向合理，不同洁净级别区域间应当有防止交叉污染的相应设施。

（二）静脉用药调配中心（室）　应当设于人员流动少的安静区域，且便于与医护人员沟通和成品的运送。设置地点应远离各种污染源，禁止设置于地下室或半地下室，周围的环境、路面、植被等不会对静脉用药调配过程造成污染。洁净区采风口应当设置在周围 30 米内环境清洁、无污染地区，离地面高度不低于 3 米。

（三）静脉用药调配中心（室）的洁净区、辅助工作区应当有适宜的空间摆放相应的设施与设备；洁净区应当含一次更衣、二次更衣及调配操作间；辅助工作区应当含有与之相适应的药品与物料贮存、审方打印、摆药准备、成品核查、包装和普通更衣等功能室。

（四）静脉用药调配中心（室）室内应当有足够的照明度，墙壁颜色应当适合人的视觉；顶棚、墙壁、地面应当平整、光洁、防滑，便于清洁，不得有脱落物；洁净区房间内顶棚、墙壁、地面不得有裂缝，能耐受清洗和消毒，交界处应当成弧形，接口严密；所使用的建筑材料应当符合环保要求。

（五）静脉用药调配中心（室）洁净区应当设有温度、湿度、气压等监测设备和通风换气设施，保持静脉用药调配室温度 18℃～26℃，相对湿度 40%～65%，保持一定量新风的送入。

（六）静脉用药调配中心（室）洁净区的洁净标准应当符合国家相关规定，经法定检测部门检测合格后方可投入使用。

各功能室的洁净级别要求：

1. 一次更衣室、洗衣洁具间为十万级；

2. 二次更衣室、加药混合调配操作间为万级；

3. 层流操作台为百级。

其他功能室应当作为控制区域加强管理，禁止非本室人员进出。洁净区应当持续送入新风，并维持正压差；抗生素类、危害药品静脉用药调配的洁净区和二次更衣室之间应当呈 5～10 帕负压差。

（七）静脉用药调配中心（室）应当根据药物性质分别建立不同的送、排（回）风系统。排风口应当处于采风口下风方向，其距离不得小于 3 米或者设置于建筑物的不同侧面。

（八）药品、物料贮存库及周围的环境和设施应当能确保各类药品质量与安全储存，应当分设冷藏、阴凉和常温区域，库房相对湿度40%~65%。二级药库应当干净、整齐，门与通道的宽度应当便于搬运药品和符合防火安全要求。有保证药品领入、验收、贮存、保养、拆外包装等作业相适宜的房屋空间和设备、设施。

（九）静脉用药调配中心（室）内安装的水池位置应当适宜，不得对静脉用药调配造成污染，不设地漏；室内应当设置有防止尘埃和鼠、昆虫等进入的设施；淋浴室及卫生间应当在中心（室）外单独设置，不得设置在静脉用药调配中心（室）内。

五、仪器和设备基本要求

（一）静脉用药调配中心（室）应当有相应的仪器和设备，保证静脉用药调配操作、成品质量和供应服务管理。仪器和设备须经国家法定部门认证合格。

（二）静脉用药调配中心（室）仪器和设备的选型与安装，应当符合易于清洗、消毒和便于操作、维修和保养。衡量器具准确，定期进行校正。维修和保养应当有专门记录并存档。

（三）静脉用药调配中心（室）应当配置百级生物安全柜，供抗生素类和危害药品静脉用药调配使用；设置营养药品调配间，配备百级水平层流洁净台，供肠外营养液和普通输液静脉用药调配使用。

六、药品、耗材和物料基本要求

（一）静脉用药调配所用药品、医用耗材和物料应当按规定由医疗机构药学及有关部门统一采购，应当符合有关规定。

（二）药品、医用耗材和物料的储存应当有适宜的二级库，按其性质与储存条件要求分类定位存放，不得堆放在过道或洁净区内。

（三）药品的贮存与养护应当严格按照《静脉用药集中调配操作规程》等有关规定实施。静脉用药调配所用的注射剂应符合中国药典静脉注射剂质量要求。

（四）静脉用药调配所使用的注射器等器具，应当采用符合国家标准的一次性使用产品，临用前应检查包装，如有损坏或超过有效期的不得使用。

七、规章制度基本要求

（一）静脉用药调配中心（室）应当建立健全各项管理制度、人员岗位职责和标准操作规程。

（二）静脉用药调配中心（室）应当建立相关文书保管制度：自检、抽检及监督检查管理记录；处方医师与静脉用药调配相关药学专业技术人员签名记录文件；调配、质量管理的相关制度与记录文件。

（三）建立药品、医用耗材和物料的领取与验收、储存与养护、按用药医嘱摆发药品和药品报损等管理制度，定期检查落实情况。药品应当每月进行盘点和质量检查，保证账物相符，质量完好。

八、卫生与消毒基本要求

（一）静脉用药调配中心（室）应当制定卫生管理制度、清洁消毒程序。各功能室内存放的物品应当与其工作性质相符合。

（二）洁净区应当每天清洁消毒，其清洁卫生工具不得与其他功能室混用。清洁工具的洗涤方法和存放地点应当有明确的规定。选用的消毒剂应当定期轮换，不会对设备、药品、成品输液和环境产生污染。每月应当定时检测洁净区空气中的菌落数，并有记录。进入洁净区域的人员数应当严格控制。

（三）洁净区应当定期更换空气过滤器。进行有可能影响空气洁净度的各项维修后，应当经检测验证达到符合洁净级别标准后方可再次投入使用。

（四）设置有良好的供排水系统，水池应当干净无异味，其周边环境应当干净、整洁。

（五）重视个人清洁卫生，进入洁净区的操作人员不应化妆和佩戴饰物，应当按规定和程序进行更衣。工作服的材质、式样和穿戴方式，应当与各功能室的不同性质、任务与操作要求、洁净度级别相适应，不得混穿，并应当分别清洗。

（六）根据《医疗废弃物管理条例》制定废弃物处理管理制度，按废弃物性质分类收集，由本机构统一处理。

九、具有医院信息系统的医疗机构，静脉用药调配中心（室）应当建立用药医嘱电子信息系统，电子信息系统应当符合《电子病历基本规范（试行）》有关规定。

（一）实现用药医嘱的分组录入、药师审核、标签打印以及药品管理等，各道工序操作人员应当有身份标识和识别手段，操作人员对本人身份标识的使用负责。

（二）药学人员采用身份标识登录电子处方系统完成各项记录等操作并予确认后，系统应当显示药学人员签名。

（三）电子处方或用药医嘱信息系统应当建立信息安全保密制度，医师用药医嘱及调剂操作流程完成并确认后即为归档，归档后不得修改。

静脉用药调配中心（室）应当逐步建立与完善药学专业技术电子信息支持系统。

十、静脉用药调配中心（室）由医疗机构药学部门统一管理。医疗机构药事管理组织与质量控制组织负责指导、监督和检查本规范、操作规程与相关管理制度的落实。

十一、医疗机构应当制定相关规章制度与规范，对静脉用药集中调配的全过程进行规范化质量管理。

（一）医师应当按照《处方管理办法》有关规定开具静脉用药处方或医嘱；药师应当按《处方管理办法》有关规定和《静脉用药集中调配操作规程》，审核用药医嘱所列静脉用药混合配伍的合理性、相容性和稳定性，对不合理用药应当与医师沟通，提出调整建议。对于用药错误或不能保证成品输液质量的处方或用药医嘱，药师有权拒绝调配，并做记录与签名。

（二）摆药、混合调配和成品输液应当实行双人核对制；集中调配要严格遵守本规范和标准操作规程，不得交叉调配；调配过程中出现异常应当停止调配，立即上报并查明原因。

（三）静脉用药调配每道工序完成后，药学人员应当按操作规程的规定，填写各项记录，内容真实、数据完整、字迹清晰。各道工序与记录应当有完整的备份输液标签，并应当保证与原始输液标签信息相一致，备份文件应当保存1年备查。

（四）医师用药医嘱经药师适宜性审核后生成输液标签，标签应当符合《处方管理办法》规定的基本内容，并有各岗位人员签名的相应位置。书写或打印的标签字迹应当清晰，数据正确完整。

（五）核对后的成品输液应当有外包装，危害药品应当有明显标识。

（六）成品输液应当置入各病区专用密封送药车，加锁或贴封条后由工人递送。递送时要与药疗护士有书面交接手续。

十二、药师在静脉用药调配工作中，应遵循安全、有效、经济的原则，参与临床静脉用药治疗，宣传合理用药，为医护人员和患者提供相关药物信息与咨询服务。如在临床使用时有特殊注意事项，药师应当向护士作书面说明。

十三、医疗机构静脉用药调配中心（室）建设应当符合本规范相关规定。由县级和设区的市级卫生行政部门核发《医疗机构执业许可证》的医疗机构，设置静脉用药调配中心（室）应当通过设区的市级卫生行政部门审核、验收、批准，报省级卫生行政部门备案；由省级卫生行政部门核发《医疗机构执业许可证》的医疗机构，设置静脉用药调配中心（室）应当通过省级卫生行政部门审核、验收、批准。

十四、本规范下列用语的含义。

（一）危害药品：是指能产生职业暴露危险或者危害的药品，即具有遗传毒性、致癌性、致畸性，或对生育有损害作用以及在低剂量下可产生严重的器官或其他方面毒性的药品，包括肿瘤化疗药品和细胞毒药品。

（二）成品输液：按照医师处方或用药医嘱，经药师适宜性审核，通过无菌操作技术将一种或数种静脉用药品进行混合调配，可供临床直接用于患者静脉输注的药液。

（三）输液标签：依据医师处方或用药医嘱经药师适宜性审核后生成的标签，其内容应当符合《处方管理办法》有关规定：应当有患者与病区基本信息、医师用药医嘱信息、其他特殊注意事项以及静脉用药调配各岗位操作人员的信息等。

（四）交叉调配：系指在同一操作台面上进行两组（袋、瓶）或两组以上静脉用药混合调配的操作流程。

附件：静脉用药集中调配操作规程

附件

静脉用药集中调配操作规程

一、静脉用药调配中心（室）工作流程

临床医师开具静脉输液治疗处方或用药医嘱→用药医嘱信息传递→药师审核→打印标签→贴签摆药→核对→混合调配→输液成品核对→输液成品包装→分病区放置于密闭容器中、加锁或封条→由工人送至病区→病区药疗护士开锁（或开封）核对签收→给患者用药前护士应当再次与病历用药医嘱核对→给患者静脉输注用药。

二、临床医师开具处方或用药医嘱

医师依据对患者的诊断或治疗需要，遵循安全、有效、经济的合理用药原则，开具处方或用药医嘱，其信息应当完整、清晰。

病区按规定时间将患者次日需要静脉输液的长期医嘱传送至静脉用药调配中心（室）。临时静脉用药医嘱调配模式由各医疗机构按实际情况自行规定。

三、审核处方或用药医嘱操作规程

负责处方或用药医嘱审核的药师逐一审核患者静脉输液处方或医嘱，确认其正确性、合理性与完整性。主要包括以下内容。

（一）形式审查：处方或用药医嘱内容应当符合《处方管理办法》、《病例书写基本规范》的有关规定，书写正确、完整、清晰，无遗漏信息。

（二）分析鉴别临床诊断与所选用药品的相符性。

（三）确认遴选药品品种、规格、给药途径、用法、用量的正确性与适宜性，防止重复给药。

（四）确认静脉药物配伍的适宜性，分析药物的相容性与稳定性。

（五）确认选用溶媒的适宜性。

（六）确认静脉用药与包装材料的适宜性。

（七）确认药物皮试结果和药物严重或者特殊不良反应等重要信息。

（八）需与医师进一步核实的任何疑点或未确定的内容。

对处方或用药医嘱存在错误的，应当及时与处方医师沟通，请其调整并签名。因病情需要的超剂量等特殊用药，医师应当再次签名确认。对用药错误或者不能保证成品输液质量的处方或医嘱应当拒绝调配。

四、打印标签与标签管理操作规程

（一）经药师适宜性审核的处方或用药医嘱，汇总数据后以病区为单位，将医师用药医嘱打印成输液处方标签（简称：输液标签）。核对输液标签上患者姓名、病区、床号、病历号、日期，调配日期、时间、有效期，将输液标签按处方性质和用药时间顺序排列后，放置于不同颜色（区分批次）的容器内，以方便调配操作。

（二）输液标签由电脑系统自动生成编号，编号方法由各医疗机构自行确定。

（三）打印输液标签，应当按照《静脉用药集中调配质量管理规范》有关规定采用电子处方系统运作或者采用同时打印备份输液标签方式。输液标签贴于输液袋（瓶）上，备份输液标签应当随调配流程，并由各岗位操作人员签名或盖签章后，保存1年备查。

（四）输液标签内容除应当符合相关的规定外，还应当注明需要特别提示的下列事项：

1. 按规定应当做过敏性试验或者某些特殊性质药品的输液标签，应当有明显标识；

2. 药师在摆药准备或者调配时需特别注意的事项及提示性注解，如用药浓度换算、非整瓶（支）使用药品的实际用量等；

3. 临床用药过程中需特别注意的事项，如特殊滴速、避光滴注、特殊用药监护等。

五、贴签摆药与核对操作规程

（一）摆药前药师应当仔细阅读、核查输液标签是否准确、完整，如有错误或不全，应当告知审方药师校对纠正。

（二）按输液标签所列药品顺序摆药，按其性质、不同用药时间，分批次将药品放置于不同颜色的容器内；按病区、按药物性质不同放置于不同的混合调配区内。

（三）摆药时需检查药品的品名、剂量、规格等是否符合标签内容，同时应当注意药品的完好性及有效期，并签名或者盖签章。

（四）摆药注意事项：

1. 摆药时，确认同一患者所用同一种药品的批号相同；

2. 摆好的药品应当擦拭清洁后，方可传递入洁净室，但不应当将粉针剂西林瓶盖去掉；

3. 每日应当对用过的容器按规定进行整理擦洗、消毒，以备下次使用。

（五）摆药准备室补充药品：

1. 每日完成摆药后，应当及时对摆药准备室短缺的药品进行补充，并应当校对；

2. 补充的药品应当在专门区域拆除外包装，同时要核对药品的有效期、生产批号等，严防错位，如有尘埃，需擦拭清洁后方可上架；

3. 补充药品时，应当注意药品有效期，按先进先用、近期先用的原则；

4. 对氯化钾注射液等高危药品应当有特殊标识和固定位置。

（六）摆药核对操作规程：

1. 将输液标签整齐地贴在输液袋（瓶）上，但不得将原始标签覆盖；

2. 药师摆药应当双人核对，并签名或盖签章；

3. 将摆有注射剂与贴有标签的输液袋（瓶）的容器通过传递窗送入洁净区操作间，按病区码放于药架（车）上。

六、静脉用药混合调配操作规程

（一）调配操作前准备：

1. 在调配操作前 30 分钟，按操作规程启动洁净间和层流工作台净化系统，并确认其处于正常工作状态，操作间室温控制于 18℃～26℃、湿度 40%～65%、室内外压差符合规定，操作人员记录并签名；

2. 接班工作人员应当先阅读交接班记录，对有关问题应当及时处理；

3. 按更衣操作规程，进入洁净区操作间，首先用蘸有 75% 乙醇的无纺布从上到下、从内到外擦拭层流洁净台内部的各个部位。

（二）将摆好药品容器的药车推至层流洁净操作台附近相应的位置。

（三）调配前的校对：调配药学技术人员应当按输液标签核对药品名称、规格、数量、有效期等的准确性和药品完好性，确认无误后，进入加药混合调配操作程序。

（四）调配操作程序：

1. 选用适宜的一次性注射器，拆除外包装，旋转针头连接注射器，确保针尖斜面与注射器刻度处于同一方向，将注射器垂直放置于层流洁净台的内侧；

2. 用 75% 乙醇消毒输液袋（瓶）的加药处，放置于层流洁净台的中央区域；

3. 除去西林瓶盖，用 75% 乙醇消毒安瓿瓶颈或西林瓶胶塞，并在层流洁净台侧壁打开安瓿，应当避免朝向高效过滤器方向打开，以防药液喷溅到高效过滤器上；

4. 抽取药液时，注射器针尖斜面应当朝上，紧靠安瓿瓶颈口抽取药液，然后注入输液袋（瓶）中，轻轻摇匀；

5. 溶解粉针剂，用注射器抽取适量静脉注射用溶媒，注入于粉针剂的西林瓶内，必要时可轻轻摇动（或置震荡器上）助溶，全部溶解混匀后，用同一注射器抽出药液，注入输液袋（瓶）内，轻轻摇匀；

6. 调配结束后，再次核对输液标签与所用药品名称、规格、用量，准确无误后，调配操作人员在输液标签上签名或者盖签章，标注调配时间，并将调配好的成品输液和空西林瓶、安瓿与备份输液标签及其他相关信息一并放入筐内，以供检查者核对；

7. 通过传递窗将成品输液送至成品核对区，进入成品核对包装程序；

8. 每完成一组输液调配操作后，应当立即清场，用蘸有 75% 乙醇的无纺布擦拭台面，除去残留药液，不得留有与下批输液调配无关的药物、余液、用过的注射器和其他物品。

（五）每天调配工作结束后，按本规范和操作规程的清洁消毒操作程序进行清洁消毒处理。

（六）静脉用药混合调配注意事项：

1. 不得采用交叉调配流程；

2. 静脉用药调配所用的药物，如果不是整瓶（支）用量，则必须将实际所用剂量在输液标签上明显标识，以便校对；

3. 若有两种以上粉针剂或注射液需加入同一输液时，应当严格按药品说明书要求和药品性质顺序加入；对肠外营养液、高危药品和某些特殊药品的调配，应当制定相关的加药顺序调配操作规程；

4. 调配过程中，输液出现异常或对药品配伍、操作程序有疑点时应当停止调配，报告当班负责药师查明原因，或与处方医师协商调整用药医嘱；发生调配错误应当及时纠正，重新调配并记录；

5. 调配操作危害药品注意事项：

（1）危害药品调配应当重视操作者的职业防护，调配时应当拉下生物安全柜防护玻璃，前窗玻璃不可高于安全警戒线，以确保负压；

（2）危害药品调配完成后，必须将留有危害药品的西林瓶、安瓿等单独置于适宜的包装中，与成品输液及备份输液标签一并送出，以供核查；

（3）调配危害药品用过的一次性注射器、手套、口罩及检查后的西林瓶、安瓿等废弃物，按规定由本医疗机构统一处理；

（4）危害药品溢出处理按照相关规定执行。

七、成品输液的核对、包装与发放操作规程

（一）成品输液的检查、核对操作规程：

1. 检查输液袋（瓶）有无裂纹，输液应无沉淀、变色、异物等；

2. 进行挤压试验，观察输液袋有无渗漏现象，尤其是加药处；

3. 按输液标签内容逐项核对所用输液和空西林瓶与安瓿的药名、规格、用量等是否相符；

4. 核检非整瓶（支）用量的患者的用药剂量和标识是否相符；

5. 各岗位操作人员签名是否齐全，确认无误后核对者应当签名或盖签章；

6. 核查完成后，空安瓿等废弃物按规定进行处理。

（二）经核对合格的成品输液，用适宜的塑料袋包装，按病区分别整齐放置于有病区标记的密闭容器内，送药时间及数量记录于送药登记本。在危害药品的外包装上要有醒目的标记。

（三）将密闭容器加锁或加封条，钥匙由调配中心和病区各保存一把，配送工人及时送至各病区，由病区药疗护士开锁或启封后逐__清点核对，并注明交接时间，无误后，在送药登记本上签名。

八、静脉用药调配所需药品与物料领用管理规程

（一）药品、物料的请领、保管与养护应当有专人负责。

（二）药品的请领：

1. 静脉用药调配中心（室）药品的请领应当根据每日消耗量，填写药品请领单，定期向药库请领，药品请领单应当有负责人或指定人员签名；

2. 静脉用药调配中心（室）不得调剂静脉用药调配以外的处方；

3. 静脉用药调配中心（室）不得直接对外采购药品，所需的药品一律由药学部门药品科（库）统一采购供应。

（三）药品的验收：

1. 负责二级药库管理的药师应当依据药品质量标准、请领单、发药凭证与实物逐项核对，包括品名、规格、数量及有效期是否正确，药品标签与包装是否整洁、完好，核对合格后，分类放置于相应的固定货位，并在发药凭证上签名；

2. 凡对药品质量有质疑、药品规格数量不符、药品过期或有破损等，应当及时与药品科（库）沟通，退药或更换，并做好记录。

（四）药品的储存管理与养护：

1. 药库应当干净、整齐，地面平整、干燥，门与通道的宽度应当便于搬运药品和符合防火安全要求；药品储存应当按"分区分类、货位编号"的方法进行定位存放，按药品性质分类集中存放；对高危药品应设置显著的警示标志；并应当做好药库温湿度的监测与记录；

2. 药库具备确保药品与物料储存要求的温湿度条件：常温区域10℃~30℃，阴凉区域不高于20℃，冷藏区域2℃~8℃，库房相对湿度40%~65%；

3. 药品堆码与散热或者供暖设施的间距不小于30厘米，距离墙壁间距不少于20厘米，距离房顶及地面间距不小于10厘米；

4. 规范药品堆垛和搬运操作，遵守药品外包装图示标志的要求，不得倒置存放；

5. 每种药品应当按批号及有效期远近依次或分开堆码并有明显标志，遵循"先产先用"、"先进先用"、"近期先用"和按批号发药使用的原则；

6. 对不合格药品的确认、报损、销毁等应当有规范的制度和记录。

（五）已建立医院信息系统的医疗机构，应当建立电子药品信息管理系统，药品存量应当与一级库建立电子网络传递联系，加强药品成本核算和账务管理制度。

（六）静脉用药调配中心（室）所用药品应当做到每月清点，账物相符，如有不符应当及时查明原因。

（七）注射器和注射针头等物料的领用、管理应当按本规范的有关规定和参照药品请领、验收管理办法实施，并应当与药品分开存放。

九、电子信息系统调配静脉用药规程

（一）电子信息系统静脉用药调配流程：

1. 由医师按照《处方管理办法》和《电子病历基本规范（试行）》有关规定，负责将患者处方或用药医嘱分组录入电脑；

2. 将静脉输液医嘱直接传递至静脉用药调配中心（室）；

3. 经药师审核处方或用药医嘱的适宜性后，自动生成输液标签及备份输液标签或采用电子处方信息系统记录，上述标签或记录均应当有各道工序操作人员的信息。

（二）建立电子药品信息管理系统。处方或用药医嘱打印成输液标签，并在完成调配操作流程后，自动减去处方组成药品在二级库所存药品数量，做到账物相符，并自动形成药品月收支结存报表。

十、静脉用药调配中心（室）人员更衣操作规程

（一）进出静脉用药调配中心（室）更衣规程。进出静脉用药调配中心（室）应当更换该中心（室）工作服、工作鞋并戴发帽。非本中心（室）人员未经中心（室）负责人同意，不得进入。

（二）进入十万级洁净区规程（一更）：

1. 换下普通工作服和工作鞋，按六步手清洁消毒法消毒手并烘干；

2. 穿好指定服装并戴好发帽、口罩。

（三）进入万级洁净区规程（二更）：

1. 更换洁净区专用鞋、洁净隔离服；

2. 手消毒，戴一次性手套。

（四）离开洁净区规程：

1. 临时外出：在二更室脱下洁净隔离服及帽子、口罩整齐放置，一次性手套丢入污物桶内；在一更室应当更换工作服和工作鞋；

2. 重新进入洁净区时，必须按以上更衣规定程序进入洁净区；

3. 当日调配结束时，脱下的洁净区专用鞋、洁净隔离服进行常规消毒，每周至少清洗2次；一次性口罩、手套一并丢入污物桶。

十一、静脉用药调配中心（室）清洁、消毒操作规程

（一）地面消毒剂的选择与制备：

1. 次氯酸钠，为5%的强碱性溶液，用于地面消毒为1%溶液，本溶液须在使用前新鲜配制，处理/分装高浓度5%次氯酸钠溶液时，必须戴厚口罩和防护手套；

2. 季铵类阳离子表面活性剂，有腐蚀性；禁与肥皂水及阴离子表面活性剂联合使用，应当在使用前新鲜配制；

3. 甲酚皂溶液，有腐蚀性，用于地面消毒为5%溶液，应当在使用前新鲜配制。

（二）静脉用药调配中心（室）清洁与卫生管理其他规定：

1. 各操作室不得存放与该室工作性质无关的物品，不准在静脉用药调配中心（室）用餐或放置食物；

2. 每日工作结束后应当及时清场，各种废弃物必须每天及时处理。

（三）非洁净区的清洁、消毒操作程序：

1. 每日工作结束后，用专用拖把擦洗地面，用常水擦拭工作台、凳椅、门框及门把手、塑料筐等；

2. 每周消毒一次地面和污物桶：先用常水清洁，待干后，再用消毒液擦洗地面及污物桶内外，15分钟以后再用常水擦去消毒液；

3. 每周一次用75%乙醇擦拭消毒工作台、成品输送密闭容器、药车、不锈钢设备、

凳椅、门框及门把手。

（四）万级洁净区清洁、消毒程序：

1. 每日的清洁、消毒：调配结束后，用常水清洁不锈钢设备，层流操作台面及两侧内壁，传递窗顶部、两侧内壁、把手及台面，凳椅，照明灯开关等，待挥干后，用75%乙醇擦拭消毒；

2. 每日按规定的操作程序进行地面清洁、消毒；

3. 墙壁、顶棚每月进行一次清洁、消毒，操作程序同上。

（五）清洁、消毒注意事项：

1. 消毒剂应当定期轮换使用；

2. 洁净区和一般辅助工作区的清洁工具必须严格分开，不得混用；

3. 清洁、消毒过程中，不得将常水或消毒液喷淋到高效过滤器上；

4. 清洁、消毒时，应当按从上到下、从里向外的程序擦拭，不得留有死角；

5. 用常水清洁时，待挥干后，才能再用消毒剂擦拭，保证清洁、消毒效果。

十二、生物安全柜的操作规程

生物安全柜属于垂直层流台，通过层流台顶部的高效过滤器，可以过滤99.99%的0.3μm以上的微粒，使操作台空间形成局部100级的洁净环境，并且通过工作台面四周的散流孔回风形成相对负压，因此，不应当有任何物体阻挡散流孔，包括手臂等。用于调配危害药品的生物安全柜，应当加装活性炭过滤器用于过滤排出的有害气体。

（一）清洁与消毒：

1. 每天在操作开始前，应当使用75%的乙醇擦拭工作区域的顶部、两侧及台面，顺序应当从上到下，从里向外；

2. 在调配过程中，每完成一份成品输液调配后，应当清理操作台上废弃物，并用常水擦拭，必要时再用75%的乙醇消毒台面；

3. 每天操作结束后，应当彻底清场，先用常水清洁，再用75%乙醇擦拭消毒；

4. 每天操作结束后应当打开回风槽道外盖，先用蒸馏水清洁回风槽道，再用75%乙醇擦拭消毒。

（二）生物安全柜的操作与注意事项：

1. 有1~2位调配人员提前半小时先启动生物柜循环风机和紫外线灯，关闭前窗至安全线处，30分钟后关闭紫外线灯，然后用75%乙醇擦拭生物安全柜顶部、两侧及台面，顺序为从上到下、从里到外进行消毒，然后打开照明灯后方可进行调配；

2. 紫外线灯启动期间，不得进行调配，工作人员应当离开操作间；

3. 紫外线灯应当定期检测，如达不到灭菌效果时，应当及时更换灯管；

4. 所有静脉用药调配必须在离工作台外沿20厘米，内沿8~10厘米，并离台面至少10厘米区域内进行；

5. 调配时前窗不可高过安全警戒线，否则，操作区域内不能保证负压，可能会造成药物气雾外散，对工作人员造成伤害或污染洁净间；

6. 生物安全柜的回风道应当定期用蒸馏水擦拭清洁后，再用75%乙醇消毒；

7. 生物安全柜每月应当做一次沉降菌监测，方法：将培养皿打开，放置在操作台上半小时，封盖后进行细菌培养，菌落计数；

8. 生物安全柜应当根据自动监测指示，及时更换过滤器的活性炭。

（三）每年应当对生物安全柜进行各项参数的检测，以保证生物安全柜运行质量，并保存检测报告。

十三、水平层流洁净台操作规程

（一）物品在水平层流洁净台的正确放置与操作，是保证洁净台工作质量的重要因素。从水平层流洁净台吹出来的空气是经过高效过滤器过滤，可除去 99.99% 直径 0.3μm 以上的微粒，并确保空气的流向及流速。用于静脉用药调配操作的水平层流台的进风口应当处于工作台的顶部，这样可保证最洁净的空气先进入工作台，工作台的下部支撑部分可确保空气流通。此类层流洁净台只能用于调配对工作人员无伤害的药物，如电解质类药物、肠外营养药等。

（二）清洁与消毒：

1. 每天在操作开始前，有 1~2 位调配人员提前启动水平层流台循环风机和紫外线灯，30 分钟后关闭紫外灯，再用 75% 乙醇擦拭层流洁净台顶部、两侧及台面，顺序为从上到下，从里向外进行消毒；然后打开照明灯后方可进行调配；

2. 在调配过程中，每完成一份成品输液调配后，应当清理操作台上废弃物，并用常水清洁，必要时再用 75% 的乙醇消毒台面；

3. 每天调配结束后，应当彻底清场，先用常水清洁，再用 75% 乙醇擦拭消毒。

（三）水平层流洁净台的操作与注意事项：

1. 水平层流洁净台启动半小时后方可进行静脉用药调配；

2. 应当尽量避免在操作台上摆放过多的物品，较大物品之间的摆放距离宜约为 15 厘米；小件物品之间的摆放距离约为 5 厘米；

3. 洁净工作台上的无菌物品应当保证第一时间洁净的空气从其流过，即物品与高效过滤器之间应当无任何物体阻碍，也称“开放窗口”；

4. 避免任何液体物质溅入高效过滤器，高效过滤器一旦被弄湿，很容易产生破损及滋生霉菌；

5. 避免物体放置过于靠近高效过滤器，所有的操作应当在工作区内进行，不要把手腕或胳膊肘放置在洁净工作台上，随时保持“开放窗口”；

6. 避免在洁净间内剧烈的动作，避免大声喧哗，应当严格遵守无菌操作规则；

7. 水平层流洁净台可划分为 3 个区域：

（1）内区，最靠近高效过滤器的区域，距离高效过滤器 10~15 厘米，适宜放置已打开的安瓿和其他一些已开包装的无菌物体；

（2）工作区，即工作台的中央部位，离洁净台边缘 10~15 厘米，所有的调配应当在此区域完成；

（3）外区，从台边到 15~20 厘米距离的区域，可用来放置有外包装的注射器和其他带外包装的物体（应尽量不放或少放）。

8. 安瓿用砂轮切割和西林瓶的注射孔盖子打开后，应当用 75% 乙醇仔细擦拭消毒，去除微粒，打开安瓿的方向应当远离高效过滤器；

9. 水平层流洁净台每周应当做一次动态浮游菌监测，方法：将培养皿打开，放置在操作台上半小时，封盖后进行细菌培养，菌落计数。

（四）每年应对水平层流洁净台进行各项参数的检测，以保证洁净台运行质量，并保存检测报告。

十四、其他

医疗机构开展其他集中或者分散的临床静脉用药调配，参照以上各项有关操作规程执行，具体实施规程由各医疗机构负责制定。

《医疗废物管理条例》

第一章　总　则

第一条　为了加强医疗废物的安全管理，防止疾病传播，保护环境，保障人体健康，根据《中华人民共和国传染病防治法》和《中华人民共和国固体废物污染环境防治法》，制定本条例。

第二条　本条例所称医疗废物，是指医疗卫生机构在医疗、预防、保健以及其他相关活动中产生的具有直接或者间接感染性、毒性以及其他危害性的废物。

医疗废物分类目录，由国务院卫生行政主管部门和环境保护行政主管部门共同制定、公布。

第三条　本条例适用于医疗废物的收集、运送、贮存、处置以及监督管理等活动。

医疗卫生机构收治的传染病病人或者疑似传染病病人产生的生活垃圾，按照医疗废物进行管理和处置。

医疗卫生机构废弃的麻醉、精神、放射性、毒性等药品及其相关的废物的管理，依照有关法律、行政法规和国家有关规定、标准执行。

第四条　国家推行医疗废物集中无害化处置，鼓励有关医疗废物安全处置技术的研究与开发。

县级以上地方人民政府负责组织建设医疗废物集中处置设施。

国家对边远贫困地区建设医疗废物集中处置设施给予适当的支持。

第五条　县级以上各级人民政府卫生行政主管部门，对医疗废物收集、运送、贮存、处置活动中的疾病防治工作实施统一监督管理；环境保护行政主管部门，对医疗废物收集、运送、贮存、处置活动中的环境污染防治工作实施统一监督管理。

县级以上各级人民政府其他有关部门在各自的职责范围内负责与医疗废物处置有关的监督管理工作。

第六条　任何单位和个人有权对医疗卫生机构、医疗废物集中处置单位和监督管理部门及其工作人员的违法行为进行举报、投诉、检举和控告。

第二章　医疗废物管理的一般规定

第七条　医疗卫生机构和医疗废物集中处置单位，应当建立、健全医疗废物管理责任制，其法定代表人为第一责任人，切实履行职责，防止因医疗废物导致传染病传播和环境污染事故。

第八条　医疗卫生机构和医疗废物集中处置单位，应当制定与医疗废物安全处置有关的规章制度和在发生意外事故时的应急方案；设置监控部门或者专（兼）职人员，负责检查、督促、落实本单位医疗废物的管理工作，防止违反本条例的行为发生。

第九条　医疗卫生机构和医疗废物集中处置单位，应当对本单位从事医疗废物收集、运送、贮存、处置等工作的人员和管理人员，进行相关法律和专业技术、安全防护以及紧急处理等知识的培训。

第十条　医疗卫生机构和医疗废物集中处置单位，应当采取有效的职业卫生防护措施，为从事医疗废物收集、运送、贮存、处置等工作的人员和管理人员，配备必要的防护用品，定期进行健康检查；必要时，对有关人员进行免疫接种，防止其受到健康损害。

第十一条　医疗卫生机构和医疗废物集中处置单位，应当依照《中华人民共和国固体废物污染环境防治法》的规定，执行危险废物转移联单管理制度。

第十二条　医疗卫生机构和医疗废物集中处置单位，应当对医疗废物进行登记，登记内容应当包括医疗废物的来源、种类、重量或者数量、交接时间、处置方法、最终去向以及经办人签名等项目。登记资料至少保存3年。

第十三条　医疗卫生机构和医疗废物集中处置单位，应当采取有效措施，防止医疗废物流失、泄漏、扩散。

发生医疗废物流失、泄漏、扩散时，医疗卫生机构和医疗废物集中处置单位应当采取减少危害的紧急处理措施，对致病人员提供医疗救护和现场救援；同时向所在地的县级人民政府卫生行政主管部门、环境保护行政主管部门报告，并向可能受到危害的单位和居民通报。

第十四条　禁止任何单位和个人转让、买卖医疗废物。

禁止在运送过程中丢弃医疗废物；禁止在非贮存地点倾倒、堆放医疗废物或者将医疗废物混入其他废物和生活垃圾。

第十五条　禁止邮寄医疗废物。

禁止通过铁路、航空运输医疗废物。

有陆路通道的，禁止通过水路运输医疗废物；没有陆路通道必须经水路运输医疗废物的，应当经设区的市级以上人民政府环境保护行政主管部门批准，并采取严格的环境保护措施后，方可通过水路运输。

禁止将医疗废物与旅客在同一运输工具上载运。

禁止在饮用水源保护区的水体上运输医疗废物。

第三章　医疗卫生机构对医疗废物的管理

第十六条　医疗卫生机构应当及时收集本单位产生的医疗废物，并按照类别分置于防渗漏、防锐器穿透的专用包装物或者密闭的容器内。

医疗废物专用包装物、容器，应当有明显的警示标识和警示说明。

医疗废物专用包装物、容器的标准和警示标识的规定，由国务院卫生行政主管部门和环境保护行政主管部门共同制定。

第十七条　医疗卫生机构应当建立医疗废物的暂时贮存设施、设备，不得露天存放医疗废物；医疗废物暂时贮存的时间不得超过2天。

医疗废物的暂时贮存设施、设备，应当远离医疗区、食品加工区和人员活动区以及生活垃圾存放场所，并设置明显的警示标识和防渗漏、防鼠、防蚊蝇、防蟑螂、防盗以及预防儿童接触等安全措施。

医疗废物的暂时贮存设施、设备应当定期消毒和清洁。

第十八条 医疗卫生机构应当使用防渗漏、防遗撒的专用运送工具，按照本单位确定的内部医疗废物运送时间、路线，将医疗废物收集、运送至暂时贮存地点。

运送工具使用后应当在医疗卫生机构内指定的地点及时消毒和清洁。

第十九条 医疗卫生机构应当根据就近集中处置的原则，及时将医疗废物交由医疗废物集中处置单位处置。

医疗废物中病原体的培养基、标本和菌种、毒种保存液等高危险废物，在交医疗废物集中处置单位处置前应当就地消毒。

第二十条 医疗卫生机构产生的污水、传染病病人或者疑似传染病病人的排泄物，应当按照国家规定严格消毒；达到国家规定的排放标准后，方可排入污水处理系统。

第二十一条 不具备集中处置医疗废物条件的农村，医疗卫生机构应当按照县级人民政府卫生行政主管部门、环境保护行政主管部门的要求，自行就地处置其产生的医疗废物。自行处置医疗废物的，应当符合下列基本要求：

（一）使用后的一次性医疗器具和容易致人损伤的医疗废物，应当消毒并作毁形处理；

（二）能够焚烧的，应当及时焚烧；

（三）不能焚烧的，消毒后集中填埋。

第四章 医疗废物的集中处置

第二十二条 从事医疗废物集中处置活动的单位，应当向县级以上人民政府环境保护行政主管部门申请领取经营许可证；未取得经营许可证的单位，不得从事有关医疗废物集中处置的活动。

第二十三条 医疗废物集中处置单位，应当符合下列条件：

（一）具有符合环境保护和卫生要求的医疗废物贮存、处置设施或者设备；

（二）具有经过培训的技术人员以及相应的技术工人；

（三）具有负责医疗废物处置效果检测、评价工作的机构和人员；

（四）具有保证医疗废物安全处置的规章制度。

第二十四条 医疗废物集中处置单位的贮存、处置设施，应当远离居（村）民居住区、水源保护区和交通干道，与工厂、企业等工作场所有适当的安全防护距离，并符合国务院环境保护行政主管部门的规定。

第二十五条 医疗废物集中处置单位应当至少每2天到医疗卫生机构收集、运送一次医疗废物，并负责医疗废物的贮存、处置。

第二十六条 医疗废物集中处置单位运送医疗废物，应当遵守国家有关危险货物运输管理的规定，使用有明显医疗废物标识的专用车辆。医疗废物专用车辆应当达到防渗漏、防遗撒以及其他环境保护和卫生要求。

运送医疗废物的专用车辆使用后，应当在医疗废物集中处置场所内及时进行消毒和清洁。

运送医疗废物的专用车辆不得运送其他物品。

第二十七条　医疗废物集中处置单位在运送医疗废物过程中应当确保安全，不得丢弃、遗撒医疗废物。

第二十八条　医疗废物集中处置单位应当安装污染物排放在线监控装置，并确保监控装置经常处于正常运行状态。

第二十九条　医疗废物集中处置单位处置医疗废物，应当符合国家规定的环境保护、卫生标准、规范。

第三十条　医疗废物集中处置单位应当按照环境保护行政主管部门和卫生行政主管部门的规定，定期对医疗废物处置设施的环境污染防治和卫生学效果进行检测、评价。检测、评价结果存入医疗废物集中处置单位档案，每半年向所在地环境保护行政主管部门和卫生行政主管部门报告一次。

第三十一条　医疗废物集中处置单位处置医疗废物，按照国家有关规定向医疗卫生机构收取医疗废物处置费用。

医疗卫生机构按照规定支付的医疗废物处置费用，可以纳入医疗成本。

第三十二条　各地区应当利用和改造现有固体废物处置设施和其他设施，对医疗废物集中处置，并达到基本的环境保护和卫生要求。

第三十三条　尚无集中处置设施或者处置能力不足的城市，自本条例施行之日起，设区的市级以上城市应当在1年内建成医疗废物集中处置设施；县级市应当在2年内建成医疗废物集中处置设施。县（旗）医疗废物集中处置设施的建设，由省、自治区、直辖市人民政府规定。

在尚未建成医疗废物集中处置设施期间，有关地方人民政府应当组织制定符合环境保护和卫生要求的医疗废物过渡性处置方案，确定医疗废物收集、运送、处置方式和处置单位。

第五章　监督管理

第三十四条　县级以上地方人民政府卫生行政主管部门、环境保护行政主管部门，应当依照本条例的规定，按照职责分工，对医疗卫生机构和医疗废物集中处置单位进行监督检查。

第三十五条　县级以上地方人民政府卫生行政主管部门，应当对医疗卫生机构和医疗废物集中处置单位从事医疗废物的收集、运送、贮存、处置中的疾病防治工作，以及工作人员的卫生防护等情况进行定期监督检查或者不定期的抽查。

第三十六条　县级以上地方人民政府环境保护行政主管部门，应当对医疗卫生机构和医疗废物集中处置单位从事医疗废物收集、运送、贮存、处置中的环境污染防治工作进行定期监督检查或者不定期的抽查。

第三十七条　卫生行政主管部门、环境保护行政主管部门应当定期交换监督检查和抽查结果。在监督检查或者抽查中发现医疗卫生机构和医疗废物集中处置单位存在隐患时，应当责令立即消除隐患。

第三十八条 卫生行政主管部门、环境保护行政主管部门接到对医疗卫生机构、医疗废物集中处置单位和监督管理部门及其工作人员违反本条例行为的举报、投诉、检举和控告后，应当及时核实，依法作出处理，并将处理结果予以公布。

第三十九条 卫生行政主管部门、环境保护行政主管部门履行监督检查职责时，有权采取下列措施：

（一）对有关单位进行实地检查，了解情况，现场监测，调查取证；

（二）查阅或者复制医疗废物管理的有关资料，采集样品；

（三）责令违反本条例规定的单位和个人停止违法行为；

（四）查封或者暂扣涉嫌违反本条例规定的场所、设备、运输工具和物品；

（五）对违反本条例规定的行为进行查处。

第四十条 发生因医疗废物管理不当导致传染病传播或者环境污染事故，或者有证据证明传染病传播或者环境污染的事故有可能发生时，卫生行政主管部门、环境保护行政主管部门应当采取临时控制措施，疏散人员，控制现场，并根据需要责令暂停导致或者可能导致传染病传播或者环境污染事故的作业。

第四十一条 医疗卫生机构和医疗废物集中处置单位，对有关部门的检查、监测、调查取证，应当予以配合，不得拒绝和阻碍，不得提供虚假材料。

第六章 法律责任

第四十二条 县级以上地方人民政府未依照本条例的规定，组织建设医疗废物集中处置设施或者组织制定医疗废物过渡性处置方案的，由上级人民政府通报批评，责令限期建成医疗废物集中处置设施或者组织制定医疗废物过渡性处置方案；并可以对政府主要领导人、负有责任的主管人员，依法给予行政处分。

第四十三条 县级以上各级人民政府卫生行政主管部门、环境保护行政主管部门或者其他有关部门，未按照本条例的规定履行监督检查职责，发现医疗卫生机构和医疗废物集中处置单位的违法行为不及时处理，发生或者可能发生传染病传播或者环境污染事故时未及时采取减少危害措施，以及有其他玩忽职守、失职、渎职行为的，由本级人民政府或者上级人民政府有关部门责令改正，通报批评；造成传染病传播或者环境污染事故的，对主要负责人、负有责任的主管人员和其他直接责任人员依法给予降级、撤职、开除的行政处分；构成犯罪的，依法追究刑事责任。

第四十四条 县级以上人民政府环境保护行政主管部门，违反本条例的规定发给医疗废物集中处置单位经营许可证的，由本级人民政府或者上级人民政府环境保护行政主管部门通报批评，责令收回违法发给的证书；并可以对主要负责人、负有责任的主管人员和其他直接责任人员依法给予行政处分。

第四十五条 医疗卫生机构、医疗废物集中处置单位违反本条例规定，有下列情形之一的，由县级以上地方人民政府卫生行政主管部门或者环境保护行政主管部门按照各自的职责责令限期改正，给予警告；逾期不改正的，处 2000 元以上 5000 元以下的罚款：

（一）未建立、健全医疗废物管理制度，或者未设置监控部门或者专（兼）职人员的；

（二）未对有关人员进行相关法律和专业技术、安全防护以及紧急处理等知识的培训的；

（三）未对从事医疗废物收集、运送、贮存、处置等工作的人员和管理人员采取职业卫生防护措施的；

（四）未对医疗废物进行登记或者未保存登记资料的；

（五）对使用后的医疗废物运送工具或者运送车辆未在指定地点及时进行消毒和清洁的；

（六）未及时收集、运送医疗废物的；

（七）未定期对医疗废物处置设施的环境污染防治和卫生学效果进行检测、评价，或者未将检测、评价效果存档、报告的。

第四十六条　医疗卫生机构、医疗废物集中处置单位违反本条例规定，有下列情形之一的，由县级以上地方人民政府卫生行政主管部门或者环境保护行政主管部门按照各自的职责责令限期改正，给予警告，可以并处 5000 元以下的罚款；逾期不改正的，处 5000 元以上 3 万元以下的罚款：

（一）贮存设施或者设备不符合环境保护、卫生要求的；

（二）未将医疗废物按照类别分置于专用包装物或者容器的；

（三）未使用符合标准的专用车辆运送医疗废物或者使用运送医疗废物的车辆运送其他物品的；

（四）未安装污染物排放在线监控装置或者监控装置未经常处于正常运行状态的。

第四十七条　医疗卫生机构、医疗废物集中处置单位有下列情形之一的，由县级以上地方人民政府卫生行政主管部门或者环境保护行政主管部门按照各自的职责责令限期改正，给予警告，并处 5000 元以上 1 万元以下的罚款；逾期不改正的，处 1 万元以上 3 万元以下的罚款；造成传染病传播或者环境污染事故的，由原发证部门暂扣或者吊销执业许可证件或者经营许可证件；构成犯罪的，依法追究刑事责任：

（一）在运送过程中丢弃医疗废物，在非贮存地点倾倒、堆放医疗废物或者将医疗废物混入其他废物和生活垃圾的；

（二）未执行危险废物转移联单管理制度的；

（三）将医疗废物交给未取得经营许可证的单位或者个人收集、运送、贮存、处置的；

（四）对医疗废物的处置不符合国家规定的环境保护、卫生标准、规范的；

（五）未按照本条例的规定对污水、传染病病人或者疑似传染病病人的排泄物，进行严格消毒，或者未达到国家规定的排放标准，排入污水处理系统的；

（六）对收治的传染病病人或者疑似传染病病人产生的生活垃圾，未按照医疗废物进行管理和处置的。

第四十八条　医疗卫生机构违反本条例规定，将未达到国家规定标准的污水、传染病病人或者疑似传染病病人的排泄物排入城市排水管网的，由县级以上地方人民政府建设行政主管部门责令限期改正，给予警告，并处 5000 元以上 1 万元以下的罚款；逾期不改正的，处 1 万元以上 3 万元以下的罚款；造成传染病传播或者环境污染事故的，由原发证部门暂扣或者吊销执业许可证件；构成犯罪的，依法追究刑事责任。

第四十九条 医疗卫生机构、医疗废物集中处置单位发生医疗废物流失、泄漏、扩散时，未采取紧急处理措施，或者未及时向卫生行政主管部门和环境保护行政主管部门报告的，由县级以上地方人民政府卫生行政主管部门或者环境保护行政主管部门按照各自的职责责令改正，给予警告，并处1万元以上3万元以下的罚款；造成传染病传播或者环境污染事故的，由原发证部门暂扣或者吊销执业许可证件或者经营许可证件；构成犯罪的，依法追究刑事责任。

第五十条 医疗卫生机构、医疗废物集中处置单位，无正当理由，阻碍卫生行政主管部门或者环境保护行政主管部门执法人员执行职务，拒绝执法人员进入现场，或者不配合执法部门的检查、监测、调查取证的，由县级以上地方人民政府卫生行政主管部门或者环境保护行政主管部门按照各自的职责责令改正，给予警告；拒不改正的，由原发证部门暂扣或者吊销执业许可证件或者经营许可证件；触犯《中华人民共和国治安管理处罚条例》，构成违反治安管理行为的，由公安机关依法予以处罚；构成犯罪的，依法追究刑事责任。

第五十一条 不具备集中处置医疗废物条件的农村，医疗卫生机构未按照本条例的要求处置医疗废物的，由县级人民政府卫生行政主管部门或者环境保护行政主管部门按照各自的职责责令限期改正，给予警告；逾期不改正的，处1000元以上5000元以下的罚款；造成传染病传播或者环境污染事故的，由原发证部门暂扣或者吊销执业许可证件；构成犯罪的，依法追究刑事责任。

第五十二条 未取得经营许可证从事医疗废物的收集、运送、贮存、处置等活动的，由县级以上地方人民政府环境保护行政主管部门责令立即停止违法行为，没收违法所得，可以并处违法所得1倍以下的罚款。

第五十三条 转让、买卖医疗废物，邮寄或者通过铁路、航空运输医疗废物，或者违反本条例规定通过水路运输医疗废物的，由县级以上地方人民政府环境保护行政主管部门责令转让、买卖双方、邮寄人、托运人立即停止违法行为，给予警告，没收违法所得；违法所得5000元以上的，并处违法所得2倍以上5倍以下的罚款；没有违法所得或者违法所得不足5000元的，并处5000元以上2万元以下的罚款。

承运人明知托运人违反本条例的规定运输医疗废物，仍予以运输的，或者承运人将医疗废物与旅客在同一工具上载运的，按照前款的规定予以处罚。

第五十四条 医疗卫生机构、医疗废物集中处置单位违反本条例规定，导致传染病传播或者发生环境污染事故，给他人造成损害的，依法承担民事赔偿责任。

第七章 附 则

第五十五条 计划生育技术服务、医学科研、教学、尸体检查和其他相关活动中产生的具有直接或者间接感染性、毒性以及其他危害性废物的管理，依照本条例执行。

第五十六条 军队医疗卫生机构医疗废物的管理由中国人民解放军卫生主管部门参照本条例制定管理办法。

第五十七条 本条例自公布之日起施行。

电子病历基本规范
（试行）

第一章　总　则

第一条　为规范医疗机构电子病历管理，保证医患双方合法权益，根据《中华人民共和国执业医师法》、《医疗机构管理条例》、《医疗事故处理条例》、《护士条例》等法律、法规，制定本规范。

第二条　本规范适用于医疗机构电子病历的建立、使用、保存和管理。

第三条　电子病历是指医务人员在医疗活动过程中，使用医疗机构信息系统生成的文字、符号、图表、图形、数据、影像等数字化信息，并能实现存储、管理、传输和重现的医疗记录，是病历的一种记录形式。

使用文字处理软件编辑、打印的病历文档，不属于本规范所称的电子病历。

第四条　医疗机构电子病历系统的建设应当满足临床工作需要，遵循医疗工作流程，保障医疗质量和医疗安全。

第二章　电子病历基本要求

第五条　电子病历录入应当遵循客观、真实、准确、及时、完整的原则。

第六条　电子病历录入应当使用中文和医学术语，要求表述准确，语句通顺，标点正确。通用的外文缩写和无正式中文译名的症状、体征、疾病名称等可以使用外文。记录日期应当使用阿拉伯数字，记录时间应当采用24小时制。

第七条　电子病历包括门（急）诊电子病历、住院电子病历及其他电子医疗记录。电子病历内容应当按照卫生部《病历书写基本规范》执行，使用卫生部统一制定的项目名称、格式和内容，不得擅自变更。

第八条　电子病历系统应当为操作人员提供专有的身份标识和识别手段，并设置有相应权限；操作人员对本人身份标识的使用负责。

第九条　医务人员采用身份标识登录电子病历系统完成各项记录等操作并予确认后，系统应当显示医务人员电子签名。

第十条　电子病历系统应当设置医务人员审查、修改的权限和时限。实习医务人员、试用期医务人员记录的病历，应当经过在本医疗机构合法执业的医务人员审阅、修改并予电子签名确认。医务人员修改时，电子病历系统应当进行身份识别、保存历次修改痕迹、标记准确的修改时间和修改人信息。

第十一条　电子病历系统应当为患者建立个人信息数据库（包括姓名、性别、出生日期、民族、婚姻状况、职业、工作单位、住址、有效身份证件号码、社会保障号码或医疗保险号码、联系电话等），授予唯一标识号码并确保与患者的医疗记录相对应。

第十二条　电子病历系统应当具有严格的复制管理功能。同一患者的相同信息可以复制，复制内容必须校对，不同患者的信息不得复制。

第十三条 电子病历系统应当满足国家信息安全等级保护制度与标准。严禁篡改、伪造、隐匿、抢夺、窃取和毁坏电子病历。

第十四条 电子病历系统应当为病历质量监控、医疗卫生服务信息以及数据统计分析和医疗保险费用审核提供技术支持，包括医疗费用分类查询、手术分级管理、临床路径管理、单病种质量控制、平均住院日、术前平均住院日、床位使用率、合理用药监控、药物占总收入比例等医疗质量管理与控制指标的统计，利用系统优势建立医疗质量考核体系，提高工作效率，保证医疗质量，规范诊疗行为，提高医院管理水平。

第三章 实施电子病历基本条件

第十五条 医疗机构建立电子病历系统应当具备以下条件：

（一）具有专门的管理部门和人员，负责电子病历系统的建设、运行和维护。

（二）具备电子病历系统运行和维护的信息技术、设备和设施，确保电子病历系统的安全、稳定运行。

（三）建立、健全电子病历使用的相关制度和规程，包括人员操作、系统维护和变更的管理规程，出现系统故障时的应急预案等。

第十六条 医疗机构电子病历系统运行应当符合以下要求：

（一）具备保障电子病历数据安全的制度和措施，有数据备份机制，有条件的医疗机构应当建立信息系统灾备体系。应当能够落实系统出现故障时的应急预案，确保电子病历业务的连续性。

（二）对操作人员的权限实行分级管理，保护患者的隐私。

（三）具备对电子病历创建、编辑、归档等操作的追溯能力。

（四）电子病历使用的术语、编码、模板和标准数据应当符合有关规范要求。

第四章 电子病历的管理

第十七条 医疗机构应当成立电子病历管理部门并配备专职人员，具体负责本机构门（急）诊电子病历和住院电子病历的收集、保存、调阅、复制等管理工作。

第十八条 医疗机构电子病历系统应当保证医务人员查阅病历的需要，能够及时提供并完整呈现该患者的电子病历资料。

第十九条 患者诊疗活动过程中产生的非文字资料（CT、磁共振、超声等医学影像信息，心电图，录音，录像等）应当纳入电子病历系统管理，应确保随时调阅、内容完整。

第二十条 门诊电子病历中的门（急）诊病历记录以接诊医师录入确认即为归档，归档后不得修改。

第二十一条 住院电子病历随患者出院经上级医师于患者出院审核确认后归档，归档后由电子病历管理部门统一管理。

第二十二条 对目前还不能电子化的植入材料条形码、知情同意书等医疗信息资料，可以采取措施使之信息数字化后纳入电子病历并留存原件。

第二十三条 归档后的电子病历采用电子数据方式保存，必要时可打印纸质版本，打印的电子病历纸质版本应当统一规格、字体、格式等。

第二十四条　电子病历数据应当保存备份，并定期对备份数据进行恢复试验，确保电子病历数据能够及时恢复。当电子病历系统更新、升级时，应当确保原有数据的继承与使用。

第二十五条　医疗机构应当建立电子病历信息安全保密制度，设定医务人员和有关医院管理人员调阅、复制、打印电子病历的相应权限，建立电子病历使用日志，记录使用人员、操作时间和内容。未经授权，任何单位和个人不得擅自调阅、复制电子病历。

第二十六条　医疗机构应当受理下列人员或机构复印或者复制电子病历资料的申请：

（一）患者本人或其代理人；

（二）死亡患者近亲属或其代理人；

（三）为患者支付费用的基本医疗保障管理和经办机构；

（四）患者授权委托的保险机构。

第二十七条　医疗机构应当指定专门机构和人员负责受理复印或者复制电子病历资料的申请，并留存申请人有效身份证明复印件及其法定证明材料、保险合同等复印件。受理申请时，应当要求申请人按照以下要求提供材料：

（一）申请人为患者本人的，应当提供本人有效身份证明；

（二）申请人为患者代理人的，应当提供患者及其代理人的有效身份证明、申请人与患者代理关系的法定证明材料；

（三）申请人为死亡患者近亲属的，应当提供患者死亡证明及其近亲属的有效身份证明、申请人是死亡患者近亲属的法定证明材料；

（四）申请人为死亡患者近亲属代理人的，应当提供患者死亡证明、死亡患者近亲属及其代理人的有效身份证明，死亡患者与其近亲属关系的法定证明材料，申请人与死亡患者近亲属代理关系的法定证明材料；

（五）申请人为基本医疗保障管理和经办机构的，应当按照相应基本医疗保障制度有关规定执行；

（六）申请人为保险机构的，应当提供保险合同复印件，承办人员的有效身份证明，患者本人或者其代理人同意的法定证明材料；患者死亡的，应当提供保险合同复印件，承办人员的有效身份证明，死亡患者近亲属或者其代理人同意的法定证明材料。合同或者法律另有规定的除外。

第二十八条　公安、司法机关因办理案（事）件，需要收集、调取电子病历资料的，医疗机构应当在公安、司法机关出具法定证明及执行公务人员的有效身份证明后如实提供。

第二十九条　医疗机构可以为申请人复印或者复制电子病历资料的范围按照我部《医疗机构病历管理规定》执行。

第三十条　医疗机构受理复印或者复制电子病历资料申请后，应当在医务人员按规定时限完成病历后方予提供。

第三十一条　复印或者复制的病历资料经申请人核对无误后，医疗机构应当在电子病历纸质版本上加盖证明印记，或提供已锁定不可更改的病历电子版。

第三十二条 发生医疗事故争议时，应当在医患双方在场的情况下锁定电子病历并制作完全相同的纸质版本供封存，封存的纸质病历资料由医疗机构保管。

第五章 附 则

第三十三条 各省级卫生行政部门可根据本规范制定本辖区相关实施细则。

第三十四条 中医电子病历基本规范由国家中医药管理局另行制定。

第三十五条 本规范由卫生部负责解释。

第三十六条 本规范自 2010 年 4 月 1 日起施行。

处方管理办法
中华人民共和国卫生部令
第 53 号

《处方管理办法》已于 2006 年 11 月 27 日经卫生部部务会议讨论通过，现予发布，自 2007 年 5 月 1 日起施行。

部长 高强

二〇〇七年二月十四日

处方管理办法

第一章 总 则

第一条 为规范处方管理，提高处方质量，促进合理用药，保障医疗安全，根据《执业医师法》、《药品管理法》、《医疗机构管理条例》、《麻醉药品和精神药品管理条例》等有关法律、法规，制定本办法。

第二条 本办法所称处方，是指由注册的执业医师和执业助理医师（以下简称医师）在诊疗活动中为患者开具的、由取得药学专业技术职务任职资格的药学专业技术人员（以下简称药师）审核、调配、核对，并作为患者用药凭证的医疗文书。处方包括医疗机构病区用药医嘱单。

本办法适用于与处方开具、调剂、保管相关的医疗机构及其人员。

第三条 卫生部负责全国处方开具、调剂、保管相关工作的监督管理。

县级以上地方卫生行政部门负责本行政区域内处方开具、调剂、保管相关工作的监督管理。

第四条 医师开具处方和药师调剂处方应当遵循安全、有效、经济的原则。

处方药应当凭医师处方销售、调剂和使用。

第二章 处方管理的一般规定

第五条 处方标准（附件 1）由卫生部统一规定，处方格式由省、自治区、直辖市卫生行政部门（以下简称省级卫生行政部门）统一制定，处方由医疗机构按照规定的标准和格式印制。

第六条　处方书写应当符合下列规则：

（一）患者一般情况、临床诊断填写清晰、完整，并与病历记载相一致。

（二）每张处方限于一名患者的用药。

（三）字迹清楚，不得涂改；如需修改，应当在修改处签名并注明修改日期。

（四）药品名称应当使用规范的中文名称书写，没有中文名称的可以使用规范的英文名称书写；医疗机构或者医师、药师不得自行编制药品缩写名称或者使用代号；书写药品名称、剂量、规格、用法、用量要准确规范，药品用法可用规范的中文、英文、拉丁文或者缩写体书写，但不得使用"遵医嘱"、"自用"等含糊不清字句。

（五）患者年龄应当填写实足年龄，新生儿、婴幼儿写日、月龄，必要时要注明体重。

（六）西药和中成药可以分别开具处方，也可以开具一张处方，中药饮片应当单独开具处方。

（七）开具西药、中成药处方，每一种药品应当另起一行，每张处方不得超过5种药品。

（八）中药饮片处方的书写，一般应当按照"君、臣、佐、使"的顺序排列；调剂、煎煮的特殊要求注明在药品右上方，并加括号，如布包、先煎、后下等；对饮片的产地、炮制有特殊要求的，应当在药品名称之前写明。

（九）药品用法用量应当按照药品说明书规定的常规用法用量使用，特殊情况需要超剂量使用时，应当注明原因并再次签名。

（十）除特殊情况外，应当注明临床诊断。

（十一）开具处方后的空白处划一斜线以示处方完毕。

（十二）处方医师的签名式样和专用签章应当与院内药学部门留样备查的式样相一致，不得任意改动，否则应当重新登记留样备案。

第七条　药品剂量与数量用阿拉伯数字书写。剂量应当使用法定剂量单位：重量以克（g）、毫克（mg）、微克（μg）、纳克（ng）为单位；容量以升（L）、毫升（ml）为单位；国际单位（IU）、单位（U）；中药饮片以克（g）为单位。

片剂、丸剂、胶囊剂、颗粒剂分别以片、丸、粒、袋为单位；溶液剂以支、瓶为单位；软膏及乳膏剂以支、盒为单位；注射剂以支、瓶为单位，应当注明含量；中药饮片以剂为单位。

第三章　处方权的获得

第八条　经注册的执业医师在执业地点取得相应的处方权。

经注册的执业助理医师在医疗机构开具的处方，应当经所在执业地点执业医师签名或加盖专用签章后方有效。

第九条　经注册的执业助理医师在乡、民族乡、镇、村的医疗机构独立从事一般的执业活动，可以在注册的执业地点取得相应的处方权。

第十条　医师应当在注册的医疗机构签名留样或者专用签章备案后，方可开具处方。

第十一条 医疗机构应当按照有关规定，对本机构执业医师和药师进行麻醉药品和精神药品使用知识和规范化管理的培训。执业医师经考核合格后取得麻醉药品和第一类精神药品的处方权，药师经考核合格后取得麻醉药品和第一类精神药品调剂资格。

医师取得麻醉药品和第一类精神药品处方权后，方可在本机构开具麻醉药品和第一类精神药品处方，但不得为自己开具该类药品处方。药师取得麻醉药品和第一类精神药品调剂资格后，方可在本机构调剂麻醉药品和第一类精神药品。

第十二条 试用期人员开具处方，应当经所在医疗机构有处方权的执业医师审核、并签名或加盖专用签章后方有效。

第十三条 进修医师由接收进修的医疗机构对其胜任本专业工作的实际情况进行认定后授予相应的处方权。

第四章　处方的开具

第十四条 医师应当根据医疗、预防、保健需要，按照诊疗规范、药品说明书中的药品适应证、药理作用、用法、用量、禁忌、不良反应和注意事项等开具处方。

开具医疗用毒性药品、放射性药品的处方应当严格遵守有关法律、法规和规章的规定。

第十五条 医疗机构应当根据本机构性质、功能、任务，制定药品处方集。

第十六条 医疗机构应当按照经药品监督管理部门批准并公布的药品通用名称购进药品。同一通用名称药品的品种，注射剂型和口服剂型各不得超过 2 种，处方组成类同的复方制剂 1~2 种。因特殊诊疗需要使用其他剂型和剂量规格药品的情况除外。

第十七条 医师开具处方应当使用经药品监督管理部门批准并公布的药品通用名称、新活性化合物的专利药品名称和复方制剂药品名称。

医师开具院内制剂处方时应当使用经省级卫生行政部门审核、药品监督管理部门批准的名称。

医师可以使用由卫生部公布的药品习惯名称开具处方。

第十八条 处方开具当日有效。特殊情况下需延长有效期的，由开具处方的医师注明有效期限，但有效期最长不得超过 3 天。

第十九条 处方一般不得超过 7 日用量；急诊处方一般不得超过 3 日用量；对于某些慢性病、老年病或特殊情况，处方用量可适当延长，但医师应当注明理由。

医疗用毒性药品、放射性药品的处方用量应当严格按照国家有关规定执行。

第二十条 医师应当按照卫生部制定的麻醉药品和精神药品临床应用指导原则，开具麻醉药品、第一类精神药品处方。

第二十一条 门（急）诊癌症疼痛患者和中、重度慢性疼痛患者需长期使用麻醉药品和第一类精神药品的，首诊医师应当亲自诊查患者，建立相应的病历，要求其签署《知情同意书》。

病历中应当留存下列材料复印件：

（一）二级以上医院开具的诊断证明；

（二）患者户籍簿、身份证或者其他相关有效身份证明文件；

（三）为患者代办人员身份证明文件。

第二十二条　除需长期使用麻醉药品和第一类精神药品的门（急）诊癌症疼痛患者和中、重度慢性疼痛患者外，麻醉药品注射剂仅限于医疗机构内使用。

第二十三条　为门（急）诊患者开具的麻醉药品注射剂，每张处方为一次常用量；控缓释制剂，每张处方不得超过 7 日常用量；其他剂型，每张处方不得超过 3 日常用量。

第一类精神药品注射剂，每张处方为一次常用量；控缓释制剂，每张处方不得超过 7 日常用量；其他剂型，每张处方不得超过 3 日常用量。哌醋甲酯用于治疗儿童多动症时，每张处方不得超过 15 日常用量。

第二类精神药品一般每张处方不得超过 7 日常用量；对于慢性病或某些特殊情况的患者，处方用量可以适当延长，医师应当注明理由。

第二十四条　为门（急）诊癌症疼痛患者和中、重度慢性疼痛患者开具的麻醉药品、第一类精神药品注射剂，每张处方不得超过 3 日常用量；控缓释制剂，每张处方不得超过 15 日常用量；其他剂型，每张处方不得超过 7 日常用量。

第二十五条　为住院患者开具的麻醉药品和第一类精神药品处方应当逐日开具，每张处方为 1 日常用量。

第二十六条　对于需要特别加强管制的麻醉药品，盐酸二氢埃托啡处方为一次常用量，仅限于二级以上医院内使用；盐酸哌替啶处方为一次常用量，仅限于医疗机构内使用。

第二十七条　医疗机构应当要求长期使用麻醉药品和第一类精神药品的门（急）诊癌症患者和中、重度慢性疼痛患者，每 3 个月复诊或者随诊一次。

第二十八条　医师利用计算机开具、传递普通处方时，应当同时打印出纸质处方，其格式与手写处方一致；打印的纸质处方经签名或者加盖签章后有效。药师核发药品时，应当核对打印的纸质处方，无误后发给药品，并将打印的纸质处方与计算机传递处方同时收存备查。

第五章　处方的调剂

第二十九条　取得药学专业技术职务任职资格的人员方可从事处方调剂工作。

第三十条　药师在执业的医疗机构取得处方调剂资格。药师签名或者专用签章式样应当在本机构留样备查。

第三十一条　具有药师以上专业技术职务任职资格的人员负责处方审核、评估、核对、发药以及安全用药指导；药士从事处方调配工作。

第三十二条　药师应当凭医师处方调剂处方药品，非经医师处方不得调剂。

第三十三条　药师应当按照操作规程调剂处方药品：认真审核处方，准确调配药品，正确书写药袋或粘贴标签，注明患者姓名和药品名称、用法、用量，包装；向患者交付药品时，按照药品说明书或者处方用法，进行用药交待与指导，包括每种药品的用法、用量、注意事项等。

第三十四条　药师应当认真逐项检查处方前记、正文和后记书写是否清晰、完整，并确认处方的合法性。

第三十五条 药师应当对处方用药适宜性进行审核，审核内容包括：

（一）规定必须做皮试的药品，处方医师是否注明过敏试验及结果的判定；

（二）处方用药与临床诊断的相符性；

（三）剂量、用法的正确性；

（四）选用剂型与给药途径的合理性；

（五）是否有重复给药现象；

（六）是否有潜在临床意义的药物相互作用和配伍禁忌；

（七）其他用药不适宜情况。

第三十六条 药师经处方审核后，认为存在用药不适宜时，应当告知处方医师，请其确认或者重新开具处方。

药师发现严重不合理用药或者用药错误，应当拒绝调剂，及时告知处方医师，并应当记录，按照有关规定报告。

第三十七条 药师调剂处方时必须做到"四查十对"：查处方，对科别、姓名、年龄；查药品，对药名、剂型、规格、数量；查配伍禁忌，对药品性状、用法用量；查用药合理性，对临床诊断。

第三十八条 药师在完成处方调剂后，应当在处方上签名或者加盖专用签章。

第三十九条 药师应当对麻醉药品和第一类精神药品处方，按年月日逐日编制顺序号。

第四十条 药师对于不规范处方或者不能判定其合法性的处方，不得调剂。

第四十一条 医疗机构应当将本机构基本用药供应目录内同类药品相关信息告知患者。

第四十二条 除麻醉药品、精神药品、医疗用毒性药品和儿科处方外，医疗机构不得限制门诊就诊人员持处方到药品零售企业购药。

第六章 监督管理

第四十三条 医疗机构应当加强对本机构处方开具、调剂和保管的管理。

第四十四条 医疗机构应当建立处方点评制度，填写处方评价表（附件2），对处方实施动态监测及超常预警，登记并通报不合理处方，对不合理用药及时予以干预。

第四十五条 医疗机构应当对出现超常处方3次以上且无正当理由的医师提出警告，限制其处方权；限制处方权后，仍连续2次以上出现超常处方且无正当理由的，取消其处方权。

第四十六条 医师出现下列情形之一的，处方权由其所在医疗机构予以取消：

（一）被责令暂停执业；

（二）考核不合格离岗培训期间；

（三）被注销、吊销执业证书；

（四）不按照规定开具处方，造成严重后果的；

（五）不按照规定使用药品，造成严重后果的；

（六）因开具处方牟取私利。

第四十七条 未取得处方权的人员及被取消处方权的医师不得开具处方。未取得麻醉药品和第一类精神药品处方资格的医师不得开具麻醉药品和第一类精神药品处方。

第四十八条　除治疗需要外，医师不得开具麻醉药品、精神药品、医疗用毒性药品和放射性药品处方。

第四十九条　未取得药学专业技术职务任职资格的人员不得从事处方调剂工作。

第五十条　处方由调剂处方药品的医疗机构妥善保存。普通处方、急诊处方、儿科处方保存期限为 1 年，医疗用毒性药品、第二类精神药品处方保存期限为 2 年，麻醉药品和第一类精神药品处方保存期限为 3 年。

处方保存期满后，经医疗机构主要负责人批准、登记备案，方可销毁。

第五十一条　医疗机构应当根据麻醉药品和精神药品处方开具情况，按照麻醉药品和精神药品品种、规格对其消耗量进行专册登记，登记内容包括发药日期、患者姓名、用药数量。专册保存期限为 3 年。

第五十二条　县级以上地方卫生行政部门应当定期对本行政区域内医疗机构处方管理情况进行监督检查。

县级以上卫生行政部门在对医疗机构实施监督管理过程中，发现医师出现本办法第四十六条规定情形的，应当责令医疗机构取消医师处方权。

第五十三条　卫生行政部门的工作人员依法对医疗机构处方管理情况进行监督检查时，应当出示证件；被检查的医疗机构应当予以配合，如实反映情况，提供必要的资料，不得拒绝、阻碍、隐瞒。

第七章　法律责任

第五十四条　医疗机构有下列情形之一的，由县级以上卫生行政部门按照《医疗机构管理条例》第四十八条的规定，责令限期改正，并可处以 5000 元以下的罚款；情节严重的，吊销其《医疗机构执业许可证》：

（一）使用未取得处方权的人员、被取消处方权的医师开具处方的；

（二）使用未取得麻醉药品和第一类精神药品处方资格的医师开具麻醉药品和第一类精神药品处方的；

（三）使用未取得药学专业技术职务任职资格的人员从事处方调剂工作的。

第五十五条　医疗机构未按照规定保管麻醉药品和精神药品处方，或者未依照规定进行专册登记的，按照《麻醉药品和精神药品管理条例》第七十二条的规定，由设区的市级卫生行政部门责令限期改正，给予警告；逾期不改正的，处 5000 元以上 1 万元以下的罚款；情节严重的，吊销其印鉴卡；对直接负责的主管人员和其他直接责任人员，依法给予降级、撤职、开除的处分。

第五十六条　医师和药师出现下列情形之一的，由县级以上卫生行政部门按照《麻醉药品和精神药品管理条例》第七十三条的规定予以处罚：

（一）未取得麻醉药品和第一类精神药品处方资格的医师擅自开具麻醉药品和第一类精神药品处方的；

（二）具有麻醉药品和第一类精神药品处方医师未按照规定开具麻醉药品和第一类精神药品处方，或者未按照卫生部制定的麻醉药品和精神药品临床应用指导原则使用麻醉药品和第一类精神药品的；

（三）药师未按照规定调剂麻醉药品、精神药品处方的。

第五十七条 医师出现下列情形之一的，按照《执业医师法》第三十七条的规定，由县级以上卫生行政部门给予警告或者责令暂停六个月以上一年以下执业活动；情节严重的，吊销其执业证书：

（一）未取得处方权或者被取消处方权后开具药品处方的；

（二）未按照本办法规定开具药品处方的；

（三）违反本办法其他规定的。

第五十八条 药师未按照规定调剂处方药品，情节严重的，由县级以上卫生行政部门责令改正、通报批评，给予警告；并由所在医疗机构或者其上级单位给予纪律处分。

第五十九条 县级以上地方卫生行政部门未按照本办法规定履行监管职责的，由上级卫生行政部门责令改正。

第八章 附 则

第六十条 乡村医生按照《乡村医生从业管理条例》的规定，在省级卫生行政部门制定的乡村医生基本用药目录范围内开具药品处方。

第六十一条 本办法所称药学专业技术人员，是指按照卫生部《卫生技术人员职务试行条例》规定，取得药学专业技术职务任职资格人员，包括主任药师、副主任药师、主管药师、药师、药士。

第六十二条 本办法所称医疗机构，是指按照《医疗机构管理条例》批准登记的从事疾病诊断、治疗活动的医院、社区卫生服务中心（站）、妇幼保健院、卫生院、疗养院、门诊部、诊所、卫生室（所）、急救中心（站）、专科疾病防治院（所、站）以及护理院（站）等医疗机构。

第六十三条 本办法自2007年5月1日起施行。《处方管理办法（试行）》（卫医发〔2004〕269号）和《麻醉药品、精神药品处方管理规定》（卫医法〔2005〕436号）同时废止。